博学而笃志，切问而近思。

（《论语·子张》）

博晓古今，可立一家之说；
学贯中西，或成经国之才。

复旦博学·复旦博学·复旦博学·复旦博学·复旦博学·复旦博学

博学·临床医学系列

INTRODUCTION TO CLINICAL ONCOLOGY

临床肿瘤学概论

（第三版）

主　编　邵志敏　郭小毛

复旦大学出版社

编委会

主　编　邵志敏　郭小毛

编　　委（按编写顺序排列）

　　　　邵志敏　雷群英　周　祥　郑　莹　王　坚　平　波
　　　　胡夕春　顾雅佳　常　才　宋少莉　刘建强　郭　林
　　　　卢仁泉　蔡三军　张　剑　郭小毛　章　真　孟志强
　　　　郭伟剑　王佳蕾　陶　荣　吴　炅　盛伟琪　成文武
　　　　虞先濬

秘　书　江一舟　张琦华

前　言　Preface

　　肿瘤既往被视为"生命终结的号角",是21世纪人类面临的最严峻的健康问题之一。作为全球第二大致死病因,肿瘤发病率高、致死率高,严重威胁人类生命健康。在2020年全球肿瘤数据统计中,男性的肿瘤发病率为222.0/10万,女性为186.0/10万。中国2016年肿瘤数据统计显示,男性的肿瘤发病率为207.03/10万,女性为168.14/10万。全球每年因肿瘤死亡患者约占整体死亡患者的20%。仅2020年,全球有1 929万例新发肿瘤病例和996万例肿瘤死亡病例。

　　我国人口基数大,肿瘤新发病例和死亡人数均位于世界首位,约占全球肿瘤发病人数的24%和死亡人数的30%。随着生活方式的改变和老龄化进程的加快,我国的肿瘤发病率仍在继续增长,近10年来保持约3.9%的增幅。庞大的肿瘤患病人群给公共卫生事业带来了沉重负担,阻碍了人民生活幸福感的提升,如何减轻这一负担成为关系国计民生的重大问题。

　　随着技术的发展,肿瘤的诊疗模式也已发生深刻转变,走向了精准诊疗的新时代。通过人工智能预测、分子标志物检测等手段,精准医学可以尽早锁定特定人群,实现肿瘤的早期诊断甚至提前预防,大大降低了后续治疗难度。在传统医学时代,肿瘤的治疗以手术、放射治疗、化学治疗为主,而精准医学时代则带来了靶向治疗与免疫治疗,使治疗的选择更有针对性、走向个体化。在过去的十余年里,我国恶性肿瘤患者5年生存率呈现逐渐上升趋势,总体提高约10%,体现了精准诊疗的初步成果。

　　面对发病率逐年增高的恶性肿瘤,医学生有必要了解肿瘤学的现状,学习并掌握肿瘤学的基础知识和最新的临床诊疗原则。为此,我们精心编撰了《临床肿瘤学概论》(第三版)教材,供初涉医学领域的学生使用。本书从肿瘤学最基本的概念切入,全面阐述了肿瘤学的基础知识,包括肿瘤的流行病学、病因学、病理学,以及肿瘤的发生、发展和转归等,让学生能够对肿瘤学有全面、系统的认识。我们也在本书中详尽介绍了肿瘤的各种诊断方法和治疗技术,希望医学生能够初步了解目前临床实践中针对肿瘤患者的诊疗技术,培养相关的诊疗思维。此外,本书注重传授肿瘤基础知识和临床应用间的转化思维。除经典的理论外,我们也介绍了正在发展的新概念和新技术,包括近年来在肿瘤治疗领域出现的新兴方法,如靶向治疗、免疫治疗等,让学生能够了解肿瘤领域的前沿成果及未来发展方向。因此,本教材的内容具有一定的全面性和前沿性。

在此,我们殷切地希望,通过本教材的学习,学生们能够较为全面地掌握肿瘤学的知识,并关注肿瘤患者的需要,在未来的职业生涯中应用于临床实践。肿瘤仍是医学领域最难攻克的堡垒之一,也期望更多的同学在学习本课程后对肿瘤学产生兴趣和探索的欲望,共同加入抗癌的队列。本书可能存在疏漏或不足之处,敬请读者指正。

邵志敏　郭小毛

2023 年 9 月

目录 Contents

第一章 绪 论

肿瘤是一类常见病和多发病。资料统计显示,肿瘤的发病率和恶性肿瘤的死亡率呈持续增长趋势。在我国,20 世纪 70 年代每年死于恶性肿瘤的人数为 70 万,20 世纪 90 年代达到 117 万,而到 2016 年已达到 240 万。目前,恶性肿瘤死亡率已居于各类疾病死因的首位,严重危害人类的健康和生命。肿瘤的预防、诊断和治疗已成为临床医学最重要的课题之一。

第一节 肿瘤学发展的历史和现状

一、肿瘤学发展历史

有关肿瘤的历史,可以追溯到公元前 1500 年前,古埃及纸莎草纸文中已有关于肿瘤的记载。我国殷墟出土的甲骨文也有"瘤"字的记载,而"癌"字最早见于宋代《卫济宝书》。隋代巢元方所著《诸病源候论》对肿瘤症状已有较详细的描述。唐代《千金要方》和《外台秘要》记载了治疗肿瘤的各种方药。在西方,"癌症"(cancer)一词出现较"医学"("medicine")早,其意为"crab"(蟹),形象地将癌向周围组织浸润比喻为蟹的横行。古希腊希波克拉底(Hippocrates)和古罗马盖伦(Galen)分别对一些肿瘤做了描述和分类。但是,直到显微镜被发明后,尤其是 1958 年菲尔绍(Virchow)的《细胞病理学》出版,提出"癌是细胞的疾病",人类才形成了对肿瘤的科学认识,为肿瘤学的建立和发展奠定了基础。

在肿瘤的病因方面,1775 年,英国医师波特(Pott)发现长期扫烟囱的男孩易发生阴囊癌;之后又有学者发现从事苯胺燃料工业的工人易发生膀胱癌;1915 年,日本学者山际(Yamagiwa)和市川(Ichikawa)用煤焦油涂在兔耳上成功地诱发了皮肤癌。这些发现和研究确立了化学致癌学说。1911 年,劳斯(Rous)证明一种鸡的白血病能通过无细胞滤液传染给健康鸡,之后其他学者采用电镜证实了滤液内含有病毒,即 Rous 肉瘤病毒;1930 年,利特尔实验室发现一种可以由患乳腺癌小鼠的母乳传至后代的病毒;之后又有人发现兔乳头状瘤病毒和鼠白血病病毒,从而确立了病毒致癌学说。1928 年,芬德利(Findley)等用紫外线照射小鼠诱发皮肤乳头状瘤和皮肤癌;20 世纪 40 年代,日本广岛和长崎原子弹爆炸后的幸存者中,各种癌症尤其是白血病的发病率显著增高;各种放射性核素致癌作用一一被发现,确立了物理致癌学说。1993 年,福格尔斯坦(Vogelstein)和金茨勒(Kinzler)对结直肠癌的研究证实其发生、发展涉及一系列基因突变和多基因、多步骤的发病机制,明确了遗传因素的致癌作用。

20世纪50年代,沃森(Watson)和克里克(Crick)(1953)发现了DNA双螺旋结构,为肿瘤研究奠定了分子生物学基础。科学家证实致癌物质主要作用于DNA,证实了吸烟与肺癌的关系。此外,还建立了人宫颈癌的细胞株——HeLa细胞株,以及发现两种致癌病毒——多瘤病毒和腺病毒。

20世纪60年代,研究者发现了慢性粒细胞白血病中存在异常的Ph染色体,明确了EB病毒(Epstein-Barr virus,EBV)与鼻咽癌和伯基特(Burkitt)淋巴瘤的关系,建立了可用于癌基因转染研究的小鼠胚胎细胞系3T3细胞。此外,科学家还证实了RNA肿瘤病毒的癌基因是致癌的最重要因素。

20世纪70年代,毕晓普(Bishop)和弗穆斯(Vermus)从Rous肉瘤病毒中成功分离出第一个病毒癌基因 Sac;昆德森(Kundson)提出肿瘤发生的"二次打击"学说。此外,研究人员还制备出供肿瘤实验研究的重组DNA分子,并建立了制备单克隆抗体的杂交瘤技术。

20世纪八九十年代,研究人员成功地克隆了数十种癌基因和抑癌基因,包括 Rb、$p53$、Wilms瘤的 WT 基因、家族性结肠多发性腺瘤病的 APC 基因、乳腺癌的易感基因 $BRCA1$ 等。在癌变机制方面,对癌基因和抑癌基因、生长因子及其受体进行了深入研究;还发现了DNA甲基化和组蛋白修饰等表观遗传学改变在肿瘤发生、发展中的作用。

20世纪末和21世纪初,各种高通量检测技术迅速发展,如二代基因组测序技术、高通量蛋白质组分析技术、单细胞测序技术等。基于这些高通量技术开展的肿瘤基因组图谱(The Cancer Genome Atlas,TCGA)计划、临床蛋白质组肿瘤分析联盟(Clinical Proteomic Tumor Analysis Consortium,CPTAC)计划等,为肿瘤发病机制阐明、肿瘤诊断、治疗选择和预后判断提供了有效的手段。

二、肿瘤学发展现状

人类对肿瘤发病机制的认识从过去单一的化学致癌、病毒致癌、物理致癌、突变致癌发展到多因素、多步骤致癌。最典型的例子是结直肠黏膜上皮从增生、腺瘤形成、癌变,最后发展为浸润性癌的过程中,涉及 APC、$KRAS$、$TP53$ 和 DCC 等一系列基因的突变,此外还涉及DNA错配修复基因突变和DNA甲基化状态的改变。对结直肠癌发生过程的多方面研究,为深入探索肿瘤发生、发展提供了参考。

现代肿瘤学从基因和分子水平来阐述肿瘤发生、发展的规律,对肿瘤的本质有了更深刻的理解,人们认识到"癌症是一种遗传性疾病"(Cancer is a genetic disease)。但不同于种系细胞异常引起的先天性遗传性疾病,绝大多数肿瘤是由体细胞突变而后天获得的疾病。

在肿瘤诊断方面,细胞和组织病理学诊断仍然是肿瘤诊断的基础。肿瘤标志物、内镜、超声、放射性核素、X线、计算机体层摄影(computer tomography,CT)、磁共振成像(magnetic resonance imaging,MRI)和正电子发射体层摄影(positron emission tomography,PET)等诊断技术的发展,大大提高了肿瘤临床诊断的准确性。近年来,随着分子生物学、细胞和分子遗传学技术的应用,临床上已能对某些肿瘤做出分子诊断和基因诊断。

在肿瘤治疗方面,三大疗法——外科手术、放射治疗和化学治疗在肿瘤治疗中仍然起着不可替代的作用。而新的治疗手段,如靶向治疗和免疫治疗也已成为肿瘤治疗的新突破口。一些新型药物如血管生成抑制剂能有效抑制肿瘤进展,单克隆抗体用于治疗 B 细胞淋巴瘤和 $HER2/neu$ 基因扩增的乳腺癌,小分子酪氨酸激酶抑制剂用于治疗慢性粒细胞白血病和胃肠道间质肿瘤,免疫检查点抑制剂用于多种肿瘤的治疗,在临床上都取得了显著疗效。此外,中医、中药在某些肿瘤的治疗和提高机体免疫力方面也取得较好的疗效。

在我国,肿瘤治疗专门机构的设立始于 1931 年上海镭锭医院。迄今为止,全国各省、市都已成立了肿瘤医院、肿瘤科、肿瘤研究所和肿瘤防治机构,形成了治疗和预防结合、临床和基础结合、西医和中医结合的肿瘤防治网。我国在肝癌、鼻咽癌、食管癌和宫颈癌等常见恶性肿瘤的研究、诊治和预防方面也已达到国际先进水平。

第二节　临床肿瘤学及其课程设置

一、临床肿瘤学和相关学科

肿瘤学(oncology)是一门研究肿瘤的学科。所有生物,无论动物还是植物,都可以发生肿瘤,而以人类肿瘤为研究对象,研究人类肿瘤发生、发展及其转归的规律,尤其临床特点、诊断、治疗和预后的学科,称为临床肿瘤学(clinical oncology)。

临床肿瘤学与其他临床医学学科关系十分密切,如外科学、内科学、放射医学、妇科学、儿科学和病理学等。临床肿瘤学可以进一步分为外科肿瘤学(surgical oncology)、内科肿瘤学(medical oncology)、放射肿瘤学(radiation oncology)、妇科肿瘤学(gynecological oncology)、儿科肿瘤学(pediatric oncology)和肿瘤病理学(cancer pathology)等。临床肿瘤学还与许多其他基础和临床学科,如生物化学、分子生物学、免疫学、微生物学、影像诊断、超声诊断、临床检验、放射性核素诊断、内镜诊断、眼科、耳鼻喉科、口腔科、皮肤科、骨科和神经科等关系密切,且互相交叉。

二、临床肿瘤学的课程设置

肿瘤的发生、发展、临床经过、诊断和治疗方法等与其他疾病相比都有很大区别,因此在临床医学中,临床肿瘤学是医学生必修的课程。"临床肿瘤学概论"课程在简要阐述肿瘤生物学、病因学和流行病学的基础上,重点论述肿瘤的各种诊断技术及其应用,各种治疗方法与原则。通过"临床肿瘤学概论"的学习,能够使医学生对肿瘤的诊断和治疗有一个清楚的概念,掌握其主要原则,为进入临床学习肿瘤各论打好基础,并了解今后肿瘤的发展方向和肿瘤学在生物科学和医学中的地位及重要意义。由于课程涉及很多医学基础和临床其他学科的内容,希望学生在学习过程中也能够熟悉相关知识。

第三节 肿瘤学常用诊断术语

1. 肿瘤(tumor,neoplasm) 指在各种致病因子作用下,机体细胞遗传物质改变(包括原癌基因突变、扩增和/或抑癌基因丢失、失活等),导致基因表达失常,细胞异常增殖而形成的新生物。肿瘤细胞失去正常生长调节功能,具有自主或相对自主生长能力。当致瘤因子停止后,仍能继续生长。

2. 良性肿瘤(benign tumor) 指无浸润或转移能力的肿瘤。肿瘤通常有包膜或边界清楚,呈膨胀性生长,生长速度缓慢,瘤细胞分化成熟,对机体危害小。

3. 恶性肿瘤(malignant tumor) 具有浸润和转移能力的肿瘤。肿瘤通常无包膜,边界不清,向周围组织浸润性生长,生长迅速,瘤细胞分化不成熟,有不同程度异型性,对机体危害大,常可因复发、转移而导致死亡。

4. 交界性肿瘤(borderline tumor) 组织形态和生物学行为介于良性和恶性之间的肿瘤。

5. 腺瘤(adenoma) 腺上皮或分泌性上皮的良性肿瘤。如结肠腺瘤、甲状腺腺瘤。

6. 癌(carcinoma) 上皮性恶性肿瘤。包括鳞状细胞癌、尿路上皮癌、腺癌、囊腺癌和基底细胞癌等。

7. 癌症(cancer) 泛指一切恶性肿瘤。有时被用作癌(carcinoma)的同义词。当恶性肿瘤广泛播散,称作癌病(carcinomatosis,carcinosis)。在肿瘤诊断中不使用"癌症"和"癌病"这些名称。

8. 肉瘤(sarcoma) 间叶来源的恶性肿瘤。通常包括纤维组织、脂肪、平滑肌、横纹肌、脉管、间皮、滑膜、骨和软骨等间叶组织恶性肿瘤,如脂肪肉瘤、横纹肌肉瘤、骨肉瘤等。周围神经系统恶性肿瘤通常包括在肉瘤中。

9. 淋巴瘤(lymphoma) 又称恶性淋巴瘤,是一种在造血和淋巴组织中主要累及淋巴结和/或结外,通常形成明显肿块的淋巴细胞恶性肿瘤。淋巴瘤包括非霍奇金淋巴瘤(non-Hodgkin lymphoma)和霍奇金淋巴瘤(Hodgkin lymphoma)。

10. 白血病(leukemia) 一种在造血和淋巴组织中主要累及骨髓和周围血,不形成肿块的髓细胞或淋巴细胞及其前体细胞的恶性肿瘤。如慢性粒细胞白血病、急性淋巴细胞白血病。有时白血病和淋巴瘤可以同时存在。

11. 母细胞瘤(blastoma) 细胞学通常与器官胚基组织所形成的恶性肿瘤相似。如源于视网膜胚基的视网膜母细胞瘤,源于肾胚基的肾母细胞瘤。偶尔,母细胞瘤可以源于某些幼稚细胞的良性肿瘤,如脂肪母细胞瘤、软骨母细胞瘤。

12. 畸胎瘤(teratoma) 发生在性腺(卵巢、睾丸)和性腺外中线部位(纵隔、骶尾部、松果体等),由内、中、外3个胚层的不同组织类型成分所形成的肿瘤。根据组成不同组织类型的细胞成熟程度,分为未成熟畸胎瘤(不成熟胚胎型组织)和成熟畸胎瘤(成熟成人型组织)。

13. 混合瘤（mixed tumor）　由多种细胞类型结合形成的肿瘤，如涎腺多形性腺瘤、乳腺纤维腺瘤、子宫恶性中胚叶混合瘤。

14. 间叶瘤（mesenchymoma）　由除纤维组织以外的两种或两种以上间叶成分（脂肪、平滑肌、横纹肌、骨和软骨等）所形成的肿瘤。依据间叶成分的良、恶性，可以分为良性间叶瘤和恶性间叶瘤。在诊断间叶瘤时，应注明各种不同类型成分。

15. 癌肉瘤（carcinosarcoma）　由癌和肉瘤两种成分密切混合所形成的恶性肿瘤。有些癌肉瘤中的肉瘤成分实际上是由癌细胞化生而形成的，称为肉瘤样癌（sarcomatoid carcinoma）或化生性癌（metaplastic carcinoma），如肺肉瘤样癌、乳腺化生性癌。

16. 碰撞瘤（collision tumor）　指两种不同类型的肿瘤发生在同一部位而形成的肿瘤。

17. 错构瘤（hamartoma）　是正常器官原有两种或两种以上细胞增生，且排列紊乱所形成的肿块。如肾脏血管平滑肌脂肪瘤、肺错构瘤。

18. 迷离瘤（choristoma）　胚胎发育过程中，某些组织异位到其他部位增生而形成的肿块。

19. 瘤样病变（tumor-like lesion）　是非肿瘤性增生所形成的瘤样肿块。如瘢痕疙瘩、骨化性肌炎、结节性肝细胞增生、男性乳腺增生。瘤样病变与真性肿瘤的区别在于前者缺乏自主性生长能力，有自限性。

20. 囊肿（cyst）　是一种衬覆上皮、充满液体和腔隙所形成的肿块。囊肿可为肿瘤性（如囊腺瘤）、先天性（如甲状腺舌管囊肿）、寄生虫性（如包虫囊肿）、潴留性囊肿或种植性囊肿。当囊肿仅为纤维性囊壁而无内衬上皮时，称为假性囊肿。

21. 增生（hyperplasia）　组织中正常排列的细胞数目增多称为增生。增生的细胞形态正常，无异型性。引起增生的刺激因子可为生理性（如妊娠和哺乳期乳腺）或病理性（物理性、化学性或生物性）。引起增生的刺激因子一旦去除，组织可以恢复到正常状态。

22. 化生（metaplasia）　一种终末分化的细胞转变为另一种成熟的细胞称为化生。现已知化生的细胞实际上来自正常细胞中的储备细胞，并非由终末分化的正常细胞转变而成。在化生的基础上，化生细胞可异常增生而进展成恶性肿瘤。

23. 分化（differentiation）　从胚胎到发育成熟的过程中，原始的幼稚细胞能向各种方向演化为不同的成熟细胞、组织和器官，这一过程称为分化。肿瘤可以看成细胞异常分化的结果，不同肿瘤中瘤细胞分化的水平不同。良性肿瘤细胞分化成熟，而恶性肿瘤细胞分化不成熟。按照恶性肿瘤的细胞分化程度，可分为高分化（well-differentiated）、中分化（moderately differentiated）和低分化（poorly differentiated）。少数肿瘤分化太差，以至于无法确定分化方向时，称为未分化（undifferentiated）肿瘤。偶尔，分化好的恶性肿瘤，在发展过程中出现分化差的高度恶性区域，称为去分化（dedifferentiated）肿瘤。

24. 间变（anaplasia）　恶性肿瘤失去分化称为间变，相当于未分化。间变性肿瘤（anaplastic tumor）通常指瘤细胞异型性非常显著的未分化肿瘤。

25. 癌前病变（precancerous lesion）　广义的癌前病变指恶性肿瘤发生前的一个特殊阶段。所有恶性肿瘤都有癌前病变，但并非所有癌前病变都会发展成恶性肿瘤。当致癌因素去除,可以恢复到正常状态;如致癌因素持续存在,可能演变成恶性肿瘤。

26. 异型增生(dysplasia)　一种以细胞学和结构异常为特征的癌前病变。细胞学异常包括细胞核增大、不规则、核仁明显、核质比增大、核分裂象增多。结构异常包括细胞排列紊乱、极向不同程度消失。依据细胞学和结构异常的程度,通常可以分为轻度、中度和重度异型增生。

"dysplasia"还可用来表示器官发育异常而依然处于原始胚胎性结构状态,为避免误解和误用,最好用"分化不良"(maldifferentiation)或"发育不全"(dysgenesis)。

27. 原位癌(carcinoma *in situ*)　又称为上皮内癌(intraepithelial carcinoma)或浸润前癌(preinvasive carcinoma),是指细胞学上具有上皮性恶性肿瘤所有的恶性特点,但尚未突破上皮基底膜的肿瘤,如乳腺导管内癌。

28. 上皮内瘤变(intraepithelial neoplasia)　上皮性恶性肿瘤浸润前的肿瘤性改变,包括细胞学和结构两方面的异常。上皮内瘤变与异型增生的含义非常近似,常可以互换使用,但前者更强调肿瘤形成的过程,后者则更强调形态学的改变。上皮内瘤变涵盖的范围也比异型增生广,还包括原位癌。过去,上皮内瘤变与异型增生一样,分为Ⅰ、Ⅱ、Ⅲ级,现趋向分为低级别(low grade)和高级别(high grade)两级。

29. 浸润性癌(invasive carcinoma)　突破基底膜侵犯间质的上皮性恶性肿瘤。依据浸润深度分为早期癌、中期癌和进展期(晚期)癌。早期浸润性癌的浸润范围很小,又可称为微小浸润癌。

30. 胚系突变(germline mutation)　又称生殖细胞突变,是指来源于精子或卵细胞的突变,通常体内所有细胞都带有该突变,并具有遗传性。

31. 体细胞突变(somatic mutation)　又称获得性突变,是指除了性细胞之外的体细胞发生的突变,属于后天性的一种改变,不会造成后代遗传性改变,却可以引起当代某些细胞的遗传结构发生改变。

32. 微卫星不稳定性(microsatellite instability,MSI)　微卫星(microsatellite,MS)是指人类基因组中的短串联重复序列。MSI 是指相对于正常组织,肿瘤组织的 MS 由于重复单元的插入或缺失而造成其任意长度的改变。DNA 错配修复机制的失活是导致 MSI 的重要原因。

33. 肿瘤突变负荷(tumor mutation burden,TMB)　是指特定基因组区域内体细胞非同义突变的个数,通常用每兆碱基的突变数目表示(mut/Mb),在早期研究中也直接以突变数量表示。TMB 可以预测多种肿瘤的免疫治疗效果。

(邵志敏)

参考文献

[1] 邵志敏,沈镇宙,郭小毛. 肿瘤医学[M]. 上海:复旦大学出版社,2019:3 - 688.

[2] WEINBERG R A. The biology of cancer [M]. 3rd ed. New York: W. W. Norton & Company, 2023:1 - 66.

第二章 肿瘤的生物学行为

肿瘤在多步骤发生、发展过程中获得一系列生物学特征,包括基因组不稳定和突变、维持增殖信号、逃避生长抑制、抵抗细胞死亡、无限复制、诱导血管生成、侵袭和转移、程序性重塑能量代谢、逃避免疫清除等。随着对肿瘤生物学行为特征的不断认识,人们有可能针对相应环节和靶点研发新的靶向药物。临床肿瘤医师必须深入了解肿瘤的生物学特征及其临床表现的规律,才能制定更有效的个体化治疗方案,最终提高肿瘤治疗的效果。

第一节 肿瘤细胞生长特性

一、细胞周期与肿瘤

细胞从一次分裂结束到下一次分裂完成所经历的整个过程称为一个细胞周期(cell cycle)。细胞增殖周期一般分为两个阶段,即间期(interphase)和细胞分裂期(mitosis)。间期是细胞分裂的准备阶段,完成细胞内成分的复制,根据细胞内 DNA 合成的情况,分为 DNA 合成前期(G_1 期)、DNA 合成期(S 期)和 DNA 合成后期(G_2 期)。而细胞分裂期可根据细胞核的形态变化分为:前期(prophase)、中期(metaphase)、后期(anaphase)和末期(telophase)4 个时期。细胞在 G_1 期完成必要的生长和物质准备,在 S 期完成其遗传物质(染色体 DNA)的复制;在 G_2 期进行必要的检查及修复以保证 DNA 复制的准确性;之后在 M 期完成遗传物质到子细胞中的均等分配,并使细胞一分为二。细胞经过有丝分裂后可能出现以下 3 种情况:①进入细胞周期继续增殖,称为增殖细胞;②暂不增殖,如肝、肾细胞,需要适当刺激方可重新进入细胞周期,称为 G_0 期细胞(休止细胞);③不再增殖,也称为终末分化细胞或永久细胞,如神经细胞、肌细胞等。

(一) 细胞周期的调控机制

细胞周期的调控包括细胞周期驱动机制和监控机制。驱动机制负责细胞的生长和增殖,主要由周期蛋白依赖性激酶(cyclin-dependent kinase,CDK)、细胞周期蛋白(cyclin)和各种癌蛋白组成。监控机制负责在细胞遭受损伤或接受生长阻滞信号时,使细胞周期停滞,启动细胞的修复机制,以确保 DNA 复制和有丝分裂保质保量地完成,这一过程主要由 CDK 抑制因子(CDK inhibitor,CDKI 或 CKI)和抑癌蛋白完成。细胞周期蛋白是一类随细胞周期时相呈波动表达的蛋白质,包括 cyclin A、cyclin B1、cyclin B2、cyclin C、cyclin D1、cyclin D2、cyclin D3、cyclin E 等;CDKs 是一组蛋白激酶,在细胞周期内特定的时间激活,通过对相应底物的磷酸化,促使细胞完成细胞周期,有 CDK1(CDC2)、CDK2、CDK4、CDK5、CDK6、CDK7 等。CDKIs 包括 INK4 家族(p15、p16、p18、p19)和 CIP/KIP 家族(p21、p27、p57)成员。细胞是否进入分裂周期及分裂周期是否成功完成,取决于其能否顺利通过细胞周期中若干个细胞周期检查点(cell cycle checkpoint),分别位于 G_1/S、S、G_2/M 和 M 期。其主要功能是维护基因组的完整性,保证细胞周期的每个步骤准确无误地完成后再进入下一个时相。其中最重要的是 G_1/S 转换和 G_2/M 转换。前者又称为"启动点"(start point)或"限制点"(restriction point),位于 G_1 期末,DNA 合成的起始,可以检查 DNA 损伤并进行修复,如不能修复,则进入凋亡程序;后者位于 M 期的初始,检查 DNA 复制完成后细胞能否完全启动有丝分裂,分成两个染色单体。

（二）细胞周期与肿瘤发生

正常细胞内存在精密的细胞周期调控机制,在相关基因的控制下,依据一定的规律和节奏运行,调控细胞的生长、分裂和死亡。在正常机体中,胚胎细胞的细胞周期保持快速运行,一些成年细胞的细胞周期运行则慢得多,而神经元细胞的细胞周期几乎完全不运行。当细胞周期调控基因发生变异,例如细胞周期的促进因子异常活化和/或抑制因子失活,可导致细胞周期调节失控,包括细胞周期启动、运行和终止的异常。细胞周期失调导致细胞获得无限制增殖的能力和失控性生长,最终导致肿瘤的发生。因此,肿瘤是一类与细胞周期失控相关的疾病。在细胞恶性转化的初期,绝大多数细胞处于复制期,所以生长速度很快,但是随着肿瘤的持续生长,不断有瘤细胞离开增殖阶段进入 G_0 期。因此,可将肿瘤细胞分为增殖细胞群和非增殖细胞群。非增殖细胞群主要是 G_0 期细胞,具有增殖能力,但暂不进行分裂。当周期中细胞被大量杀灭时,G_0 期细胞又可进入增殖期,是肿瘤复发的根源。肿瘤的发生与细胞周期调控分子的异常密切相关,主要表现在以下两个方面。

1. CDKs/cyclins 过度表达 CDKs 和 cyclins 在功能上相当于癌基因,在多种恶性肿瘤转化过程中有不同的 cyclins 和/或 CDKs 的过表达,如在肺癌、头颈部肿瘤、食管癌等恶性肿瘤中都存在 cyclin A 的过表达,在乳腺癌、食管癌、肝癌及套细胞淋巴瘤中有 cyclin D 的过表达,在黑色素瘤、软组织肉瘤和胶质母细胞瘤中有 CDK4 的过表达。Cyclins 和/或 CDKs 过表达可引起细胞周期紊乱,推动细胞周期进程,促进细胞增殖,导致肿瘤的发生、发展。

2. CDKIs 失活 作为 CDK4 的抑制因子,p16 的编码基因 *CDKN2A* 是公认的多肿瘤抑癌基因,可抑制细胞周期的 G_1/S 转换。*CDKN2A* 基因失活会促进细胞增殖,导致肿瘤发生。p21 由 *CDKN1A* 基因编码,可被肿瘤抑制因子 p53 蛋白激活。*TP53* 基因(p53 蛋白编码基因)突变和 p21 表达降低,与肿瘤的生长和进展显著相关。

（三）肿瘤细胞生长的倍增时间、生长分数及肿瘤细胞生成与丢失

不同肿瘤的生长速度差别很大。影响肿瘤生长速度的因素很多,如倍增时间(doubling time,DT)、生长分数(growth fraction,GF)和肿瘤细胞生成与丢失。

1. 倍增时间 肿瘤细胞的倍增时间是指从一个细胞分裂增殖为两个子代细胞所需

的时间。而肿瘤的倍增时间是指肿瘤细胞数目增加一倍所需的时间。研究表明,与正常细胞相比,肿瘤的细胞周期除 G_1 期明显短于正常细胞外,S 期、G_2 期和 M 期与正常细胞差别不大。临床上实际应用的倍增时间是指肿瘤体积增加一倍所需的时间。人类大多数肿瘤的体积倍增时间为 2~3 个月。儿童肿瘤、睾丸肿瘤和恶性淋巴细胞瘤倍增时间短,同一患者的转移瘤倍增时间比原发肿瘤短。在肿瘤早期,倍增时间短,随着肿瘤体积增大,倍增时间逐渐延长。

2. 生长分数 又称增殖比率,指肿瘤细胞群体中处于增殖细胞状态(S 期和 G_2 期)的细胞比例。肿瘤早期,绝大多数瘤细胞处于复制期,生长分数较高;肿瘤不断生长,瘤细胞离开增殖阶段进入 G_0 期的细胞越来越多,生长分数降低。许多抗肿瘤的化学治疗(化疗)药物是通过干扰细胞增殖起作用的,因此,生长分数高的肿瘤(如淋巴瘤)对化疗较为敏感;如果肿瘤中非增殖期细胞数量较多,即生长分数低(常见实体瘤,如结肠癌),其对化疗药物的敏感性比较低。对于这类肿瘤,临床上可以先进行放射治疗(放疗)或手术治疗,缩小或去除大部分瘤体,这时,残余的 G_0 期瘤细胞可再进入增殖期,从而增加肿瘤对化疗的敏感性。

3. 肿瘤细胞生成与丢失 正常组织的细胞数量增加与减少保持动态平衡。肿瘤细胞由于丧失细胞之间的接触抑制,以及细胞凋亡受到抑制,增生始终大于丢失,因而呈相对无限制生长。肿瘤也可由于坏死、营养供应不足及机体抗肿瘤反应等原因,使瘤细胞丢失。肿瘤细胞生长与丢失的速度共同决定肿瘤的生长速度。在生长分数相对较高的肿瘤中,瘤细胞的生成远大于丢失,其生长速度更快。因此,抑制肿瘤细胞增殖和促进肿瘤细胞死亡是肿瘤治疗的两个重要方面。

(四) 细胞周期与肿瘤治疗

肿瘤发生与细胞周期调控分子异常表达密切相关,因而,这些分子可能成为肿瘤治疗的靶点。主要的研究和应用领域如下。

1. 抑制 CDKs 活性 CDKs 在细胞周期调控中起重要作用,同时在肿瘤中有异常活化和表达,因此,CDKs 抑制剂一直是肿瘤治疗的重要研究方向。目前,已上市的 CDK 抑制剂均为 CDK4/6 抑制剂。此外,还有 CDK1、CDK7、CDK8、CDK9、CDK11 抑制剂等处于临床研发阶段。

2. 抑制细胞周期检查点功能 正常情况下,DNA 受损时,细胞周期不能通过 G_1/S 期检查点进入下一时相,而停滞下来进行 DNA 修复。若修复成功,则继续完成细胞分裂。若修复失败,则发生细胞凋亡。离子辐射和许多化疗药物均可导致 DNA 损伤。肿瘤细胞对 DNA 损伤的反应是治疗效果的决定因素,而对 DNA 损伤反应的关键是细胞周期检查点功能。当 DNA 发生损伤时,如果细胞周期检查点功能活化,将促使细胞周期阻滞和 DNA 修复,导致肿瘤细胞存活或对离子辐射和化疗耐受。如果细胞周期检查点功能缺陷,肿瘤细胞在放疗和化疗引起 DNA 损伤后,不能正常行使检查点功能,细胞周期不能停滞,修复机制不被启动,而细胞周期强行通过时则导致有丝分裂灾难和细胞凋亡,从而增强肿瘤细胞对放、化疗的敏感性。CHK1 和 CHK2 是细胞检查点对 DNA 损伤应答的主要分子,抑制 CHK1 和 CHK2 激酶活性可使细胞周期检查点功能丧失。

目前,多种 CHK1 或 CHK2 抑制剂处于临床研发阶段。肿瘤细胞通常具有细胞周期检查点部分机制的缺陷,抑制肿瘤细胞中尚存的对 DNA 损伤检查的功能,可达到"合成致死"的效果,增强放、化疗对肿瘤细胞的杀伤作用。例如,在发生 DNA 损伤时,p53 和 WEE1 分别诱导 G_1/S 和 G_2/M 期阻滞,而在 p53 突变的肿瘤中,WEE1 抑制剂进一步破坏 G_2/M 检查点功能,抑制 DNA 修复,导致肿瘤细胞对化疗更加敏感。

二、细胞死亡与肿瘤

细胞死亡是多细胞生物体发育和维持自身稳定的重要生理过程和调节方式。2009年,细胞命名委员会(Nomenclature Committee on Cell Death,NCCD)建议,符合下述任何一条分子学或形态学标准即可定义为细胞死亡:①细胞丧失细胞膜完整性,体外活性染料[如碘化丙啶(propidium iodide,PI)]能够渗入;②细胞(包括细胞核)彻底碎裂,成为离散的小体(通常称为"凋亡小体");③在体内,细胞残骸(或其一部分)被邻近细胞吞噬。细胞死亡分为程序性死亡和非程序性死亡。细胞非程序性死亡主要指细胞坏死(necrosis),是一种被动的、无规则的细胞死亡方式;而细胞程序性死亡依据其形态学、发生机制和功能可分为细胞凋亡(apoptosis)、自噬性细胞死亡(autophagic cell death)、坏死性凋亡(necroptosis)、细胞焦亡(pyroptosis)和铁死亡(ferroptosis)等。下面主要介绍各种细胞程序性死亡方式的特征、机制和功能。

(一) 细胞凋亡

Apoptosis 一词源于希腊文,意思为树叶自树枝或花瓣自花卉凋谢的现象。细胞凋亡是指细胞在一定的生理或病理条件下,遵循自身的程序,由基因调控的主动性死亡过程。细胞凋亡在细胞生长发育过程中具有十分重要的意义,其生理意义是清除多余的细胞、发育不正常的细胞、已完成任务的细胞及有害的细胞,参与免疫系统细胞的发育和克隆选择等。细胞凋亡是多细胞生物维持自身稳定的重要生理机制,细胞凋亡异常是大多数恶性肿瘤的致病原因之一,而诱导细胞凋亡是治疗肿瘤的重要策略。

1. 细胞凋亡的形态学和生物化学特征　细胞凋亡具有特殊的形态学和生化特征。细胞凋亡在形态学上的特点首先是细胞缩小,细胞质浓缩;随后染色质逐渐凝集成新月状,附着在核膜周边,嗜碱性增强;细胞核固缩成均一的致密物,进而细胞核碎裂,形成凋亡小体;细胞器仍完整,最后被邻近巨噬细胞吞噬和清除。细胞凋亡生化上最显著的改变是核小体间 DNA 双链裂解,形成 $180\sim200$ bp 大小及其整倍数的核苷酸片段,在琼脂糖凝胶电泳上表现为阶梯状条带。其他生化改变还包括 Ca^{2+} 的堆积和重新分布、谷氨酰胺转移酶的积累及激活、细胞表面糖链、植物血凝素的增加及细胞骨架的变化等。

2. 细胞凋亡的基因调控　细胞凋亡是一个多基因调控的过程,其中,caspase 家族和 *BCL-2* 基因家族在细胞凋亡中起非常重要的作用,前者是细胞凋亡的执行者,后者主要调控线粒体完整性。

(1) caspase 家族:哺乳动物细胞白细胞介素-1β 转换酶(interleukin-1β-converting enzyme,ICE)与线虫内凋亡调节基因 *Ced-3* 存在功能和序列的相似性,和 Ced-3 一样,ICE 的高表达可导致啮齿动物成纤维细胞凋亡。已经发现 14 个 ICE/Ced-3 家族成员,并统一命名为半胱氨酸天冬氨酰蛋白酶(cysteinyl aspartate-specific proteinases, caspases)。根据其生物学功能,分为炎性亚家族(caspase-1、4、5)和凋亡亚家族(caspase-2、3、6、7、8、9、10),凋亡亚家族 caspase 进一步可分为起始分子(caspase-2、8、9、10)和执行分子(caspase-3、6、7)。caspase 是细胞凋亡调控的关键分子,可通过灭活细胞凋亡抑制蛋白、剪切细胞结构蛋白和效应蛋白等机制切断凋亡细胞与周围细胞的联络、重组细胞骨架、关闭 DNA 复制和修复、破坏 DNA 和核结构、诱导凋亡小体的形成等,在细胞凋亡中起重要作用。

(2) *BCL-2* 基因家族:是一组与 *BCL-2* 具有同源结构的基因,既包括凋亡抑制蛋白 BCL-2、BCL-XL、BFL-1/A1、BCL-W 和 MCL-1 等,还包括凋亡诱导蛋白 BAX、BAK、BIM、BID、BIK、BAD、HRK、PUMA 和 NOXA 等。BCL-2 家族成员主要包含两大结构域,即位于羧基端的跨膜结构域(transmembrane region,TM)和数量不等(1~4 个)的 BCL-2 同源结构域(BCL-2 homology,BH)。BCL-2 最初是从小鼠 B 细胞淋巴瘤中分离出来的一种原癌基因,编码蛋白定位于具有琥珀酸脱氢酶活性的线粒体内膜上,在内质网膜及核膜上也有分布。它在各种正常细胞的发育过程中表达,在成熟和走向凋亡的细胞中不表达或低表达。若 BCL-2 过度表达,淋巴细胞则不会发生凋亡,若人的 BCL-2 基因在线虫细胞中表达,也能防止线虫细胞的凋亡。其抗凋亡的机制主要包括调节线粒体的功能,抗氧化并抑制氧自由基的产生,增加还原性辅酶和谷胱甘肽(glutathione,GSH),使细胞对缺氧更有耐受性,使 Ca^{2+} 从内质网向胞质的释放减少,以及封闭 p53 入核以阻断 p53 诱导的凋亡等。BCL-2 家族的促凋亡蛋白与 BCL-2 和 BCL-XL 等抗凋亡蛋白结合,抑制后者的活性,从而诱导 BAX 或 BAK 形成同源二聚体并在线粒体膜上产生孔隙,最终导致细胞色素 C(cytochrome C)释放和 caspase 激活。

除了上述两大基因家族,越来越多的基因被发现参与细胞凋亡的调控,如 *FAS/FASLG*、*c-MYC*、*p53* 等。FAS 又称 Apo-1 或 CD95,属于肿瘤坏死因子受体家族。FAS 主要以膜受体形式存在,在细胞凋亡中具有信号转导作用。FASLG 为 FAS 配体,与 FAS 结合并诱导细胞表面 FAS 分子三聚化,激活 FAS 相关死亡结构域(FAS-associated death domain,FADD)蛋白,FADD 激活 caspase-8,启动 caspase-3、7 级联反应,从而诱导细胞凋亡。c-MYC 既能促进细胞增殖,又能诱导细胞凋亡,因此 c-MYC 的效应比较复杂。一般认为,c-MYC 的表达使细胞进入增殖周期,当有生长因子存在时,细胞就大量分裂增殖;然而,当生长因子缺乏时,细胞周期突然受阻,细胞便进入凋亡状态。抑癌蛋白 p53 可通过多种机制促进细胞凋亡。一方面,p53 作为转录因子激活促凋亡蛋白 BAX、BID、BIK、BAD、PUMA 和 NOXA 等的表达;另一方面,p53 在线粒体膜上结合并激活 BAX 和 BAK,直接导致线粒体膜通透性改变和细胞凋亡。

3. 细胞凋亡产生的步骤 凋亡的发生和发展包括 3 个阶段:信号传递、中央调控和细胞结构改变。

(1) 信号传递:诱导细胞凋亡的细胞外因素进入细胞内的过程即信号传递。诱导凋亡因子进入细胞内的途径多种多样,主要是通过受体介导。接受凋亡信号的受体位于细胞表面,称为死亡受体(death receptor,DR),如肿瘤坏死因子受体基因家族。当死亡配体和它结合激活 caspase 蛋白酶系统,可以在几小时内诱导细胞凋亡。死亡受体包含细胞膜外区和胞质区,前者传导死亡信号,后者称为死亡结构域(death domain),参与激发蛋白酶系统和促进细胞凋亡的调节机制。

（2）中央调控：凋亡激发因子作用在线粒体,使线粒体内促凋亡基因及抗凋亡基因激活,两者进行优势抗衡,从而决定细胞存活或凋亡。当促凋亡基因占优时,线粒体释放细胞色素 C,可使 caspase 活化,蛋白酶系统发生一连串的级联反应(caspase cascade),作用于底物蛋白,蛋白分解引起凋亡。当抗凋亡基因占优时,可防止级联反应的发生,细胞存活。

（3）细胞结构改变：在前 2 个阶段的基础上,凋亡细胞出现上述特异的形态学和生化特征的改变。

4. 细胞凋亡与肿瘤发生　大部分恶性肿瘤存在凋亡调控基因的异常,如细胞凋亡调节基因 *TP53*、*BCL-2* 基因家族、肿瘤坏死因子及其受体家族在许多肿瘤中均存在突变,细胞凋亡异常可导致本该死亡的细胞被保留下来,细胞增殖失控,形成肿瘤。因此,细胞凋亡的异常与肿瘤发生密切相关,肿瘤也是一种细胞凋亡异常的疾病。

5. 细胞凋亡与肿瘤治疗　细胞凋亡和细胞增殖失衡是肿瘤形成及发展的重要原因。因此,诱导肿瘤细胞凋亡是治疗肿瘤的一条有效途径。抑制肿瘤细胞增殖的毒性药物在杀伤肿瘤细胞的同时也会对健康组织造成损伤,而肿瘤细胞凋亡疗法可能会更有效地杀伤肿瘤细胞,而较少损伤正常细胞。利用凋亡调节分子作为抗肿瘤药物靶点的目标是激活细胞凋亡信号或抑制抗凋亡信号。如 BCL-2 家族成员在多种肿瘤细胞内高表达,降低 BCL-2/BCL-XL 水平、阻断其抗凋亡功能是研发的重点。

（二）细胞自噬和自噬性细胞死亡

细胞自噬(autophagy)是一种细胞内依赖溶酶体(lysosome)的降解通路,是将细胞内受损、变形、衰老或失去功能的蛋白质及细胞器运输到溶酶体,并进行消化和降解的过程。细胞自噬的形态学特征是细胞内大量泡状结构形成,即双层膜自噬泡,但无染色质浓聚。其生化标志是微管相关蛋白 1 轻链 3(microtubule-associated protein 1 light chain 3,常简称 LC3)脂质化,以及自噬底物如 sequestosome 1(p62 或 SQSTM1)蛋白表达水平的变化。

在生物进化中,细胞自噬是十分保守的,从酵母到植物再到哺乳动物,都存在这样的过程,并且其中的很多调节因子在多个物种中都能找到其同源体。正常生理状态下,细胞自噬有以下作用：①及时清除细胞中随时产生的"垃圾"(如破损或衰老的细胞器、长寿命蛋白质、合成错误或折叠错误的蛋白质等),维持细胞自稳状态；②在细胞应激、分化、存活和免疫应答等重要生理过程中发挥多种功能；③自噬的产物,如氨基酸、脂肪酸等小分子物质,又可为细胞提供一定的能量和合成底物。细胞自噬是一个"备用仓库",当细胞代谢能量不足时,细胞依靠自噬作用实现细胞内成分的循环利用,从而维持自身稳态和生存。

虽然基础水平的自噬对于维持生理状态下机体内环境稳态具有重要作用,但是高度活跃或者失控的细胞自噬会导致自噬性细胞死亡。自噬性细胞死亡会伴随大量自噬空泡的产生,然而其最主要的判断标准是细胞死亡能否被自噬抑制剂和自噬相关基因的敲除所阻断。

1. **细胞自噬的方式和形成过程** 细胞自噬包括3种方式,即巨自噬(macroautophagy)、微自噬(microautophagy)及分子伴侣介导的自噬(chaperone-mediated autophagy)。①巨自噬:是指细胞质中的物质通过形成小泡的方式转运到溶酶体中的过程,用于降解细胞内老化或者损坏的细胞器和蛋白质;②微自噬:是指由溶酶体直接将细胞物质内吞并降解的过程;③分子伴侣介导的细胞自噬:是指细胞中可溶性的蛋白质在分子伴侣的协助下进入溶酶体中被降解的过程。巨自噬在严重应激情况下非常典型,也是研究得最为清楚的一种类型,如果不加以特殊说明,通常所说的"细胞自噬"或者"自噬"便是指巨自噬。自噬的发生首先通过单层或双层膜包裹待降解物(损伤的细胞器、错误折叠的蛋白分子或侵入的病原体),形成独立有核的囊泡,并逐渐延伸形成自噬囊泡(autophagic vesicle),自噬囊泡之间边缘融合形成自噬体(autophagosome)。自噬体通过细胞骨架微管系统运输至核周,外膜与溶酶体融合,形成自噬溶酶体(autolysosome),其内部成分被多种酶进行消化和降解,产生生物大分子及能量进入细胞的正常代谢过程,随后自噬体膜脱落并再循环利用。

2. **细胞自噬的分子机制** 经典的自噬信号途径是通过哺乳动物雷帕霉素靶蛋白(mammalian target of rapamycin,mTOR)发挥作用的,mTOR 是细胞自噬的门控分子,起负性调节自噬的作用。另外,内质网应激途径和抑癌蛋白 p53 信号也可诱导自噬信号的活化。经典自噬过程分为以下3个阶段。

(1)诱导启动阶段:在缺乏营养物质和生长因子等状态下,mTOR 受到抑制,形成 ULK1-ATG13-FIP200 激酶复合物,自噬信号启动。

(2)成核阶段:自噬体形成需要囊泡成核,由Ⅲ型磷脂酰肌醇3激酶(PI3-kinase class 3,PI3KC3)复合体的组装起始。在该复合体中,BECN1(Beclin-1)作为结合 PI3KC3、UVRAG、SH3GLB1(Bif-1)和 AMBRA1 的平台,这些分子均可正向调节 PI3KC3 活性。BCL-2 可结合 Beclin-1 从而阻断自噬信号传递。PI3KC3 复合体的活化最终导致 PI3P 生成,随之募集其他介导囊泡膜延长的 ATG 蛋白。

(3)延长阶段:自噬囊泡膜弯曲、延伸,形成吞噬体膜以包裹吞噬的成分。有两种泛素样连接系统参与此过程:①ATG12-ATG5-ATG16 多聚复合体,参与囊泡弯曲;②LC3 及其靶分子磷脂酰乙醇胺(phosphatidyl ethanolamine,PE)。LC3 一般定位于胞质,通过结合 PE 而发生脂质化生成 LC3-PE,特异性结合于自噬囊泡膜上,从而形成成熟自噬体,因而其常被当作细胞自噬的标志。最终,自噬体与溶酶体融合,将自噬内容物释放到溶酶体腔中,再经水解酶降解。

3. **细胞自噬与肿瘤发生和发展** 在很多疾病中,细胞自噬均发挥保护、预防的正面作用。例如,在神经退行性病变中,自噬可以帮助去除细胞内积聚的容易导致亨廷顿舞蹈症和帕金森病的蛋白。而细胞自噬在肿瘤中的作用却更为复杂——可以通过炎症、细胞死亡、免疫等很多方面影响肿瘤的发生和发展。

(1)细胞自噬在肿瘤抑制中的作用:目前认为细胞自噬对于肿瘤细胞具有双向效

应。细胞自噬发挥着维持正常细胞动态平衡的作用,一旦平衡被破坏,便可促进和加速肿瘤发生。细胞自噬在抑制肿瘤发生过程中的主要作用体现在:①通过调节细胞内过氧化物浓度,改善体内蛋白质代谢紊乱状态,保持内环境稳定,限制细胞生长和基因组不稳定,抑制肿瘤形成;②自噬功能降低则会增加氧化应激,导致基因组损伤,增加致瘤性突变的累积。此外,很多癌基因(PI3K 和 AKT 家族成员、BCL-2、mTOR 等)均可抑制细胞自噬,而抑癌基因(*PTEN*、*TSC2*、*HIF1A* 等)则可促进细胞自噬。在小鼠模型中,自噬相关基因(特别是 *BECN1*、*UVRAG* 和 *SH3GLB1*)的缺失可导致淋巴瘤和胃肠道肿瘤,而这些基因在人类肠癌和肝细胞癌中突变频率很高。*BECN1* 是细胞自噬必需基因,*Becn1*＋/－小鼠更易诱发癌变,因此,*BECN1* 发挥抑制肿瘤的作用。

(2)细胞自噬在肿瘤细胞存活中的作用:在肿瘤进展的不同阶段,自噬所扮演的角色不同。在肿瘤发生早期,自噬可抑制癌前细胞的持续生长,此时自噬发挥的是肿瘤抑制作用。当肿瘤细胞持续分裂增殖,癌症呈进展阶段时,肿瘤外周细胞因靠近微血管仍持续增殖,而位于实体肿瘤内部血供不良的癌细胞利用自噬机制对抗营养缺乏和缺氧,耐受应激,促进肿瘤细胞存活。研究发现,在人类胰腺癌细胞中可以检测到高于基础水平的自噬发生,通过维持细胞内能量产生,使肿瘤细胞得以生长,而敲除必需的自噬相关基因可以明显促进癌细胞死亡。

4. 细胞自噬与肿瘤治疗　　目前,将自噬作为主要抑癌途径的抗肿瘤药物并不多,但很多药物的抑癌作用或多或少与自噬存在一定联系。其主要机制包括以下 3 个方面。

(1)抑制细胞自噬作用:细胞自噬是肿瘤细胞在代谢应激条件下得以存活的信号途径之一,因此在肿瘤治疗中采用自噬抑制因子抑制细胞自噬作用,肿瘤细胞将无法应对代谢压力而发生坏死。细胞自噬抑制剂对于那些低氧供的肿瘤区域更为有效,因为这些区域往往对治疗尤其是放疗不敏感。由于转移的肿瘤细胞更依赖细胞自噬,因此可以在早期即进行抑制自噬的辅助治疗。传统的放、化疗和血管生长因子及其受体的阻断剂治疗本身便是通过模拟生长因子剥夺和饥饿,减少肿瘤细胞能量供应,以增加代谢压力或阻滞细胞生长信号通路。因此肿瘤治疗通常会诱导细胞发生自噬,而使用自噬抑制剂恰恰可以增强这些治疗的细胞毒性效果。

(2)促进细胞自噬作用:由于细胞自噬作用的缺失可以造成突变细胞的累积,形成肿瘤甚至转移灶,故可通过促进细胞自噬作用预防肿瘤的发生,或使肿瘤在过度的自噬作用下发生自噬性细胞死亡。许多化疗药物及抗肿瘤靶向药物,例如酪氨酸激酶抑制剂、表皮生长因子抑制剂、蛋白酶体抑制剂、组蛋白去乙酰化酶抑制剂等都可以增加肿瘤细胞中的自噬体数量,促进肿瘤发生自噬性细胞死亡。此外,mTOR 抑制剂雷帕霉素及其类似物也可以通过抑制 mTOR 信号通路促进自噬性细胞死亡。

(3)细胞自噬向细胞凋亡转化:细胞凋亡和细胞自噬有着不同的形态特征,是两个不同的过程,但它们有一些共同的调节因子,它们的信号转导途径包含一些共同的成分。细胞凋亡被认为是一种"良性"的细胞死亡方式,是抑制肿瘤的关键。许多肿瘤细胞都存在细胞凋亡缺陷,如 BCL-2 的过度表达,使得它们在代谢压力下逃避了细胞凋亡作用。研究发现当细胞自噬受到抑制时,可促使这些肿瘤细胞发生凋亡。

（4）针对自噬进行肿瘤预防：由于细胞自噬具有肿瘤抑制作用，诱导细胞自噬可以作为肿瘤预防的有效策略。例如，在致癌剂诱导小鼠肺肿瘤发生过程中，使用 mTOR 抑制剂雷帕霉素处理可以减少 90％的肿瘤发生率。在同一模型中，mTOR 抑制剂二甲双胍也可以明显减慢肿瘤的发生。其他的自噬激活剂对于临床肿瘤预防也具有重要意义，相关研究亟待开展。

（三）坏死性凋亡

最初，人们认为细胞坏死（necrosis），对应于细胞程序性死亡（如凋亡），是细胞在不可抗拒的化学或物理性刺激下被动发生的非程序性死亡。然而，随后研究发现，细胞坏死在某些条件下也可能作为程序性死亡受到严格的调控，这一过程被称为坏死性凋亡（necroptosis）。经历坏死性凋亡的细胞表现出细胞膜穿孔、金属离子流入、细胞肿胀、细胞膜破裂和内容物外溢等。

坏死性凋亡的发生机制主要有以下 3 种：①肿瘤坏死因子受体家族蛋白（TNFR、FAS、TRAILR 和 DR6）被激活后可促使 RIPK1、caspase-8 和 FADD 等形成复合物，诱导细胞凋亡。然而，当 caspase-8 活性被抑制时，RIPK1 可招募 RIPK3 和 MLKL 形成坏死体（necrosome），导致 MLKL 发生磷酸化和寡聚化。寡聚化的 MLKL 与细胞膜结合，形成跨膜离子通道，最终导致膜结构破坏；②在病毒或细菌感染时，双链 RNA 和脂多糖可分别诱导 Toll 样受体 TLR3 和 TLR4，从而活化 Toll 样受体接头蛋白 TRIF；后者直接结合 RIPK3 并激活 RIPK3/MLKL 信号；③病毒感染还可诱导 ZBP1 与 RIPK3 相互作用，进而激活 RIPK3/MLKL 信号。caspase-8 是控制细胞凋亡和坏死性凋亡的关键分子开关——活化的 caspase-8 启动 caspase 级联反应，诱导细胞凋亡；当 caspase-8 活性受阻时，将转而激活 RIPK3/MLKL 信号依赖的坏死性凋亡。

坏死性凋亡在肿瘤发生和发展过程中发挥的作用具有两面性。肿瘤坏死常见于实体瘤的核心区域，原因是血管生成不良导致的氧和营养缺乏。坏死性凋亡还可通过释放炎性细胞因子促进抗原交叉激活（antigen cross-priming），增强抗肿瘤免疫反应。然而有研究报道，在胰腺导管腺癌中，坏死性凋亡可诱导 CXCL1 和 Mincle 信号，形成免疫抑制性肿瘤微环境。此外，坏死性凋亡细胞可通过释放可溶性上皮型钙黏合素（E-cadherin）等，促进肿瘤细胞侵袭和转移。

（四）细胞焦亡

细胞焦亡（pyroptosis）是 gasdermin 蛋白家族依赖的细胞程序性死亡方式。希腊语中"*pyro*"表示火元素或发热，细胞焦亡也是一种炎症相关的细胞死亡。发生焦亡的细胞具有典型的细胞膜泡状结构，细胞肿胀膨大，细胞膜破裂，内容物外溢。因其形态学特征与细胞坏死过程具有相似性，所以也被认为是一种细胞程序性坏死。

20 世纪八九十年代，人们发现毒素刺激或病原微生物感染可导致小鼠巨噬细胞发生一种依赖于 caspase-1、伴随着细胞内容物释放的细胞死亡现象。caspase-1 在炎症小体中被激活，进而促进细胞因子 IL-1β 和 IL-18 等的成熟；这些细胞因子在细胞焦亡过程中被释放到胞外，激活炎症反应。随后的研究表明，细胞焦亡可在包括巨噬细胞在内的多种细胞类型中发生，且其他炎性 caspase 蛋白，如 caspase-4、5 和 11，也在焦亡过程中发挥重要作用。然而直至 2015 年，gasdermin 蛋白功能的鉴定才使人们真正了解细胞焦亡的发生机制。gasdermin 家族成员有 GSDMA、GSDMB、GSDMC、GSDMD 和 GSDME 等，具有保守的功能结构域，包括负责与细胞膜结合并打孔的 N 端结构域、抑制 N 端结构域活性的 C 端结构域，以及连接 N 端和 C 端结构域并可被 caspase 蛋白切割的中心结构域。GSDMD 是研究最多的 gasdermin 家族蛋白，在各种类型的组织和细胞中广泛地表达。细胞焦亡启动时，caspase 蛋白对 GSDMD 进行切割，产生具有活性的 N 端结构域；后者与细胞膜结合，发生多聚化并形成直径为 $10\sim20$ nm 的孔，促进细胞因子的释放，并导致细胞因渗透压变化而发生膨胀直至细胞膜破裂。除炎性 caspase 蛋白外，凋亡信号激活的 caspase-3、8 及杀伤细胞分泌的颗粒酶(granzyme)和中性粒细胞蛋白酶 ELANE 等都能够切割并激活 gasdermin 蛋白，进而启动细胞焦亡程序。

细胞焦亡在肿瘤治疗中也发挥重要作用。研究发现，铂类、紫杉醇、氟尿嘧啶和地西他滨等可通过激活 caspase 和 gasdermin 蛋白启动细胞焦亡。细胞焦亡伴随着促炎细胞因子的释放，增强抗肿瘤免疫反应，因而化疗或焦亡诱导剂联合肿瘤免疫治疗可协同杀伤肿瘤细胞。

(五) 铁死亡

铁死亡(ferroptosis)发现于 2012 年，是一类铁离子依赖性的细胞程序性死亡方式。铁死亡的主要发生机制是，在二价铁离子(Fe^{2+})或脂氧合酶(lipoxygenase)的作用下，细胞膜或细胞器膜上高表达的多不饱和脂肪酸(polyunsaturated fatty acid, PUFA)发生脂质过氧化(lipid peroxidation)，最终导致膜结构破裂和细胞死亡。铁死亡的形态学变化包括线粒体嵴减少或消失、线粒体外膜破裂或皱缩，以及细胞膜破裂等。

1. *铁死亡的激活和防御系统*　铁死亡过程涉及多种代谢信号通路，包括铁代谢、脂质代谢和谷胱甘肽代谢等。这些代谢途径形成了铁死亡的激活和防御系统。

(1) 铁离子主要通过两种方式激活铁死亡：①铁离子依赖的芬顿反应(Fenton reaction)，即 Fe^{2+} 和过氧化氢(H_2O_2)反应产生具有强氧化性的羟基自由基，直接导致脂质过氧化；②铁离子可作为某些脂氧合酶的辅助因子，参与脂质过氧化的酶促反应。在转铁蛋白(transferrin, TF)及其受体(TFRC)的帮助下，三价铁离子(Fe^{3+})被转运至细胞质中，随后通过金属还原酶(metalloreductase)STEAP3 转化为化学性质更活泼的 Fe^{2+}。细胞内大量铁离子被铁蛋白(ferritin)捕获并氧化，以更稳定的 Fe^{3+} 形式储存起来。当 NCOA4 高表达时，铁蛋白能通过 NCOA4 介导的自噬溶酶体途径降解，从而释放出铁离子，促进铁死亡的发生；而在 PROM2 高表达的细胞中，铁蛋白可通过外泌体转运至胞外，导致细胞对铁死亡抵抗。此外，SLC40A1 是目前唯一已知的负责将铁离子输送至胞外的跨膜蛋白。

(2) 多不饱和脂肪酸是铁死亡过程中脂质过氧化的主要底物：ACSL4 催化多不饱和脂肪酸与辅酶 A 连接，生成 PUFA-CoA；随后在 LPCAT3 作用下，PUFA-CoA 与细胞膜磷脂(phospholipid)分子反应，产生 PUFA-PL，整合到脂质双分子层中。脂质过氧化启动时，会从多不饱和脂肪酸中脱去一个双烯丙基氢原子，形成以碳为中心的磷脂自由基（PL・），再经过一系列氧化反应产生磷脂氢过氧化物（phospholipid

hydroperoxides，PLOOH）。磷脂氢过氧化物是一种基于脂质的活性氧分子（reactive oxygen species，ROS），被认为是铁死亡的"执行者"，其大量积累最终导致膜结构破裂和细胞死亡。

（3）还原型谷胱甘肽（GSH）/谷胱甘肽过氧化物酶 4（GPX4）系统是重要的铁死亡防御机制：GSH 主要由谷氨酸、半胱氨酸和甘氨酸组成，是细胞中含量最丰富的一类还原剂，也是 GPX4 的辅助因子。半胱氨酸的获取是 GSH 生物合成的关键限速步骤。大多数肿瘤细胞通过由 SLC7A11 和 SLC3A2 组成的转运复合物 system x_c^- 摄入胱氨酸；在 GSH 或 TXNRD1 的作用下，胱氨酸还原生成半胱氨酸，参与 GSH 的生物合成。GSH 作为 GPX4 的辅助因子，促进 PLOOH 还原为磷脂醇（phospholipid alcohol，PLOH），并生成氧化型谷胱甘肽（GSSG）。GSSG 通过接受 NADPH 提供的电子，可重新生成 GSH。

2. 铁死亡的调控因子　铁死亡诱导剂 erastin 和 RSL3 最初是作为靶向携带 RAS 突变肿瘤的化合物被发现的（随后证实 erastin 和 RSL3 的主要靶点分别是 SLC7A11 和 GPX4）。这两种诱导剂对携带 RAS 突变的肿瘤细胞具有更强的杀伤作用，可能是由于 RAS 信号通过调控 TFRC、FTH1 和 FTL 等铁代谢相关蛋白，使得细胞内活性铁离子含量上升。p53 通过破坏铁死亡防御系统促进铁死亡发生，如抑制 *SLC7A11* 基因转录，从而降低肿瘤细胞对胱氨酸的摄入、减少 GSH 的生物合成。此外，p53 还可通过调节铁离子浓度和脂氧合酶活性等促进或抑制铁死亡。转录因子 NRF2（或 NFE2L2）是最重要的抗氧化信号分子之一，通过广泛调控铁代谢、GSH 代谢和 ROS 相关基因表达，抑制铁死亡。YAP/TEAD 复合物通过转录激活 TFRC 和 ACSL4，促进铁死亡；而 Hippo 信号则阻遏 YAP 活性，进而抑制铁死亡。在葡萄糖缺乏条件下，AMPK 可抑制 PUFA 的生物合成，导致肿瘤细胞对铁死亡产生抵抗，获得生长优势。因此，铁死亡是一种复杂的细胞程序性死亡方式，受到多种信号通路的调控。

3. 铁死亡与肿瘤治疗　近年来，铁死亡在肿瘤治疗领域逐渐展现出巨大的应用潜力。某些肿瘤，如乳腺癌、肺癌、肾透明细胞癌、黑色素瘤等，由于携带高表达的 SLC7A11 或 GPX4 或具有活跃的 PUFA 生物合成，对铁死亡诱导剂更加敏感。此外，肿瘤的放疗、化疗、免疫治疗和一些靶向治疗都能启动铁死亡程序，从而增强对肿瘤细胞的杀伤力。铁死亡诱导剂与这些常规治疗策略联合使用，在克服治疗抵抗和增强疗效方面也体现出较好的应用前景。当肿瘤细胞对放疗产生抵抗，SLC7A11 或 GPX4 的表达会被异常激活，因而，erastin 或 RSL3 可通过诱导铁死亡增强肿瘤细胞对放疗的敏感性。此外，铁死亡诱导剂也被用于联合吉西他滨、顺铂和多柔比星（阿霉素）等化疗药物或 PD-1/PD-L1 肿瘤免疫治疗，从而增强肿瘤治疗的敏感性。

三、细胞分化与肿瘤

细胞分化（cell differentiation）是指同一来源的细胞逐渐发育为在形态结构、生理功能和生物化学特性上具有稳定性差异的另一类型细胞的过程。细胞的形态结构、生理功能和生化特性通常被看作识别细胞分化的 3 项指标。细胞分化是一种持久性的变化，不仅发生在胚胎发育过程中,而且一生都进行着,以补充衰老和死亡的细胞,如多能造血干细胞分化为不同血细胞的细胞分化过程。

正常的环境中,细胞总是沿着特定的路线进行分化,这种细胞做出的发育选择又称细胞决定(cell determination)。在生物发育的早期阶段,所有细胞均具有发育成不同细胞类型的潜能而被称为全能细胞(totipotent cell)。在发育过程中,这些分化潜能逐渐局限化,只能发育为本胚层的组织器官,但仍具有演变成多种类型的能力,称为多能细胞(pluripotent cell)。随后就只能进行专能稳定型分化,在此过程中,细胞内外各种因素决定着细胞分化的前途。在发育过程中,胚胎细胞按严密的调控机制,有序地定向分化为有各种特殊功能的细胞。在分化过程中,与其相关的基因被选择性激活或抑制。通常,终末分化细胞不再具有增殖能力。

(一) 细胞分化与肿瘤发生

正常细胞中,细胞分化的一个显著特点是分化状态一旦确立将十分稳定,即细胞一旦分化为某一稳定类型后,就不能逆转到未分化状态。而恶性肿瘤的基本特征之一是细胞异常分化,正常的分化过程被阻断。最典型的例子是血液系统恶性肿瘤。血细胞的生成是多能造血干细胞按一定方向序贯分化的过程,白血病的发生是由于多能干细胞在发育分化的某一阶段受阻,呈现异常分化。与具有正常分化特征的细胞相比,肿瘤细胞分化有以下3个差异:①分化特征趋于消失,不论发生在何种组织或器官的恶性肿瘤,均失去了原来分化成特异细胞的特征,而表现出一种共同的并且相当单纯化的分化特征,这种返归形式的恶性肿瘤常常和增殖力较强的"增殖"细胞类似;②出现新的分化特征,即恶性肿瘤细胞分化过程中出现原来组织或器官中的正常细胞所没有的特征;③肿瘤细胞越类似于相应正常细胞,分化程度越高,反之就是分化低。形态学上,细胞分化低常表现为:异型性、失去极向、幼稚性、生长活跃性等特点。恶性肿瘤由未分化或分化差的干细胞或分化异常的细胞组成。肿瘤细胞在不同程度上缺乏成熟的形态和完整的功能,丧失某些终末分化细胞的性状,并对正常分化调节机制缺乏应有的反应。因此,肿瘤也是细胞异常分化的疾病,通常肿瘤分化程度越低,肿瘤的恶性程度越高。

(二) 细胞分化与肿瘤治疗

诱导分化(induction of differentiation)是肿瘤治疗的一条新途径,指恶性肿瘤细胞在分化诱导剂作用下,其形态特征、生长方式、生长速度和基因表达等表型向正常或接近正常细胞方向分化逆转的现象。采用这一策略进行恶性肿瘤的治疗,称为分化治疗(differentiation therapy)。研究表明,在一些诱导剂的作用下,肿瘤细胞可发生分化,有的出现类似正常细胞的表型,有的恢复了正常细胞的某些功能,因此,肿瘤细胞的异常分化是可以逆转的。血液系统肿瘤的诱导分化研究起步最早,全反式维A酸诱导分化治疗人急性早幼粒细胞白血病(acute promyelocytic leukemia,APL)获得了显著疗效,为肿瘤诱导分化治疗树立了一个成功的范例。关于诱导分化的研究也已逐渐扩展到实体瘤中,诱导分化的方法主要是通过分化诱导剂,如维A酸、三氧化二砷、细胞因子和一些新发现的分化诱导剂等,或者采用基因编辑技术。

第二节　肿瘤的播散

恶性肿瘤在生长和发展过程中可向邻近组织直接蔓延和向远处转移,称为肿瘤的播散。肿瘤播散是恶性肿瘤最重要的生物学特性之一,也是恶性肿瘤难以根治的主要原因和常见的致死原因。肿瘤播散包括肿瘤的侵袭(invasion)和转移(metastasis),是一个复杂、多步骤、有序的级联过程,包括原发肿瘤细胞增殖,新生血管形成,原位癌细胞破坏和突破基膜、侵入脉管系统、通过循环系统达到解剖学上的远端部位、穿出脉管系统、在靶器官定植生长,最终形成肿瘤转移灶。侵袭是转移的前提,转移是侵袭的结果。尽管传统观点认为转移是肿瘤患者终末期的表现,然而最近研究表明,肿瘤转移在肿瘤发生早期就已开始。因此,早期干预是预防和治疗肿瘤转移的关键。

一、肿瘤的侵袭

侵袭是指恶性肿瘤的瘤细胞离开原发肿瘤,向周围组织直接蔓延、浸润和破坏邻近正常细胞和器官。肿瘤侵袭是肿瘤播散的第一步,其标志是肿瘤细胞突破基膜。癌细胞通常沿阻力较小的周围组织浸润,如组织间隙、淋巴管、血管和神经周围间隙。肿瘤外科手术时必须将肿瘤连同周围一定范围内的正常组织一并切除。

(一)肿瘤侵袭的主要途径

1. 沿组织间隙　肿瘤细胞侵入周围组织后,一般都在压力较小处增殖生长,如沿阻力较小的疏松结缔组织、神经周围间隙生长,后者是前列腺癌、涎腺腺样囊性癌常见的浸润特征。如遇阻力较大的致密结缔组织、软骨和骨组织时,则可沿其疏松组织浸润。

2. 沿淋巴管　癌细胞沿淋巴管生长蔓延。如恶性黑色素瘤的瘤细胞沿真皮淋巴管播散形成放射状黑线或卫星小结。淋巴管渗透可进一步导致肿瘤的淋巴道转移。

3. 沿血管　瘤细胞浸润肿瘤内毛细血管和微小静脉,并进一步沿管壁蔓延或在管腔内形成瘤栓,后者成为血道转移的根源。

4. 沿浆膜面或黏膜面　主要沿浆膜或黏膜下间隙向周围组织浸润,沿黏膜浸润较为罕见。

(二)肿瘤侵袭的步骤

肿瘤侵袭的机制尚未完全明了。瘤细胞不断增殖,体积增大,肿瘤组织内部压力增高,有利于瘤细胞向压力低的方向运动。同时,瘤细胞可演进为侵袭力强的亚克隆群。以上皮性恶性肿瘤为例,肿瘤侵袭的步骤如下。

1. 癌细胞的分离　癌细胞之间的细胞黏附分子(cell adhesion molecule,CAM)如钙黏合素水平下降,导致癌细胞黏附降低而相互分离。上皮-间质转化(epithelial-to-mesenchymal transition,EMT)是指上皮细胞转变为间充质细胞的过程。肿瘤细胞通过这一过程获得间充质细胞的运动性和迁移性,有助于其脱离原发肿瘤,从而启动后续的转移级联反应。

2. 癌细胞附着基膜　癌细胞能产生较多的层粘连蛋白(laminin)受体,与基膜的层粘连蛋白结合,使癌细胞附着于基膜。

3. 细胞外基质降解　细胞外基质(extracellular matrix,ECM)是由胶原蛋白、蛋白多糖和非胶原辅助糖蛋白 3 种大分子组成的结缔组织三维网状结构,这种结构中的大分子与细胞互相黏附,影响细胞的形态、分化、功能及细胞内外的信息转换。附着基膜的癌细胞分泌各种蛋白溶解酶(组织蛋白酶、Ⅳ型胶原酶、尿激酶型纤溶酶原活化物等)能溶解细胞外基质成分,如纤连蛋白、层粘连蛋白、Ⅳ型胶原纤维和蛋白多糖,造成基膜缺损,癌细胞进入周围组织。此外,癌细胞也能诱导成纤维细胞和巨噬细胞等产生蛋白溶解酶,促进细胞外基质降解。

4. 癌细胞移出　癌细胞借助自身的阿米巴运动从基膜缺损处游出。肿瘤细胞及正常细胞产生的一些具有趋化性(chemotaxis)或趋触性(haptotaxis)作用的因子可以影响肿瘤细胞的运动。肿瘤细胞还能产生自分泌移动因子促进自身的移出。

5. 肿瘤血管形成　癌细胞和宿主的内皮细胞等产生血管内皮生长因子和碱性成纤维细胞生长因子等,诱导血管形成,进一步促进肿瘤的侵袭和转移。癌细胞抵达血管壁,可以以相似的方式侵袭血管。

二、肿瘤的转移

转移是指恶性肿瘤细胞脱离原发肿瘤,通过各种转移方式,到达继发组织或器官后得以继续增殖生长,形成与原发肿瘤性质相同的继发肿瘤的全过程。转移是恶性肿瘤的基本生物学特征,是临床上绝大多数肿瘤患者的致死因素。

(一) 肿瘤转移的途径

1. 淋巴道转移　是肿瘤尤其是癌的常见转移途径。瘤细胞穿透淋巴管壁,经淋巴液运行,最先到达引流的第一站淋巴结,以后依次到达较远的淋巴结。例如,乳腺癌肿瘤细胞首先转移到同侧腋窝淋巴结,之后转移到锁骨下和锁骨上淋巴结。有时可跳跃式到达较远的淋巴结,如乳腺癌首先出现锁骨上淋巴结或对侧腋窝淋巴结转移。偶尔由于引流的淋巴管阻塞,可逆行转移。位于躯体中线的肿瘤,可向两侧淋巴结转移。有时淋巴结转移可为隐匿性癌的首发症状,如甲状腺乳头状微癌原发灶的直径仅数毫米,首先表现为颈淋巴结转移。瘤细胞到达淋巴结后,先聚集于边缘窦,在此生长繁殖,然后经皮质窦、髓窦而累及整个淋巴结。受累淋巴结肿大,质地变硬,切面常呈灰白色。肿瘤引流区淋巴结在一定程度上对癌转移具有免疫屏障作用。

2. 血道转移　是指在周围间质中浸润的肿瘤细胞穿过血管内皮细胞间隙,在血管内形成瘤栓。肿瘤细胞穿透血管壁,经血液运行到远隔部位形成转移灶。大多数肿瘤先有淋巴结转移,进而发生血管转移,但肉瘤则常从血道转移。由于肝和肺分别是门静脉和腔静脉回流的终点,因此是血道转移的常见部位。根据原发肿瘤和瘤栓的部位决定肿瘤细胞扩散的途径,血道转移有以下几种类型。

(1)肺静脉型:肺原发性或转移性肿瘤侵犯肺静脉分支,经肺静脉到达左心,然后经体循环到达全身。

（2）腔静脉型：原发性肿瘤位于上、下腔静脉引流区，肿瘤细胞经腔静脉运行至右心，并由此进入两肺。

（3）门静脉型：胃肠道肿瘤的癌细胞常经门静脉首先到达肝脏，由此经肝静脉或腔静脉到达两肺。

（4）椎静脉型：椎静脉系统在椎内、外静脉相互交通，形成静脉丛。静脉分支伸入椎管内，向上通颅脑，向前经椎间孔与胸、腹、腰、骶等处奇静脉属支及体壁和肋间静脉属支吻合。由于椎内静脉丛广泛交通，椎内静脉和椎间静脉又缺乏静脉瓣或瓣膜结构不全，故可成为人体上、下各处肿瘤转移的通路，据此可解释无肺转移而有中轴骨和/或脑转移的现象。

3. 种植性转移　是指体腔内器官的肿瘤，当肿瘤蔓延至器官表面时，肿瘤细胞即可脱落下来，随体腔内的液体像播种一样种植于其他体腔器官的表面，在体腔内形成转移灶。这是胸腔、腹腔和颅腔脏器恶性肿瘤的一种常见散播方式，最多见于腹腔器官，如胃肠道癌引起的卵巢转移瘤（Krukenberg 瘤）可早于原发癌而成为首发症状。种植性转移有以下 3 种形式。

（1）浆膜面种植性转移：以腹膜最为常见，其次为胸膜、蛛网膜下腔或脑室，偶见于心包腔或睾丸鞘膜。胸、腹腔内脏器官的肿瘤穿透浆膜后，肿瘤细胞脱落、种植到其他器官或组织形成继发性肿瘤。由于重力作用，胸腔的肺癌常种植于肋膈角，腹腔的胃、肠和肝癌常种植于盆腔底部。

（2）黏膜面种植性转移：呼吸道、消化道、泌尿和生殖道的表面均有完整的上皮细胞组成的保护层，其各自的解剖和生理特点不利于肿瘤细胞停留和存活，故黏膜面很少发生种植性转移。临床上见到的各腔道的多发性肿瘤，应首先考虑为多中心性生长或黏膜下淋巴管蔓延。

（3）接触性种植性转移：上唇癌偶可通过接触而种植性转移到下唇。在诊断和治疗过程中，携带肿瘤细胞的手术器械或橡皮手套等可造成"医源性"自身接种性的肿瘤种植性转移。这种医源性种植转移虽不多见，但应引起注意，杜绝其发生。

（二）肿瘤侵袭转移的分子机制

一个多世纪前，英国外科医师佩吉特（Paget）提出了肿瘤转移的"种子—土壤"学说，即"种子"（肿瘤细胞）的生长，需要合适的"土壤"[肿瘤微环境（tumor microenvironment，TME）]。越来越多的证据表明，肿瘤细胞与肿瘤微环境相互作用是决定肿瘤转移潜能和器官特异性定植的重要因素。目前已知肿瘤的侵袭和转移与肿瘤黏附分子表达的改变、基质蛋白的降解、肿瘤相关基质细胞、外泌体及肿瘤转移相关的癌基因和抑癌基因等密切相关。

1. 细胞黏附分子　是指由细胞产生、介导细胞与细胞间或细胞与基质间相互接触和结合的众多分子的统称。黏附分子大多为糖蛋白，分布于细胞表面，正常细胞之间的连接通过细胞黏附分子稳定组织的完整性。黏附可分为同质性黏附和异质性黏附。同质性黏附指相同细胞之间的黏附，如肿瘤细胞与肿瘤细胞之间的黏附；异质性黏附通常是指肿瘤细胞与宿主细胞和宿主基质的黏附。肿瘤侵袭转移过程中，一方面由于某些黏附分子表达的减少使细胞间同质性黏附减弱,肿瘤细胞脱离与周围细胞的附着,这是肿瘤浸润及转移的第一步;另一方面,肿瘤细胞表达的某些黏附分子使已入血的肿瘤细胞与血管内皮细胞及内皮下的基膜产生异质性黏附,而穿出血管壁的肿瘤细胞与基质细胞产生异质性黏附,这些都是肿瘤转移的重要因素。黏附分子种类繁多,其中钙黏合素和整合素(integrin)是与肿瘤侵袭转移关系最为密切的两种。

(1) 钙黏合素:是一类介导细胞间黏附作用的跨膜糖蛋白,其功能依赖于钙的存在。研究最多的是 E-cadherin,主要参与上皮细胞之间的联系,具有转移抑制作用。E-cadherin 的表达与肿瘤细胞的分化程度、侵袭能力、恶性程度密切相关。据报道,大肠癌、乳腺癌等多种肿瘤细胞 E-cadherin 分子表达明显减少或缺失,导致肿瘤细胞侵袭与转移能力增强。E-cadherin 分子在恶性程度低的乳腺癌细胞中的表达水平明显高于恶性程度高的肿瘤细胞,而且其表达水平与腺管数量成正比。

(2) 整合素家族:是一类膜镶嵌蛋白,由 α 和 β 两个亚单位非共价形成异二聚体复合物,由于亚单位的变异使整合素形成一个庞大的家族。整合素作为细胞表面受体在细胞信号转导过程中起重要作用,与肿瘤细胞的侵袭和转移密切相关,整合素家族黏附分子在肿瘤细胞中的表达水平有明显改变,表达量既可减少或缺失,也可以升高,分布极性亦可能不同于正常细胞。整合素分子在肿瘤细胞中表达变化的不一致性可能与整合素分子的不同功能有关。同一种黏附分子可以在转移和附着两个不同的过程中发挥作用。

2. 基质蛋白降解相关分子　ECM 在上皮或内皮细胞的基底部以基膜的形式存在,在细胞间黏附结构以间质结缔组织形式存在。肿瘤的侵袭与转移是一个包含蛋白质合成与降解的主动的动态过程。其中,基膜胶原的降解是肿瘤侵袭的重要早期事件,它不但依赖于蛋白酶的种类和数量,还与蛋白酶与其抑制物之间的平衡有关。研究表明,在卵巢、肺、前列腺、胰腺等多种恶性肿瘤中,基质金属蛋白酶(matrix metalloproteinase,MMP)的活性程度与肿瘤的侵袭转移潜能关系密切,而基质金属蛋白酶的活性可被多种组织金属蛋白酶抑制因子(tissue inhibitor of metalloproteinase,TIMP)抑制。

(1) MMP:是一组能水解细胞外基质的蛋白裂解酶,因其需要 Ca^{2+}、Zn^{2+} 等金属离子作为辅助因子而得名。同一种 MMP 可降解多种细胞外基质成分,而某一种细胞外基质成分又可被多种 MMP 降解,但不同酶的降解效率可能不同。MMP 几乎能降解 ECM 中的所有蛋白成分,破坏肿瘤细胞侵袭的组织学屏障,在肿瘤侵袭转移中起关键性作用,被认为是该过程中主要的蛋白水解酶。基质金属蛋白酶主要包括以下几个亚类。

1) 间质胶原酶,又称基质金属蛋白酶 1(MMP-1):其功能是降解 Ⅰ、Ⅱ、Ⅲ 型胶原。

2) Ⅳ型胶原酶,又称明胶蛋白酶 2(MMP-2):可降解Ⅳ型胶原及明胶。

3) 基质溶解素,又称蛋白多糖酶(MMP-3):可降解许多基质,包括蛋白多糖、胶原链的非螺旋区、弹力蛋白、纤维连接蛋白和层粘连蛋白等。

4) 膜型基质金属蛋白酶(MT-MMP):表达于细胞膜上,主要作用是激活 MMP-2 酶原,并具有直接降解 ECM 的作用。

(2) TIMP:可抑制基质金属蛋白酶,TIMP 与 MT-MMP、MMPs 的活性水平及相互关系决定细胞外基质的降解与合成之间的平衡,决定肿瘤侵袭与转移的潜能。

3. 肿瘤相关基质细胞 在肿瘤侵袭和转移过程中,肿瘤微环境中内皮细胞血管生成相关信号被激活,内皮细胞芽生、增殖和迁移,最终形成肿瘤微血管。肿瘤相关成纤维细胞(cancer-associated fibroblast,CAF)是肿瘤微环境中常见的基质细胞类型之一,通过细胞外基质重塑、代谢重编程和促进血管生成等功能,在肿瘤侵袭和转移过程中发挥重要作用。研究发现,在多种肿瘤中,活化的肿瘤相关成纤维细胞可分泌大量趋化因子,为肿瘤细胞的侵袭和转移提供有利的微环境。肿瘤相关巨噬细胞(tumor-associated macrophage,TAM)是肿瘤微环境的重要组成部分,根据其表型和功能可分为 M1 型和 M2 型。M1 型巨噬细胞能杀伤肿瘤细胞和抵御病原体入侵,而 M2 型巨噬细胞不仅能增强肿瘤细胞的侵袭能力,还可以通过分泌促血管生成因子促进肿瘤血管新生。

4. 细胞外囊泡 是指由细胞释放到细胞外基质中的直径为 20 nm 至数微米的小囊泡。其中,外泌体(exosome)的直径为 30~150 nm,携带核酸、蛋白质和脂质等生物活性分子,介导肿瘤细胞之间或肿瘤细胞与基质细胞之间的通信,在肿瘤转移过程中发挥重要作用。研究发现,肿瘤细胞释放的外泌体可促进肿瘤相关成纤维细胞的形成和激活,从而正反馈调节肿瘤细胞的侵袭和转移。此外,肿瘤细胞在转移前分泌携带特定核酸或蛋白质的外泌体,这些外泌体转运到远处靶器官后被相应的细胞摄取,进而重塑转移前微环境,为肿瘤细胞最终在靶器官定植生长提供条件。

5. 肿瘤转移相关基因 随着肿瘤分子生物学技术的发展,人们发现和鉴定出一系列肿瘤转移促进基因与转移抑制基因,并对这些基因的调控机制和功能进行了深入的研究。

(1)肿瘤转移促进基因:是指能够导致或促进肿瘤转移的基因,例如以下几种。

1)*MTA1* 基因:是从人乳腺癌细胞系中分离出来的转移相关基因。对食管癌、胃癌和肠癌临床标本的分析显示,*MTA1* 基因的高表达与肿瘤细胞的基膜浸润、淋巴结转移密切相关。

2)*TIAM1* 基因:是从 BW5147 小鼠 T 细胞淋巴瘤中分离出来的转移相关基因。除大脑和睾丸之外,*TIAM1* 在正常组织中不表达或低表达,而在不同来源的肿瘤组织中大量表达。该基因表达产物可促进肿瘤的侵袭和转移。

3)*HIF1A* 基因:低氧是实体肿瘤内部常见的特征,也是促进肿瘤侵袭和转移的重要因素。低氧诱导因子(hypoxia inducible factor,HIF)是肿瘤细胞调节低氧适应性的核心分子。*HIF1A* 基因表达上调或其编码蛋白 HIF-1α 稳定性增强,可促进上皮-间质转化、血管生成和肿瘤转移。

4)*TP53* 基因突变:*TP53* 基因的某些热点突变体可编码一类具有"功能获得"(gain-of-function)的突变型 p53 蛋白。这些突变型 p53 不仅丧失了野生型蛋白的抑癌功能,甚至能促进肿瘤细胞生长、侵袭和转移。

其他研究较多的肿瘤转移促进基因还包括 *SRC*、*TGFB1*、*TWIST1*、*SNAI1/2*、*ZEB1/2*、*RHO* 基因家族、NF-κB 信号等。

(2)肿瘤转移抑制基因:凡是能抑制肿瘤侵袭和转移的基因均为转移抑制基因。例如以下几种。

1) NME1/2 基因:又名 NM23-H1 和 NM23-H2,位于人类第 17 号染色体长臂上。很多动物肿瘤模型都证实 NME1/2 基因在转移性肿瘤中表达下调,它们的表达与患者的预后或肿瘤的淋巴结转移有关。将 NME 基因转染入转移性肿瘤细胞系中,可导致这些细胞转移表型丧失。

2) CD82 基因:又名 KAI1。研究发现,CD82 基因表达水平下降与肿瘤细胞间、细胞与基质间黏附力减弱,体内、外侵袭能力增强密切相关。同时,在大量的临床标本中观察到 CD82 基因的表达降低与许多肿瘤的淋巴道和血道转移相关。

3) KISS1 基因:首次在黑色素瘤中报道的一个肿瘤转移抑制基因。将 KISS1 基因转染到高转移性黑色素瘤及乳腺癌细胞株后,显著抑制细胞转移能力。

其他研究较多的肿瘤转移抑制基因还包括 BRMS1、RHOGDI2、PEBP1、PTEN 和 TP53 等。

(三) 肿瘤转移的治疗策略

根据肿瘤转移的分子机制,靶向肿瘤转移促进基因或信号分子(如 TGFB1、SRC 和 RANKL 等)和抗黏附分子(如整合素 αvβ3 和 αvβ5),以及抗血管生成等都是肿瘤转移治疗的策略。TGF-β I 型受体抑制剂 galunisertib(LY2157299)目前处于临床试验阶段,用于治疗恶性胶质瘤、肝癌和其他晚期肿瘤。SRC 激酶抑制剂塞卡替尼(saracatinib)和达沙替尼(dasatinib)在体内、体外实验中均可抑制肿瘤细胞生长和扩散,然而在临床上抑制肿瘤转移的效果则不尽如人意。达沙替尼目前主要用于慢性粒细胞白血病和急性淋巴细胞白血病的治疗。地舒单抗(又称地诺单抗,denosumab)是中国首个也是唯一获批的 RANKL(receptor activator of NF-κB ligand)抑制剂,可有效抑制癌细胞骨转移,在乳腺癌、前列腺癌、肺癌等实体瘤和多发性骨髓瘤中都具有较好的疗效。贝伐珠单抗(bevacizumab)能与人血管内皮生长因子(vascular endothelial growth factor,VEGF)结合并阻断其生物活性,从而抑制肿瘤血管生成。适应证包括转移性结直肠癌、非小细胞肺癌、肝癌、胶质母细胞瘤、肾细胞癌、子宫颈癌、卵巢癌等。

第三节 肿瘤代谢

代谢,包括合成代谢和分解代谢,是生物体最基本的活动。通过动态的代谢反应,实现机体内部及体内外的物质和能量交换,对于维持体内环境的稳态发挥着至关重要的作用。肿瘤生态系统中的物质和能量代谢异常是由德国科学家瓦尔堡(Warburg)在 20 世纪 20 年代观察到的,在常氧分压条件下,肿瘤组织的糖酵解增强,这一结果也被称为"瓦尔堡效应"(Warburg effect)。随着生物学研究进入分子水平,包括对细胞信号转导、基因转录和表达、表观遗传调控和翻译后修饰等的深入研究,揭示了它们对细胞代谢的调控,证实了在肿瘤组织中,除了经典的糖代谢改变,其他各类营养和/或代谢物的代谢也发生了重塑,协同促进肿瘤的发生和发展。因此,肿瘤代谢重编程被确认为肿瘤的关键特征之一。而不同组织的肿瘤和不同发展阶段的肿瘤代谢的差异也为肿瘤高度异质性提供了理论依据。近年来的研究发现,代谢物不仅作为细胞内物质和能量代谢的底物和产物,还作为信号分子调控肿瘤的发生和发展。此外,在代谢应激条件下,关键代谢酶,如异柠檬酸脱氢酶(isocitrate dehydrogenase,IDH)的突变,产生致癌代谢物驱动肿瘤的发生,显示代谢重编程不仅是肿瘤的关键特征,也是其驱动因素。基于此,肿瘤也是一种代谢性疾病。

一、糖代谢和肿瘤

葡萄糖酵解代谢中陆续生成6-磷酸葡萄糖、6-磷酸果糖、1,6-二磷酸果糖、3-磷酸甘油醛和磷酸二羟丙酮、3-磷酸甘油酸(3-phosphoglycerate,3-PG)、磷酸烯醇式丙酮酸、丙酮酸和乳酸。6-磷酸葡萄糖还可以通过磷酸戊糖途径(pentose phosphate pathway,PPP)系列反应得到还原型烟酰胺腺嘌呤二核苷酸磷酸(reduced nicotinamide adenine dinucleotide phosphate,NADPH)、6-磷酸葡萄糖酸、5-磷酸核酮糖和5-磷酸核糖,参与核糖核苷酸的合成。3-PG又经丝氨酸合成通路(serine synthesis pathway,SSP),生成丝氨酸,参与一碳单位代谢,协助完成体内大分子的甲基化反应,并提供核苷酸合成的前体原料。因此,肿瘤细胞利用糖酵解生成各类中间代谢产物,满足其快速增殖所需的物质合成,并为细胞提供还原物质——NADPH,维持细胞氧化还原稳态。NADPH还参与脂肪酸的合成。在宫颈癌、肺癌、肝癌和胰腺癌等多种肿瘤细胞中都存在糖酵解旁路PPP和SSP的活化。

糖酵解产生的乳酸一直被视为代谢废物。近年来研究发现,乙酰化修饰的乳酸脱氢酶A(lactate dehydrogenase A,LDHA)水平在肿瘤细胞中下降而抑制其通过自噬,造成LDHA蛋白水平升高,促进乳酸生成,为肿瘤细胞物质和能量的合成代谢提供原材料和底物。此外,研究还揭示了乳酸与受体结合传导细胞内信号及对组蛋白进行翻译后修饰,调控一系列生理和病理效应,如巨噬细胞极化和肿瘤的发生等。

二、氨基酸、一碳单位代谢和肿瘤

肿瘤细胞中多种氨基酸的代谢重塑及其重要功能也被广泛报道。与葡萄糖代谢相比,氨基酸代谢不仅提供碳源参与三羧酸(tricarboxylic acid,TCA)循环和能量代谢,还为细胞代谢提供了氮源。

很多肿瘤细胞中存在"谷氨酰胺依赖",即细胞的生长需要摄取大量谷氨酰胺。如在乳腺癌细胞中,谷氨酰胺代谢提供氮源参与其他氨基酸的合成,促进细胞增殖。此外,谷氨酰胺还可以催化生成谷氨酸和α-酮戊二酸(α-ketoglutarate,α-KG),参与TCA循环。肿瘤细胞中谷氨酰胺的非经典代谢通路还可以被活化,如胰腺癌细胞中,谷氨酰胺经天冬氨酸-苹果酸代谢通路代谢产生丙酮酸和NADPH,增强胰腺癌细胞抵抗肿瘤微环境中的氧化应激。

支链氨基酸(branched-chain amino acid,BCAA)包括亮氨酸、异亮氨酸和缬氨酸。它们的代谢可以提供碳源和氮源,分别参与脂肪酸和核酸等的合成,还生成乙酰辅酶A(acetyl coenzyme A,Ac-CoA)发挥蛋白质翻译后修饰的作用。BCAA重编程在肿瘤发生和发展中发挥重要作用。研究发现,KRAS 活化突变稳定支链氨基酸转氨酶 2 (BCAT2)蛋白水平,增强 BCAA 分解,在胰腺癌及癌前病变中发挥重要的促进功能。BCAA 代谢还通过表观调控促进急、慢性髓细胞性白血病的发生、发展。而在肝癌细胞中,BCAA 发挥信号分子功能,激活 mTOR 信号通路,促进肝癌的发生、发展。

甲硫氨酸腺苷转移酶(methionine adenosyltransferase,MAT)有 Ⅰ、Ⅱ 和 Ⅲ 等亚型,催化甲硫氨酸生成体内主要的甲基供体 S-腺苷甲硫氨酸(S-adenosyl methionine,SAM)。研究显示,与 MAT Ⅰ 和 Ⅲ 在肿瘤中的低表达相反,MAT Ⅱ 在肿瘤中的表达升高,促进肿瘤细胞中甲硫氨酸的代谢。SAM 不仅可以利用表观修饰,而且可以被腺苷甲硫氨酸脱羧酶(S-adenosyl-L-methionine decarboxylase,AdoMetDC)催化生成多胺,促进细胞恶性转化、增殖和侵袭等。此外,SAM 还可以经 S-腺苷同型半胱氨酸(S-adenosyl-L-homocysteine,SAH)、同型半胱氨酸、半胱氨酸,参与谷胱甘肽(glutathione,GSH)合成,发挥抗氧化、抑制细胞铁死亡的作用。由叶酸代谢的中间产物 5-甲基四氢叶酸(5-methyltetrahydrofolate,5-MTHF)或甜菜碱提供甲基,同型半胱氨酸接收叶酸代谢提供的甲基,重新生成甲硫氨酸。将甲硫氨酸代谢(甲硫氨酸循环)与叶酸代谢联结起来,构成体内一碳单位代谢的主要通路。机体的叶酸主要由饮食补充,叶酸代谢在胞质和线粒体中穿梭,生成四氢叶酸(tetrahydrofolic acid,THFA),获得丝氨酸提供的一碳单位,转化为 5,10-甲叉亚甲基四氢叶酸。进一步代谢生成 5,10-甲叉亚甲基四氢叶酸、10-甲酰四氢叶酸(10-formyl-tetrahydrofolate,10-formyl-THF)和 NADPH。10-formyl-THF 接下来的代谢途径包括脱氢生成 THF 伴 NADPH 产生、为细胞内核苷酸合成提供底物,维持肿瘤细胞生存和生长。氨甲蝶呤、培美曲塞和 5-氟尿嘧啶等抗叶酸代谢药物可用于肿瘤化疗。

三、脂质代谢和肿瘤

细胞中的脂质代谢涉及细胞结构、激素和信号转导,以及物质和能量代谢等诸多方面。其中,参与脂肪酸合成途径的多种代谢酶,如催化柠檬酸生成 Ac-CoA 的 ATP 柠檬酸裂解酶(ATP citrate lyase,ACLY)。在消化系统、泌尿系统和呼吸系统肿瘤组织中表达水平升高。肺腺癌患者中 ACLY 表达水平与预后呈负相关。乙酰化修饰 ACLY 蛋白分子,增强其在肺癌细胞中的稳定性,促进肿瘤细胞生长。Ac-CoA 合成酶(acetyl-CoA synthetase,ACSS)介导乙酸转化为 Ac-CoA。ACSS1/2/3 分别在肝癌、乳腺癌、膀胱癌等肿瘤组织中表达上调,从而促进肿瘤细胞利用乙酸生成 Ac-CoA,促进脂质合成和组蛋白乙酰化,促进肿瘤的发生和发展。此外,近年的研究还发现胆固醇的酯化增强促进了肝癌的发生和发展。

四、能量代谢、氧化应激和肿瘤

线粒体是细胞内合成腺苷三磷酸(adenosine triphosphate,ATP)的能量工厂。值得注意的是,越来越多的研究证实肿瘤细胞糖酵解增强并不是由于线粒体呼吸受损。线粒体 TCA 循环和氧化磷酸化产生 ATP 仍是肿瘤细胞的主要能量来源。糖、氨基酸和脂肪酸来源的碳在线粒体内代谢,维持 TCA 循环,生成还原型烟酰胺腺嘌呤二核苷酸(reduced nicotinamide adenine dinucleotide,NADH)和 NADPH,再经氧化磷酸化生成 ATP,满足提供细胞生长等所需的能量需求。肿瘤自身的消耗和营养缺乏的微环境造成 ATP 利用增加,生成腺苷—磷酸(adenosine monophosphate,AMP)增多,从而激活 AMP 活化蛋白激酶(AMP-activated protein kinase,AMPK),后者抑制细胞内的合成代谢,促进分解代谢,增加细胞内能量供给。

线粒体氧化磷酸化的反应过程中生成大量活性氧类物质(reactive oxygen species,ROS),如超氧阴离子和过氧化氢等,进而氧化损伤细胞内的各类大分子物质,如脱氧核糖核酸(deoxyribonucleic acid,DNA)、脂质和蛋白质等。一方面,过高的氧化应激可造成细胞死亡;另一方面,DNA 氧化损伤引起的基因突变积累能诱导细胞恶性转化,促进肿瘤发生、发展。ROS 还可以作为信号分子通过信号转导调控肿瘤细胞的生长和存活。相应的,肿瘤细胞利用细胞内过氧化物清除系统,如上调超氧化物歧化酶 2(superoxide dismutase 2,SOD2)、硫氧还蛋白还原酶(thioredoxin reductase,TrxR)、谷氧还蛋白 2(glutaredoxin 2,Grx2)清除 ROS,以及促进 NADPH 合成,维持氧化还原稳态,应对肿瘤微环境中的氧化应激,保护肿瘤细胞。

五、肿瘤代谢的临床诊疗

利用肿瘤物质和能量代谢重塑的显著特征,在肿瘤患者的临床诊断和治疗方面已取得极大进展。如根据肿瘤组织大量摄入葡萄糖的代谢特征,开发出能够在肿瘤组织中累积的 ^{18}F-氟代脱氧葡萄糖(^{18}F-fluorode-oxyglucose,^{18}F-FDG),结合 CT 建立的肿瘤影像检查技术——氟脱氧葡萄糖-正电子发射体层摄影(FDG-PET),能够对体内肿瘤进行无创监测,成为多种癌症的诊断标准。而氨甲蝶呤、培美曲塞和 5-氟尿嘧啶等针对一碳单位代谢和核苷酸代谢的叶酸、嘌呤和嘧啶类的拮抗物已长期应用于临床化疗。近年来,分别靶向 IDH1 突变的小分子抑制剂艾伏尼布和 IDH2 突变的小分子抑制剂恩西地平,先后获批用于白血病和胆管癌等肿瘤的临床治疗。此外,值得注意的是,肿瘤作为一种代谢性疾病,通过饮食等代谢干预,如基于个体化的精准营养/饮食,包括低热量饮食、生酮饮食和特定氨基酸营养限定饮食等,在肿瘤的预防和治疗中显现出重要的临床转化意义。

第四节　肿瘤微环境

肿瘤微环境是肿瘤细胞生存、生长的内环境,不仅包括肿瘤细胞本身,还包括其周围的内皮细胞、成纤维细胞、免疫细胞、干细胞等各种细胞组分,同时还有细胞外基质和液体环境,前者包括纤维连接蛋白、层粘连蛋白、蛋白聚糖类和葡糖氨基葡聚糖类,后者包括可溶性细胞因子、生长因子及蛋白酶等。肿瘤细胞可诱导内环境平衡的破坏,导致持续的增殖、血管生成、药物抵抗、肿瘤侵袭和转移等一系列生物学行为的改变。

一、肿瘤血管形成

肿瘤血管形成(angiogenesis)是指从已存在的微血管上芽生出新的毛细血管的过程。20 世纪 70 年代,福尔克曼(Folkman)首次提出肿瘤的生长和转移依赖于肿瘤组织内的新生血管,越来越多的研究证明肿瘤微环境可以调控病理性血管生成过程。肿瘤微环境的改变能影响促血管和抗血管生成因子的生成和互相平衡,如细胞外基质分子能促进血管生成,肿瘤相关成纤维细胞可能是生长因子和细胞因子的重要来源,血管内皮细胞、免疫细胞,特别是巨噬细胞和中性粒细胞是血管生成调节趋化因子、生长因子和蛋白酶的重要来源。另一方面,细胞外基质和基膜是内源性血管生成抑制剂的来源,如内皮抑素(endostatin)。肿瘤的生长可分为无血管期和血管期。在无血管期,肿瘤主要依靠周围组织的弥散来获取营养物质。当肿瘤直径达到或超过 $1\sim2$ mm 后即进入血管期,此时肿瘤内出现新生毛细血管,肿瘤细胞获得进一步生长的能力,并可能发生转移。

(一)肿瘤血管形成的过程

肿瘤的血管形成与生理条件下的血管生成有相似之处,但也有显著的差异,主要表现为血管生成的失控性和未成熟性。肿瘤血管形成通常包括以下 3 个步骤:①内皮细胞激活、血管生成表型的形成,即内皮细胞血管生成的遗传信息进行表达的过程;②血管局部细胞外基质、基膜降解后,内皮细胞芽生、增殖和迁移直至管腔形成;③新生血管腔的形成及连通,即肿瘤微血管的分化和成型。

(二)肿瘤血管的结构组成与特征

肿瘤血管在细胞组成、组织结构及功能特点上与正常血管均不同,表现为以下几个方面:①肿瘤血管结构紊乱,血管内腔仅部分有外膜细胞和平滑肌细胞覆盖,其收缩功能受损或缺失,难以调控肿瘤内部的血流分布;②血管内腔并非由均一的内皮细胞层构成,可能由肿瘤细胞所构成,即血管拟态,或肿瘤细胞间以内皮细胞构成,称为血管镶嵌;③肿瘤内及其周围血管分布杂乱无章、迂曲无序、粗细不均、分支过多,进一步导致血流的紊乱、缺氧及酸性物质堆积区的形成;④肿瘤血管具有高度的渗透性,主要原因是肿瘤血管壁的细胞间缝隙宽,有许多缺口,缺乏支持结构且基膜不连续或缺失。另外,肿瘤血管内皮细胞形态异常、重叠生长、突入管腔可导致肿瘤血管的渗漏增加,毛细血管的渗漏使肿瘤实质间隙中有大量渗出液的累积。

(三)肿瘤血管生成的分子机制

肿瘤血管生成是由于促血管生成因子和抑制血管生成因子间失去平衡所致。促进血管生成的因子包括:①血管内皮生长因子(VEGF),是目前研究最深入、最重要的血管生长因子,有结构相关、功能相似的两种蛋白 VEGFA 和 VEGFB,由肿瘤细胞、巨噬细胞和成纤维细胞产生。VEGF 是表达于内皮细胞表面的酪氨酸激酶受体 VEGFR1(也称FLT1)和 VEGFR2(也称 KDR 或 FLK1)的配体。VEGF 可促进内皮细胞生长、增殖,是内皮细胞特异的有丝分裂原,同时可调节纤维蛋白溶酶原的激活因子和抑制因子,调节血管生成过程中基膜及细胞外基质的降解。VEGF 还可增加血管通透性,使内皮细胞接受刺激因子的作用增加。②碱性成纤维细胞生长因子(bFGF)，是另一个重要的血管生成因子，与内皮细胞表达的同源受体结合发挥作用。③酸性成纤维细胞生长因子(aFGF)。④血小板衍生生长因子(PDGF)。⑤血管生成蛋白(angiogenin)。⑥血管生成素(angiopoietin)；以及其他许多因子如转化生长因子-α、β(TGF-α、β)，表皮生长因子(EGF)、肿瘤坏死因子-α(TNF-α)、溶血磷脂酸(LPA)等也参与血管的生成过程。血管生成开关一旦触发开启，可快速增加血管形成以支持肿瘤生长，并促进肿瘤侵袭和转移。

在血管生成的调节过程中，机体产生一系列的血管生成抑制因子来平衡或阻止血管生成因子的作用，已发现的内源性血管抑制因子有40多种，大多数是蛋白水解产生的片段，也可以是白细胞介素、干扰素、基质金属蛋白酶抑制物等。①血小板反应蛋白-1(thrombospondin 1，THBS1)，是第一个被发现的内源性血管生成抑制因子，可与内皮细胞表面受体CD36相互作用阻止其增殖；②血管抑素(angiostatin)，是纤溶蛋白酶原降解产物片段；③内皮抑素，是胶原蛋白ⅩⅧ(COL18A1)的水解片段；④arresten，是胶原蛋白Ⅳ-α1链(COL4A1)的水解片段；⑤肿瘤抑素(tumstatin)，是胶原蛋白Ⅳ-α3链水解片段；⑥组织金属蛋白酶抑制因子(TIMP)，是分泌蛋白，可拮抗基质金属蛋白酶(MMP)的功能等。上述这些因子是血管生成负反馈的重要组成部分，具有抑制血管内皮增生、阻止血管生成的能力。

(四) 抗血管生成治疗肿瘤策略

肿瘤的生长依赖于肿瘤血管生成，抑制肿瘤血管形成是肿瘤治疗的重要策略之一。根据血管生成的分子机制，抗血管生成药物主要有以下3类。

1. 单克隆抗体类　如靶向VEGFA的贝伐珠单抗(avastin或bevacizumab)和靶向VEGFR2的雷莫芦单抗(ramucirumab)，可用于多种晚期肿瘤的治疗。

2. 小分子靶向药物　指酪氨酸激酶抑制剂。如针对VEGFR2的阿帕替尼(apatinib)，多靶点酪氨酸激酶抑制剂索拉非尼(sorafenib)和舒尼替尼(sunitinib)等。

3. 血管生成抑制因子药物　如血管抑素和内皮抑素等。内皮抑素抑制内皮细胞增生和抗血管生成活性比血管抑素强，已通过临床研究进入临床应用。其他直接或间接抑制肿瘤血管生成的药物在不断地研发中，越来越多的药物将会进入临床应用。

抗血管生成治疗与传统针对肿瘤细胞的治疗相比有以下优点：①抗血管生成药物作用广泛，可用于多种肿瘤；②相对不易产生耐药性，因为药物针对的是基因组稳定的血管内皮细胞，而不是基因组高度不稳定的肿瘤细胞；③与其他抗肿瘤药物联合应用具有增效作用。

二、淋巴管形成

肿瘤的淋巴途径转移是肿瘤转移的重要方式，是判断患者预后和确定治疗方案的重要依据。但多年来，肿瘤淋巴管形成(lymphangiogenesis)的研究远没有肿瘤血管形成的研究那样受到重视，其中一个重要原因是没有发现有效促进淋巴管新生的细胞因子，另一个重要原因是没有发现特异的新生淋巴管的标志物。淋巴管内皮细胞特异性标志物的发现是肿瘤淋巴管研究的一个重要进展，它使研究毛细淋巴管新生成为可能。这些标志物包括 LYVE1、PDPN、PROX1、SOX18、NR2F2、FOXC2、NRP2、VEGFR3 等。其中,LYVE1 是第一个发现也是最广泛应用的淋巴管内皮细胞标志物,VEGFR3 曾被认为是检测肿瘤内淋巴管的特异性标志物,但现在知道 VEGFR3 在血管内皮也有表达。研究表明,肿瘤内部存在着无功能、条索状的淋巴管,而肿瘤周围的淋巴管则呈管腔状,淋巴管密度增加,且具有功能。研究提示刺激淋巴管生成的主要分子是 VEGFC 和 VEGFD,与促血管生成因子 VEGFA 和 VEGFB 同源。VEGFC 和 VEGFD 可与表达于淋巴管内皮细胞的 VEGFR3 结合,促进肿瘤内淋巴管的新生,并促进肿瘤细胞的淋巴结转移,甚至是向远处器官的转移。运用相应的抗体阻断 VEGFC 和 VEGFD 与 VEGFR3 的结合,可起到抑制淋巴管新生的作用,从而抑制肿瘤的转移。对肿瘤淋巴管形成的进一步研究,有可能开辟肿瘤治疗的又一个重要途径。

三、肿瘤相关成纤维细胞

肿瘤相关成纤维细胞是肿瘤微环境中最主要的成分之一,通过分泌细胞因子、代谢物和外泌体等,在细胞外基质的形成和重塑,肿瘤的生长、转移和血管新生,免疫调节和肿瘤治疗抵抗等方面发挥重要作用。肿瘤相关成纤维细胞主要起源于组织固有的成纤维细胞,此外,肿瘤组织中的星状细胞、骨髓间充质干细胞、内皮细胞和脂肪细胞等也可转变为肿瘤相关成纤维细胞。鉴定肿瘤组织中的肿瘤相关成纤维细胞通常需要满足以下 5 个条件:①具有细长的纺锤样形态;②位于肿瘤内部;③不表达上皮细胞、内皮细胞和淋巴细胞等的标志物;④不具有肿瘤细胞所携带的基因突变;⑤表达一个或多个肿瘤相关成纤维细胞标志物。肿瘤相关成纤维细胞具有显著的异质性,不同的亚型表达不同的表面标志物,如 α-SMA、FAP、FSP1、PDGFR、desmin、DDR2 和 vimentin 等。对胰腺癌组织进行单细胞转录组测序分析,发现其肿瘤相关成纤维细胞主要分为 3 种亚型:细胞外基质分泌型(高表达 α-SMA)、炎症型(高表达 IL6、IL8 和其他趋化因子)和抗原呈递型(高表达 MHC Ⅱ类基因和 CD74)。在乳腺肿瘤中鉴定出脉管型、基质型、增殖型和发育型等肿瘤相关成纤维细胞,提示这些亚型可能与血管新生、细胞外基质重塑、肿瘤细胞生长、分化和上皮-间质转化等功能相关。肿瘤相关成纤维细胞被认为是肿瘤治疗的潜在靶点,主要策略包括对其进行杀伤、干扰其功能或抑制其活化。然而,靶向肿瘤相关成纤维细胞的临床试验面临巨大的挑战,主要原因是肿瘤相关成纤维细胞具有很强的异质性,缺少特异性标志物,很难在不伤害正常组织的情况下实施精准靶向。相信随着研究的不断深入和生物医学技术的发展,靶向肿瘤相关成纤维细胞将可能为肿瘤治疗提供新思路。

四、肿瘤干细胞

干细胞(stem cell)是一类具有无限自我更新能力,并能产生至少一种类型高度分化子代细胞的细胞。按发育阶段分类,干细胞可分为胚胎干细胞(embryonic stem cell, ESCs)和成体干细胞(adult stem cell)。成体干细胞是指成体中能够分化为某种器官与组织的干细胞,如造血干细胞能够分化产生血细胞与免疫细胞,维持淋巴造血系统的再生;神经干细胞能够分化为神经元、星形胶质细胞、少突胶质细胞等。按分化潜能分类,干细胞可分为:①全能干细胞,具有形成完整个体的分化潜能,如受精卵;②多能干细胞,具有分化出多种细胞组织的潜能;③单能干细胞,具有向特定细胞系分化的潜能。干细胞最主要的特征是自我更新,具有分裂的不对称性、可塑性,可被诱导分化。越来越多的研究表明,在多种肿瘤组织内部存在少量致瘤能力特别强、分化程度极低的细胞,具有干细胞的自我更新和多向分化特征,称为肿瘤干细胞(cancer stem cell)。肿瘤干细胞的起源尚不明确,目前有两种模型用以解释这个问题:普通肿瘤细胞去分化学说和正常成体干细胞转化学说。肿瘤干细胞是一种异常的干细胞,与肿瘤的发生、治疗、预后、复发和转移关系极为密切。白血病干细胞是最早确认的肿瘤干细胞,陆续又发现一系列实体瘤干细胞,如乳腺癌、肺癌、前列腺癌、恶性黑色素瘤、大肠癌、肝癌及脑肿瘤干细胞等。肿瘤干细胞在肿瘤细胞的最顶端,其次是肿瘤祖细胞(progenitor cell),最终分化为终末阶段的肿瘤细胞。肿瘤干细胞数量少,须经有效分离和鉴定才能对其进行研究。已发现的标志物有 CD44、CD133、CD117、ALDH、EpCAM、LGR5 等。

肿瘤干细胞具有重要的生物学特性:①具有强大的克隆再生能力,能自我更新促进肿瘤细胞再生;②具有多重耐药性和对放疗的抵抗性;③能通过激活 DNA 修复能力阻止其凋亡,维持肿瘤细胞生存;④具有恶性肿瘤早期微转移能力,肿瘤干细胞的含量与肿瘤预后有关;⑤具有异质性,表现在肿瘤干细胞分子表型、肿瘤转移、药物反应性、免疫原性等多个方面,从而导致患者的临床过程、预后与治疗转归不同。由于肿瘤干细胞的这些生物学特性,常规的肿瘤治疗方法很难彻底杀死肿瘤干细胞。因此,研发新的药物或治疗方法,探索不同治疗策略的组合,有效靶向肿瘤干细胞,可能为肿瘤治疗带来新希望。

五、免疫细胞

肿瘤微环境中的细胞成分包括非免疫细胞(如以上所述)和免疫细胞,它们通过密切的相互作用,共同调控肿瘤的发生和发展。免疫细胞可分为固有(或先天性)免疫细胞和获得性(或适应性)免疫细胞,它们具有促进和抑制肿瘤的双重作用。

1. 固有免疫细胞 ①肿瘤相关巨噬细胞(tumor-associated macrophage):巨噬细胞来源于骨髓造血干细胞,进入血液循环后分化为单核细胞。肿瘤细胞分泌的特定细胞因子可将单核细胞招募到肿瘤微环境中,进而分化成巨噬细胞。肿瘤相关巨噬细胞分为 M1 型和 M2 型。M1 型具有吞噬性和细胞毒性,抑制肿瘤细胞生长;而 M2 型可抑制机体的适应性免疫功能,促进细胞外基质重塑和血管新生。②肿瘤相关中性粒细胞(tumor-associated neutrophil,TAN):当中性粒细胞被招募至肿瘤微环境中,则成为肿瘤相关中性粒细胞,同样包括具有抑癌活性的 N1 型和促癌活性的 N2 型。③树突状细胞(dendritic cell,DC):是最强大的抗原呈递细胞(antigen presenting cell,APC)。肿瘤微环境中以非成熟树突状细胞为主,它们的抗肿瘤免疫功能受损,并可通过分泌生长因子促进肿瘤生长和转移。成熟树突状细胞具有抑癌功能,它们在原发肿瘤灶中的浸润与更少的转移和更好的预后相关。④自然杀伤细胞(natural killer cell,NK 细胞):是一群来源于骨髓、不同于 T、B 细胞的 CD34$^+$ 大颗粒淋巴细胞,无须抗原致敏就可识别并直接杀伤肿瘤细胞。⑤NKT 细胞(natural killer T cell):兼具 NK 细胞和 T 细胞的特点,既表达 NK 细胞标志物如 CD161 和 NKP-P1,又表达 T 细胞受体 α 链。⑥γδ-T 细胞:是 T 细胞的一个亚群,占比很小,但是它们与固有免疫细胞具有一些相同的特点,如抗原识别没有 MHC 限制、表达自然杀伤细胞和抗原呈递细胞的一些分子,但缺乏传统 T 细胞的 CD4 和 CD8 分子。

2. 获得性免疫细胞　①B 细胞:又称 B 淋巴细胞,由骨髓中的造血干细胞分化发育而来。活化的 B 细胞高表达 MHC Ⅰ 和 Ⅱ 类分子及共刺激因子,呈递抗原并激活 T 细胞抗肿瘤免疫反应,而静息或调节型 B 细胞具有抑制肿瘤免疫、促进肿瘤进展的功能。②T 细胞:又称 T 淋巴细胞,来源于骨髓的多能干细胞。根据功能不同,T 细胞可分为多个亚群:CD8$^+$ 细胞毒性 T 淋巴细胞(cytotoxic T lymphocyte, CTL),可通过识别肿瘤抗原释放穿孔素和颗粒酶,直接杀伤肿瘤细胞,是抗肿瘤细胞免疫的主要细胞成分;CD4$^+$ 辅助性 T 细胞(T helper cell, Th),是获得性免疫的重要调节因子,包括多种类型。其中,Th1 和 Th2 两类辅助性 T 细胞的研究最多,Th1 增强抗肿瘤免疫反应,而Th2 抑制细胞免疫和促进体液免疫;调节性 T 细胞(regulatory T cell, Treg),主要在抑制免疫反应和促进免疫耐受方面发挥作用。

第五节　肿 瘤 免 疫

肿瘤是机体自身细胞在各种内外致癌因素作用下发生恶性转化产生的。肿瘤细胞除生物学特性不同于正常细胞外,在免疫学方面也有明显不同。肿瘤在形成过程中,由于癌基因的突变、扩增和抑癌基因的缺失,可引起蛋白产物异常表达。这将会启动机体的免疫系统,识别"异己"抗原物质,可在体内产生相应的抗体或引起特异性细胞免疫反应,从而使机体能够消灭这些"异己"细胞。另外,某些基因的缺失或表达降低可导致抗原丢失,使得肿瘤能够逃避免疫监视作用而得以生长和发展。

一、肿瘤抗原

肿瘤抗原(tumor antigen)是细胞在癌变过程中新出现或过表达的抗原物质的总称。根据肿瘤抗原特异性,可将其分为肿瘤特异性抗原(tumor-specific antigen, TSA)和肿瘤相关抗原(tumor-associated antigen, TAA)。肿瘤抗原不仅可作为肿瘤早期诊断的标志物及治疗的靶点,对疗效的评估、复发转移及预后判断都有重要价值。

(一) 肿瘤特异性抗原

肿瘤特异性抗原只存在于肿瘤组织中,而不存在于正常组织中。根据抗原产生的机制主要分为以下 4 种:①理化因素诱发的肿瘤抗原;②病毒基因编码的抗原;③突变基因编码的抗原;④静止基因异常活化后表达的肿瘤抗原。根据不同个体和不同组织学类型肿瘤中的分布差异,肿瘤特异性抗原可分为 3 种类型:①只存在于某一个体的某一肿瘤而不存在于其他个体的同组织学类型肿瘤和正常组织,也不见于同一个体的其他肿瘤;②存在于同一组织学类型不同个体肿瘤中;③不同组织学类型的肿瘤所共有。

(二) 肿瘤相关抗原

肿瘤相关抗原是指非肿瘤细胞所特有、正常细胞中也存在的抗原,只是其含量在肿瘤中明显增加。此类抗原只表现为量的变化,而无严格的肿瘤特异性。通常是肿瘤细胞表面的一些糖蛋白或糖脂成分。根据抗原产生的机制可分为以下3种。

1. 胚胎抗原　指在胚胎发育阶段由胚胎组织产生的正常成分,在胚胎后期减少,出生后消失或仅存留极微量。当细胞发生癌变时,相应编码基因可被激活呈异常表达,此类抗原重新合成。人类肿瘤中已发现多种胚胎抗原,如在胚胎肝细胞和肝癌中出现的甲胎蛋白,胚胎组织和大肠癌中出现的癌胚抗原。

2. 组织特异性分化抗原　是细胞在分化成熟不同阶段出现的抗原,不同来源、不同分化阶段的细胞可表达不同的分化抗原。此类抗原高表达于特定组织肿瘤,在相应正常组织中仅低表达,在其他正常组织或其他组织肿瘤中可以不表达。

3. 过量表达的抗原　为肿瘤细胞原癌基因活化过度表达产物,如乳腺癌中人表皮生长因子受体2(human epidermal growth factor receptor 2,HER2)过表达。

二、机体的免疫监视

人体每天有大量细胞在复制,其中有$10^7 \sim 10^8$个细胞发生突变,机体的免疫系统能够识别和清除这些突变细胞,这一功能称为机体的免疫监视功能。突变细胞在未形成肿瘤之前被清除,机体便不会发生肿瘤。当机体免疫监视功能不能清除突变细胞时则形成肿瘤,机体一旦发生肿瘤,免疫系统同样通过多种效应途径行使抗肿瘤免疫功能,以消除肿瘤细胞或控制细胞的生长。先天性免疫缺陷患者约有5%发生恶性肿瘤,比对照组高出200倍;使用免疫抑制剂的器官移植受者和免疫功能受抑制的AIDS患者发生淋巴瘤的可能性大大增高。这表明免疫监视功能的丧失将导致肿瘤的发生。反之,有些肿瘤如视网膜母细胞瘤、神经母细胞瘤和恶性黑色素瘤等可发生自发性消退或主瘤切除后转移瘤消退,这提示机体免疫功能增强,通过免疫监视机制可破坏肿瘤细胞生长。机体抗肿瘤免疫主要包括细胞免疫和体液免疫两大类。

(一) 细胞免疫

主要包括T细胞、巨噬细胞、中性粒细胞、树突状细胞、自然杀伤细胞等免疫细胞介导的特异性或非特异性细胞免疫。各种免疫细胞在肿瘤中的功能已在上一节论述,在此不再赘述。

(二) 体液免疫

介导体液免疫的主要免疫细胞是B细胞。B细胞识别抗原后活化,导致细胞分裂增殖,分化成为浆细胞(plasma cell),合成并分泌抗原特异性抗体,在体液中发挥结合和清除抗原的作用。在荷瘤动物和肿瘤患者血清中,可检测出针对肿瘤抗原的特异性抗体(包括抗TAA和TSA抗体),提示机体存在针对肿瘤的特异性体液免疫应答。体液免疫应答在肿瘤免疫中具有双重作用,既可通过抗肿瘤抗体发挥抗肿瘤作用,有些肿瘤特异性抗体也具有封闭抗体(blocking antibody)的作用,它能与肿瘤细胞表面的肿瘤抗原结合,影响特异性 T 细胞对肿瘤细胞的识别与攻击,有利于肿瘤细胞的继续生长。

三、肿瘤的免疫逃逸

肿瘤细胞逃避机体的免疫监视系统,使肿瘤免受宿主免疫系统的攻击从而得以在体内增殖和生长的现象被称为免疫逃逸(immune escape)。肿瘤细胞可能通过多种机制逃避机体的免疫攻击。肿瘤的免疫逃逸与肿瘤和宿主两方面均有关。与肿瘤有关的肿瘤免疫逃逸的原因有:①肿瘤细胞免疫原性减弱或缺失,如肿瘤细胞 MHC 分子表达降低或缺失、肿瘤细胞黏附分子和协同刺激分子的缺乏;②血清中封闭因子覆盖在肿瘤细胞表面,封闭肿瘤抗原决定簇而免受效应细胞识别和攻击;③肿瘤细胞抗原加工、提呈途径缺陷或障碍;④肿瘤抗原诱导免疫耐受。与宿主有关的肿瘤免疫逃逸主要由宿主免疫防御功能缺乏或减弱所致,具体原因包括:①肿瘤细胞分泌免疫抑制因子,如转化生长因子 β(TGF-β)、白细胞介素-6(IL-6)、白细胞介素-10(IL-10)、前列腺素 E2(PGE2)等;②肿瘤诱导免疫抑制细胞的作用,如调节性 T 细胞(regulatory T cell,Tr cell;Treg)是机体内负向调节免疫应答和维持机体免疫平衡的重要细胞亚群,其过度活化可抑制机体抗肿瘤免疫反应;髓源性抑制细胞(myeloid-derived suppressor cell,MDSC)可促进肿瘤血管形成和抑制抗肿瘤免疫反应;M2 型肿瘤相关巨噬细胞可抑制 $CD8^+$ T 细胞反应,还能诱导 $CD4^+$ 或 $CD8^+$ T 细胞凋亡;③肿瘤对免疫效应细胞功能的抑制,如肿瘤细胞产生免疫抑制因子可抑制自然杀伤细胞活化,多数肿瘤患者表现为自然杀伤细胞活性低下;T 细胞信号转导缺陷导致 T 细胞活化障碍,肿瘤组织中的免疫抑制细胞和免疫抑制因子可导致肿瘤浸润淋巴细胞(tumor-infiltrating lymphocyte,TIL)的活性受到抑制。

四、肿瘤的免疫治疗

肿瘤的免疫治疗是以激发和增强宿主的免疫功能为手段,以达到控制和杀灭肿瘤细胞为目的的治疗方法。肿瘤细胞具有抗原性并能引起抗体免疫应答,是肿瘤免疫治疗的理论基础。肿瘤免疫治疗方法主要包括以下 5 种。

1. 非特异性免疫治疗　包括广谱免疫激活剂和细胞因子治疗。细菌或病毒等病原体感染时可激活机体产生广泛的免疫反应,例如,卡介苗、短小棒状杆菌和分枝杆菌可用于多种肿瘤的辅助治疗。Toll 样受体激动剂和香菇多糖等也是使用较多的广谱免疫激活剂。细胞因子是指由活化的免疫细胞和某些基质细胞分泌的、调节免疫和炎症反应的小分子多肽。许多细胞因子具有直接或间接杀伤肿瘤细胞的效应,例如,白细胞介素、干扰素、粒细胞-巨噬细胞集落刺激因子(GM-CSF)等。

2. 免疫检查点抑制剂疗法　指通过单抗阻断免疫系统中的抑制性分子,从而增强 T 细胞的肿瘤杀伤效应。CTLA4 属于这类免疫检查点分子,表达于 $CD4^+$ 和 $CD8^+$ T 细胞及调节性 T 细胞;抗 CTLA4 抗体伊匹单抗(ipilimumab)是首个用于临床的免疫检查点抑制剂。PD-1 和 PD-L1 是一对重要的免疫检查点分子,当组织细胞或肿瘤细胞表面的 PD-L1 与 T 细胞表面的 PD-1 结合后,可抑制 T 细胞增殖和细胞因子分泌,而阻断 PD-1/PD-L1 通路能够增强 T 细胞活性以达到肿瘤免疫治疗的效果。目前,针对 PD-1 或 PD-L1 的抗体药物有纳武单抗(nivolumab,商品名 Opdivo)、帕博利珠单抗 (pembrolizumab,商品名 Keytruda)和阿特珠单抗(atezolizumab,商品名 Tecentriq)等。

3. 靶向免疫抑制性细胞的免疫疗法 包括靶向髓源性抑制细胞、M2 型肿瘤相关巨噬细胞、调节性 T 细胞和树突状细胞。虽然这些免疫治疗手段有些尚处于临床前研究或临床试验阶段,但它们初步显示出的免疫治疗效果令人振奋。

4. 过继性细胞免疫治疗 其基本原理是从患者体内或肿瘤组织中分离 T 细胞或其他效应细胞,经激活或者基因工程改造后再回输入患者体内,达到抗肿瘤效果。主要包括以下 5 种策略:①淋巴因子激活的杀伤细胞(lymphokine-activated killer cell,LAK),主要来源于患者外周血的 T 细胞和自然杀伤细胞,经高剂量 IL-2 处理和扩增后再回输患者;也可从患者实体肿瘤或癌性胸腔积液、腹水中分离 T 细胞和自然杀伤细胞,采用与 LAK 类似的体外扩增手段,但其肿瘤杀伤效果更强。②细胞因子诱导的杀伤细胞 (cytokine-induced killer cell,CIK)来源于患者的外周血单个核细胞(peripheral blood mononuclear cell,PBMC),在体外经多种细胞因子刺激和扩增后回输患者体内。③嵌合抗原受体 T 细胞免疫疗法(chimeric antigen receptor T-cell immunotherapy,CAR-T),是通过基因工程的方法,将携带肿瘤特异性抗原识别结构域及 T 细胞激活信号的遗传物质导入分离自患者的 T 细胞,这些 T 细胞在体外扩增后回输入患者体内,可精准识别肿瘤细胞,并激活偶联的 T 细胞活化信号,最终杀灭肿瘤细胞。④T 细胞受体工程化 T 细胞疗法(T-cell receptor engineered T cells,TCR-T),是指利用基因工程将能特异性识别肿瘤抗原的 T 细胞受体(TCR)基因导入分离自患者的 T 细胞,使这些携带肿瘤特异性 TCR 的 T 细胞精准地杀伤肿瘤细胞。⑤嵌合抗原受体自然杀伤细胞免疫疗法 (CAR-NK),是通过收集患者自然杀伤细胞,在细胞表面表达嵌合肿瘤特异性抗原受体并敲除抑制性受体,从而精确靶向和摧毁肿瘤细胞。该技术处于临床研发阶段,但已在肿瘤免疫治疗中展现出广阔的前景。

5. 肿瘤疫苗 是利用肿瘤相关抗原性物质激活患者免疫系统,诱导机体细胞免疫和体液免疫应答,从而达到控制或清除肿瘤的目的。肿瘤疫苗的抗原可以有不同的形式,包括多肽、蛋白、DNA、RNA、病毒载体、同种或异种全细胞疫苗及树突状细胞疫苗。此外,超过 15% 的人类肿瘤是由病毒或细菌感染引起的,如乙型肝炎病毒(HBV)感染增加肝癌发生率,EB 病毒(EBV)感染促进鼻咽癌发生,感染人乳头瘤病毒(HPV)的女性更易患子宫颈癌,以及幽门螺杆菌感染促进胃癌发生。针对这些病原体的预防接种可以有效降低相关肿瘤的发生风险。

(雷群英 周 祥)

推荐阅读

邵志敏,沈镇宙,郭小毛. 肿瘤医学[M]. 上海:复旦大学出版社,2019.

参考文献

［1］郝希山,魏于全,赫捷.肿瘤学[M].北京:人民卫生出版社,2010.

［2］蒋国梁,朱雄增.临床肿瘤学概论[M].2版.上海:复旦大学出版社,2013.

第三章　肿瘤流行病学

肿瘤流行病学是临床流行病学的重要组成部分,它是研究肿瘤在一定人群中的发病动态和分布规律,并为探索开展预防工作及验证预防效果提供依据的一门学科。近年来,肿瘤流行病学的发展,不仅在基础学科、预防医学和临床肿瘤学之间发挥了桥梁作用,还与众多基础和前沿学科互相渗透融合,形成了许多分支学科,有力地推动了肿瘤病因学、流行病学和预防医学的发展。

肿瘤流行病学研究发现,恶性肿瘤在人群中具有地理分布、时间分布的差别,而且在不同性别、年龄、职业背景、生活习惯等方面均存在特征性表现。这些都为肿瘤病因学研究和疾病预防提供了重要线索和依据。

肿瘤流行病学研究范畴主要可以归纳为 5 个方面:①阐明肿瘤发生在地区间的差别和影响其上升、下降趋势的因素;②对肿瘤发病状况和疾病模型进行定性和定量研究,阐明发生机制;③比较患恶性肿瘤和不患恶性肿瘤人群间的异同;④研究不同社区间肿瘤发病率与人们生活习惯和环境的相互关系;⑤对可疑致癌因素进行干预,并评估其效果。

▌第一节　肿瘤流行病学的研究方法和常用指标

一、流行病学研究类型

(一) 描述流行病学

描述流行病学通过横断面调查、监测和生态学研究来描述流行现状、趋势并产生科学假设。在肿瘤领域,通过回顾性数据和登记报告来描述肿瘤在人群中的时间、空间及人群间分布。

(二) 分析流行病学

研究通过描述性研究或者其他实验观察对某一肿瘤有了一定的了解,形成该病的病因假设后,可以通过分析性研究来检验这样的假设,检验此病的各种危险因素,估计出它们对疾病作用的大小。分析性研究往往被用来探讨肿瘤发病的原因,其最重要的两种类型是病例对照研究和队列研究。

1. 病例对照研究　是回顾性研究的一种主要方法,是分析流行病学研究中常用的一种调查分析方法,常用于疾病影响因素关联的调查。比较患病组和未患病组之间在以往暴露于某一可疑危险因素中的差异,分析这些因素是否可能与该疾病发生、发展有联系及联系的程度。

2. 队列研究　是为了研究某一因素与疾病是否有关，将研究人群按照是否暴露于某一因素分为两组，随访若干时间后，比较两组疾病的发生率和死亡率，计算相对危险度和标化死亡比，确定危险程度。

（三）实验流行病学

用严格控制的方法，对不同防治方法进行流行因素、预防措施和干预方法与疾病关系的研究，可以分为临床试验、现场试验和社区试验 3 种。实验流行病学是验证干预措施是否真正对恶性肿瘤控制或治疗有效的最有力证据。

（四）理论流行病学

将恶性肿瘤流行的许多现象加以提炼、概括、抽象，形成一些数学符号，用来描述致癌过程中各种参数之间的关系。虽然已经有几十年的发展历史，但是实际应用还很少见。

各种流行病学研究的分类详见图 3-1。

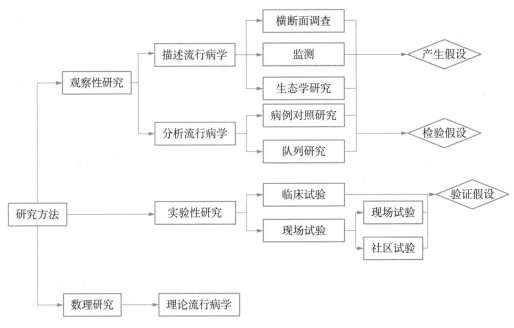

图 3-1　流行病学研究的分类

二、常用肿瘤流行病学指标

（一）描述流行病学常用指标

1. 死亡率　计算死亡率时，其分子为一年中当地人口中因某病死亡的人数，分母为当年平均人口数。

死亡率＝某年该地因某病死亡人数/该年该地平均人数×100 000/10 万。

死亡率可按病种、地区、年龄、性别、职业等因素分别计算死亡专率，在国际、国内都有统一的编码方式,如 ICD-10 等。

2. 发病率　指在一特定时间内,暴露人群内发生的新病例数,一般指一年中发生新病例数,常以 10 万分率表示。

发病率＝某年该地新发病例数/某年该地平均暴露人口数×100 000/10 万。

3. 患病率　在现况调查时,有时很难区分新老病例,因此只能计算某一时期和时间点的患病率。

时期患病率＝某时期内新老病例数/该时期内暴露人口数×100 000/10 万。

时点患病率＝某时间点新老病例数/该时间点暴露人口数×100 000/10 万。

4. 年龄调整发病(死亡)率(标化率)　由于恶性肿瘤年龄别发病(死亡)率在不同年龄间差别很大,在比较不同人群间或者不同时间的肿瘤发病(死亡)率的时候,就不能简单地套用粗率,而要进行年龄调整。

调整的方法有直接和间接的区别。直接法用一标准人口构成,按每一个年龄组标准人口数乘以年龄别发病(死亡)率,再除以标准人口数,即可得到年龄调整(或者标化)发病(死亡)率。常用的标准化率包括中标率(按照 2000 年中国人口结构)和世标率(按照 Segi's 世界标准人口结构)。

5. 人年发病(死亡)率　当队列调查时,由于暴露人群随时有加入或者退出的可能,要计算发病(死亡)率时,年平均人口就很难计算。因此需要将随访者的随访时间折算成"人时间",一般用"人年"居多。

计算"人年"常用 3 种方法:①精确法,按照队列调查中暴露的人数乘以随访的期限;②近似法,按期初观察人数乘以观察期限;③寿命表法,按期初观察人数减去 1/2 失访人数,再乘以随访时间。

6. 累积发病率　将某一特定年龄段发病率累加就可以形成累积发病率,累加的方法有求和法和寿命表法 2 种。

(二) 分析性流行病学常用指标

1. 相对危险度(relative risk,*RR*)　是暴露组的发病率(或死亡率)与非暴露组的发病率(或死亡率)的比值。其含义为暴露于某因素者发生疾病的概率是非暴露组的多少倍。

$$RR = \frac{暴露组的发病率}{非暴露组的发病率}$$

2. 归因危险度(attributable risk,*AR*)　是暴露组的发病率(或死亡率)与非暴露组的发病率(或死亡率)的差值。也常称为超额危险度,其含义为对暴露人群而言,消除这个因素可以减少多少发病率。

$$AR = 暴露组的发病率 － 非暴露组的发病率$$

3. 比值比(odds ratio,*OR*)　是病例对照研究中常用的表示暴露与疾病关联的指标。由于队列研究往往较难开展,因此 *RR* 值往往较难获得,实际研究中,经常使用 *OR* 来估计 *RR*,在疾病频率＜5% 的情况下 *OR* 和 *RR* 接近。*OR* 值是病例组的暴露比值和对照组暴露比值的比。

$$RR = \frac{病例组的暴露比值}{对照组的暴露比值}$$

三、肿瘤登记数据

在临床实践与科研活动中,常需了解肿瘤的发病、死亡和生存情况。肿瘤登记制度的建立,提供了这些资料的可靠来源。20 世纪三四十年代,在欧洲一些国家和美国,由于肿瘤病例不断增多,临床医师和研究人员想通过收集和统计肿瘤病例信息,了解肿瘤发生的频率,故肿瘤登记工作逐渐在医院中开展起来。在资料积累过程中发现,通过比较不同地区、不同人群、不同类别肿瘤的发生情况,可以提供非常有价值的信息,用以探究肿瘤的病因。

目前,全球公开的常用肿瘤数据库包括以下 3 个。

1. 五大洲肿瘤发病资料(cancer incidence in five continents,CI5)　提供全球各登记点的发病实际状况,是目前世界公认的最具代表性和可靠性的肿瘤发病的资料来源。

2. Globocan 数据库　提供的不是实际登记数据,而是按地区(洲、地区、国家等)或不同人群(发达国家、发展中国家和不发达国家)的发病、死亡和现患的估计数量。

3. 监测、流行病学与结局项目(Surveillance, Epidemiology, and End Results Program,SEER)　美国癌症研究所发起的肿瘤登记项目,覆盖约 35％的美国人口的人群癌症登记处收集的数据,提供癌症发病、死亡和生存数据。除此以外,2003 年起,SEER 开始收集、储存以人群为基础的肿瘤登记处登记的组织样本,结合肿瘤登记收集的人口学、肿瘤特征、部分治疗信息和生存信息,为研究者提供丰富的研究资源。

1963 年,中国首个城市地区肿瘤登记中心在上海成立。2022 年底,我国肿瘤登记已覆盖全国 2 806 个县区(98.6％),28 个省实现了县区全覆盖。国家癌症中心定期汇总和分析登记资料、编制各种报表,并形成年度肿瘤登记报告,有助于动态掌握我国癌症流行状况和发展趋势。

四、肿瘤流行病学常用的统计方法

(一) APC 模型

APC(age-period-cohort)模型主要用于对慢性病发病率和死亡率变化趋势的分析,以及预测未来疾病负担变化,其考虑因素包括年龄、时期和队列。具体方法不赘述,参见统计学教程。

(二) 广义线性回归模型

由英国统计学家内尔德(Nelder)和维德伯恩(Widerburn)于 1972 年提出,是经典的线性回归模型的一种推广。它基于回归思想,利用不同统计模型存在的共同性质,把许多常见的统计模型归结为统一的框架结构,例如一般线性回归、协方差分析、Logistic 和 Probit 模型、多项反应模型(Cox 比例风险回归模型和 Weibull 比例风险模型)等。

(三) 荟萃分析

荟萃分析(meta-analysis)是 1955 年提出、1976 年正式命名的一种用于科学定量的综合方法,曾经用于分析重大的问题,例如病因研究、预防和治疗措施的评价,干预效果及成本效益研究等。荟萃分析有一套科学的分析步骤,包括收集足够多的文献资料(包括已发表和未发表的);对研究的质量进行评估和筛选;应用合适的测量指标进行描述。在循证医学为主导的科研背景下,荟萃分析是具有最高效力和可信度的研究方法,但是需要严格的质量控制。该分析方法本质上也是一种观察研究,同样存在混杂偏倚问题,在研究中切忌主观判断,可以用图示法、敏感度分析或者失效安全数指标等方法来进行控制。

(四) 机器学习

随着近年来计算机技术及人工智能相关技术的不断发展,机器学习的技术被更多地应用于各行各业。在医学统计和肿瘤流行病学中,越来越多的机器学习方法被应用于分类、预测模型建立等工作中。一些经典而常用的机器学习方法包括决策树、随机森林、神经网络、支持向量机、贝叶斯分类器等。

第二节　肿瘤的流行情况

一、肿瘤在全球的流行情况

根据 WHO 报告,2020 年,估计全球每年有癌症(非恶性黑色素瘤皮肤癌除外)新发病例 1 809.5 万,死亡病例 989.4 万。

癌症在世界各地的分布具有显著差别,不同肿瘤类型具有不同的时间和空间分布特点。全球范围内,西欧、北美、澳洲等经济发达地区的癌症发病率,无论是粗发病率还是年龄标化发病率,相比东欧、非洲、南美、亚洲等地区更高。但是癌症的死亡率,则是在东欧、东亚及一些非洲国家更高(表 3-1)。

表 3-1　2020 年全球各主要区域癌症估计发病与死亡数据

人群	发病				死亡			
	人数	粗率	世标率	累积率	人数	粗率	世标率	累积率
东亚	6 008 355	358.0	217.2	40.7	3 617 104	215.5	123.2	30.9
北美	2 556 862	693.2	360.7	60.2	699 274	189.6	87.1	24.7
中南亚	1 951 843	96.9	102.5	19.3	1 258 683	62.5	67.0	14.3
西欧	1 424 394	726.2	325.0	54.2	559 671	285.3	103.3	28.8
中东欧	1 314 193	448.5	246.1	40.3	695 828	237.5	118.9	26.4
东南亚	1 100 037	164.5	152.1	28.7	689 093	103.1	95.4	22.8
南美	1 095 348	254.3	201.4	39.5	521 389	121	91.5	24.8
南欧	953 048	621.2	279.2	47.3	423 090	275.8	98.9	27.2

续　表

人群	发病				死亡			
	人数	粗率	世标率	累积率	人数	粗率	世标率	累积率
北欧	706 808	665.2	316.5	55.3	276 642	260.3	99.8	30.3
西亚	443 475	159.3	175.8	34.7	244 551	87.8	98.6	25.8
东非	331 233	74.4	130.2	23.4	222 189	49.9	92.1	19.2
北非	307 507	124.9	141.9	27.4	191 081	77.6	89.9	23.4
中美	261 646	145.6	140.2	28.2	126 071	70.2	66	17.8
西非	247 611	61.6	111.5	22.0	164 930	41.0	78.8	18.2
澳大利亚与新西兰	235 955	778.2	447.6	62.7	58 744	193.7	85.8	27.2
南非	116 391	172.4	202.4	40.3	61 659	91.3	109	25.6
加勒比地区	113 280	260.2	191.7	37.9	65 954	151.5	102.7	28.6
中非	106 467	59.3	111.1	21.8	71 570	39.9	78.4	17.9

资料来源:Globocan 数据库。

　　导致恶性肿瘤发病率、死亡率在全球不同地区有差异的原因包括：①经济发达地区的人均期望寿命更长,人口老龄化更为严重,而年龄是肿瘤高发的最主要因素,因此老龄化会增加癌症的粗发病率；②经济发达地区和经济欠发达地区高发恶性肿瘤瘤谱不同,例如欧美发达国家高发的恶性肿瘤主要包括前列腺癌、乳腺癌等,这些肿瘤的预后相对较好,而在一些国家例如蒙古国,肝癌是一个主要的瘤种,而肝癌的预后较差,导致了不同地区肿瘤死亡率和发病率倒置的情况；③经济发达地区的医疗技术水平及筛查工作较为先进,能够在早期发现恶性肿瘤并进行规范、可及的治疗,一方面提高了肿瘤的发现率,从而增加了发病率,另一方面进一步提高了治疗效果,降低了死亡率。

　　2023 年美国癌症协会公布了美国最新的肿瘤发病率及流行病学变化情况。据报告所述,预计在 2023 年美国会有大约 1 958 310 例新发癌症病例被确诊,这一数据未包括基底和鳞状细胞皮肤癌和非侵袭性原位癌。2022 年肺癌仍是美国人的第一大癌症死因,乳腺癌、前列腺癌则分别是美国女性、男性的第一大发病癌症及第二大癌症死因,结肠癌位列第三。如图 3 - 2 所示,在美国男性中,预计 2023 年被确诊的主要癌症种类前三位分别是前列腺癌(288 300 例)、肺癌和支气管癌(117 550 例)及结直肠癌(81 860 例),女性为乳腺癌(297 790 例)、肺癌和支气管癌(120 790 例)及结直肠癌(71 160 例)。导致美国男性死亡的主要癌症种类前三位是肺癌和支气管癌(67 160 人)、前列腺癌(34 700 人)及结直肠癌(28 470 人),女性为肺癌和支气管癌(59 910 人)、乳腺癌(43 170 人)及结直肠癌(24 080 人)。

　　癌症的发病率和死亡率也具有时间变化趋势。以美国为例,从发病率来看,美国男性的前列腺癌发病率在 20 世纪八九十年代迅速上升,主要原因是前列腺特异性抗原(PSA)的发明及在人群中的应用,大量的前列腺癌被筛查出来。而女性的乳腺癌则持续增长。然而,美国无论男性还是女性的结直肠癌发病率均在下降。总体而言,不同癌症,

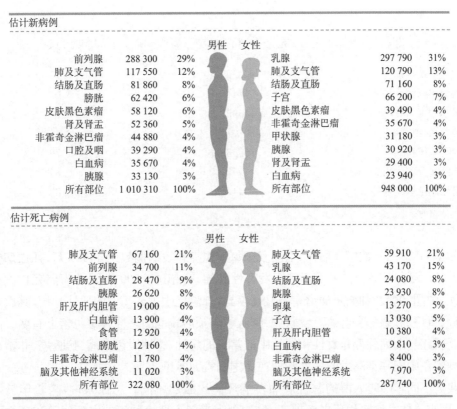

图3-2 美国2023年估计肿瘤发病和死亡情况(部位和性别)

引自:SIEGEL R L, MILLER K D, WAGLE N S, et al. Cancer statistics, 2023 [J]. CA Cancer J Clin, 2023,73(1):17-48.

有的发病率上升,有的发病率下降。在良好的防控和诊治措施下,近年来美国主要癌症种类的死亡率都在下降。男性中,肺癌和支气管癌的发病率下降幅度最大。在女性中,肺癌和支气管癌的死亡率下降趋势较慢,但乳腺癌和结直肠癌的死亡率下降趋势较为明显。

二、肿瘤在我国的流行情况

近年来,随着我国医疗科学研究的迅速发展和卫生水平的提高,以及经济的发展和生活方式的改变,我国疾病谱和肿瘤谱发生了很大变化。过去危害较大的传染性、感染性疾病已经得到有效控制,肿瘤和心脑血管疾病已经成为当前主要的死亡原因。根据上海市统计年鉴数据,2021年,近1/3的死亡是由肿瘤导致的,在死因顺位上位列第二,仅次于循环系统疾病(表3-2)。

表3-2 2021年上海市前十位疾病死亡原因和构成(上海市统计年鉴)

死亡原因	死亡专率(1/10万)	占死亡总数(%)
循环系统疾病	391.50	43.55
肿瘤	266.41	29.64

续　表

死亡原因	死亡专率(1/10万)	占死亡总数(%)
呼吸系统疾病	60.35	6.71
内分泌营养代谢病	54.44	6.06
损伤中毒	44.95	5.00
消化系统疾病	20.97	2.33
神经系统疾病	15.83	1.76
传染病及寄生虫病	7.68	0.85
泌尿生殖系统疾病	7.47	0.83
精神障碍	7.26	0.81

　　根据 Globocan 数据库估计,当前我国每年癌症新发病例数约 456.9 万,死亡病例约 300.3 万。相当于每天有 1.3 万例新发恶性肿瘤,有超过 8 200 人因肿瘤而死亡。与美国相比,中国的恶性肿瘤发病谱有着显著差异,肺癌是中国最高发的恶性肿瘤,其次是结直肠癌、胃癌、乳腺癌和肝癌。食管癌、胰腺癌等预后较差的恶性肿瘤也榜上有名。而在美国,乳腺癌、前列腺癌是女性和男性中最常见的病种,恶性黑色素瘤、膀胱癌、非霍奇金淋巴瘤等在中国并不高发的恶性肿瘤在美国则较为多见。

　　我国不同年龄段人群的恶性肿瘤发病风险也截然不同。总体来说,随着年龄的增长,癌症的总体发病率和死亡率越高,70 岁以上老年人恶性肿瘤的发病风险和死亡风险可以达到青少年的上百倍。而恶性肿瘤发病的人数往往以 50～70 岁的人最为常见。值得注意的是,男性和女性的发病率在 50 岁有个交叉,女性恶性肿瘤的发病率在 50 岁之前高于男性,而 50 岁之后,男性则开始反超女性。其原因主要是女性中高发的恶性肿瘤瘤如乳腺癌、宫颈癌、甲状腺癌发病年龄往往较早,而男性中更为高发的肺癌、食管癌等则好发于 50 岁之后(图 3-3)。

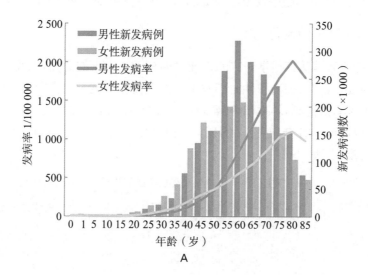

A

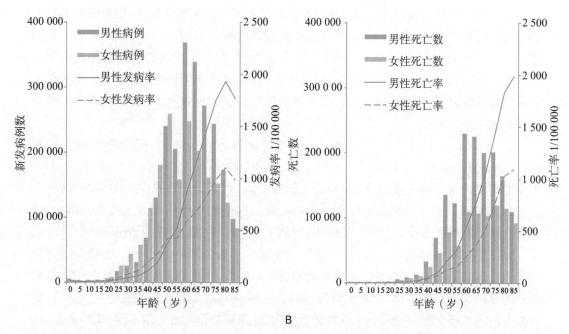

图 3-3 中国 2016 年估计肿瘤发病和死亡情况（年龄和性别）

引自：ZHENG R S, ZHANG S W, ZENG H M, et al. Cancer incidence and mortality in China, 2016〔J〕. JNCC, 2022,2(1):1-9.

　　癌症总体的发病率在我国有显著的地域分布特点。2016 年全国肿瘤登记点数据显示，总体上年龄标化的发病率城市(189.7/10 万)高于农村(176.2/10 万)；华南地区的发病率(204.3/10 万)最高，西南地区的发病率(167.5/10 万)最低。由于自然地理环境、生活方式等的不同，不同的肿瘤在我国也有各自的高发区。例如，云南宣威肺癌、河南林县食管癌、江苏启东肝癌、浙江海宁大肠癌、江西靖安宫颈癌、辽宁庄河胃癌、广东中山鼻咽癌等。高发区与低发区有时距离很近，例如我国河南北部林县和范县相距仅仅 200 公里，然而食管癌男性死亡率相差达到 7 倍，女性达到 21 倍。

　　总体来说，中国恶性肿瘤发病率和死亡率在逐年升高。以上海为例，上海市疾病预防控制中心数据显示，上海市户籍人口 2019 年新诊断恶性肿瘤 91 429 例，比 2018 年增加 3.11%，有 38 339 人因恶性肿瘤死亡，比 2018 年增加 1.86%。上海市统计年鉴数据也显示，2021 年上海市肿瘤死亡专率为 266.41/10 万，占死亡总数 29.64%。显著高于 2003 年的数值(214.22/10 万)，占死亡总数 28.5%。

　　中国肿瘤总体发病率日益升高的主要原因包括以下几个方面。

　　1. 人群结构的改变　老年人口比例增加。例如，1985 年上海居民寿命男性为 72.54 岁，女性 76.85 岁，60 岁以上老人占全市人口总数的 13.4%，在全国率先进入老龄化社会。2022 年，上海市户籍人口期望寿命达到 83.18 岁，其中，男性 80.84 岁，女性 85.66 岁。

　　2. 社会经济发展导致生活方式的改变　例如，吸烟率增加与肺癌的发病率升高密切相关；高蛋白、高脂肪、高糖、低纤维素饮食等造成大肠癌的发病率升高。我国大肠癌的发病率呈明显上升趋势，且发病率和死亡率有明显地域特征，长江中下游及沿海地区发病率及死亡率高,内陆省区较低;经济发达地区高于经济不发达地区;根据国家癌症中心肿瘤登记数据,2015 年,中国东部地区结直肠癌的死亡率为 8.00/10 万,远高于中部地区(4.94/10 万)和西部地区(4.62/10 万)。更为严峻的是,中国男性大肠癌发病率以每年 2.4%的速率上升。根据上海市疾控中心数据,2019 年,作为上海市男性发病率上升最快的癌种之一,大肠癌成为仅次于肺癌的第二位高发恶性肿瘤,其发病率达到西方发达国家的平均水平。

3. 城市化、工业化造成水、空气、食物等污染增加 2014 年,国际癌症研究机构(International Agency for Research on Cancer,IARC)将室外空气污染列为I类致癌因素。不仅如此,近年来不断出现的非法食品添加物质中也不少见致癌物的身影,如重金属等。

4. 肿瘤诊断技术的改善和诊断设备的更新 这使肿瘤检出率大大提高。例如,颈部及乳腺的超声在体检中心的广泛应用,增加了甲状腺癌和乳腺癌的检出率。

5. 人民生活水平提高、健康意识增强促进疾病的及早诊断和检出 尽管全国恶性肿瘤的发病率整体在升高,各瘤种的发病趋势差异明显,有些瘤种的发病率在上升,有些瘤种的发病率反而在下降。例如,食管癌、胃癌、肝癌的发病率呈下降的趋势。胃癌、食管癌发病率下降主要可归因于冰箱的普及使用,使得腌制食物食用量下降,新鲜蔬菜、水果食用量上升,降低了胃和食管恶性肿瘤的发病风险;肝癌发病率的下降主要得益于乙肝疫苗的广泛接种,使慢性乙肝的发病率显著下降;另一些肿瘤发病率升高显著,例如大肠癌、乳腺癌、肺癌、甲状腺癌等(表 3-3)。

第三节　肿瘤流行病学的应用场景和意义

在肿瘤研究中,流行病学日益受到重视,经历了几十年的发展和完善,不断丰富其内涵,已经成为临床流行病学的一个重要分支;并且通过与相关学科进行交叉融合,形成了众多分支学科。

一、肿瘤流行病学的应用场景

(一) 移民流行病学

移民流行病学研究有助于深入探讨影响癌症发病的一些环境因素。移民人群的遗传因素是相对稳定的,由于移民改变了居住地点,生活环境发生了变化,不仅气候、土壤、用水、空气污染等环境因素有所不同,而且饮食习惯、生活方式及社会活动等也发生了变化。

在日本,胃癌的发病率较高,居于各种恶性肿瘤发病率之首,其胃癌死亡率是美国的8 倍,而日本的结肠癌死亡率相对较低。美国正好相反,是胃癌的低发国家,但是结肠癌高发。根据 20 世纪 50 年代初的资料分析,在美国的日本移民胃癌死亡率已经下降,仅仅是日本本土居民胃癌死亡率的80%,但是仍然比美国人高 3 倍。根据 20 世纪 60 年代的资料,美国出生的第二代日本移民的胃癌死亡率明显低于第一代,而结肠癌的死亡率出现上升,尤其是男性移民结肠癌死亡率已经接近当地美国人。上述研究表明,结肠癌

表 3-3 2000—2015 年中国人群各部位恶性肿瘤发病率变化趋势

ICD-10	部位	趋势 1		趋势 2		趋势 3		AAPC	
		年	APC(95%CI)	年	APC(95%CI)	年	APC(95%CI)	2000—2015	2010—2015
男性									
C15	食管	2000—2005	-4.8*(-6.7~-2.8)	2005—2009	-1.2(-5.7~3.4)	2009—2015	-4.9*(-6.3~-3.4)	-3.9*(-5.1~-2.6)	-4.9*(-6.3~-3.4)
C16	胃	2000—2003	-5.5*(-6.9~-4.1)	2003—2010	-1.6*(-2.1~-1.1)	2010—2015	-3.6*(-4.3~-3.0)	-3.1*(-3.4~-2.7)	-3.6*(-4.3~-3.0)
C18-21	结直肠	2000—2006	4.2*(3.4~5.0)	2006—2015	1.2*(0.8~1.7)		—	2.4*(2.1~2.8)	1.2*(0.8~1.7)
C22	肝	2000—2006	-0.8*(-2.1~0.4)	2006—2015	-3.1*(-3.7~-2.4)		—	-2.2*(-2.7~-1.6)	-3.1*(-3.7~-2.4)
C25	胰腺	2000—2015	0.9*(0.6~1.2)		—		—	0.9*(0.6~1.2)	0.9*(0.6~1.2)
C33-C34	肺	2000—2015	-0.1(-0.3~0.1)		—		—	-0.1(-0.3~0.1)	-0.1(-0.3~0.1)
C61	前列腺	2000—2005	12.5*(10.7~14.3)	2005—2015	4.8*(4.3~5.4)		—	7.3*(6.7~7.9)	4.8*(4.3~5.4)
C67	膀胱中板	2000—2006	3.8*(2.4~5.2)	2006—2015	-1.1*(-1.8~-0.4)		—	0.9*(0.2~1.5)	-1.1*(-1.8~-0.4)
C70-C72	脑,中枢神经系统	2000—2015	1.5*(0.9~2.1)		—		—	1.5*(0.9~2.1)	1.5*(0.9~2.1)
C91-C95	白血病	2000—2015	2.2*(1.4~3.0)		—		—	2.2*(1.4~3.0)	2.2*(1.4~3.0)
女性									
C15	食管	2000—2015	-5.8*(-6.3~-5.3)		—		—	-5.8*(-6.3~-5.3)	-5.8*(-6.3~-5.3)
C16	胃	2000—2015	-2.8*(-3.1~-2.6)		—		—	-2.8*(-3.1~-2.6)	-2.8*(-3.1~-2.6)
C18-21	结直肠	2000—2006	3.3*(2.4~4.1)	2006—2015	0.0(-0.5~0.4)		—	1.3*(0.9~1.6)	0.0(-0.5~0.4)
C22	肝	2000—2009	-1.7*(-2.5~-1.0)	2009—2015	-4.3*(-5.6~-2.9)		—	-2.7*(-3.4~-2.1)	-4.3*(-5.6~-2.9)
C33-C34	肺	2000—2011	0.9*(0.5~1.4)	2011—2015	4.6*(2.3~6.9)		—	1.9*(1.3~2.5)	4.6*(2.3~6.9)
C50	乳腺	2000—2006	5.3*(3.8~6.9)	2006—2015	1.9*(1.1~2.7)		—	3.3*(2.6~4.0)	1.9*(1.1~2.7)
C53	宫颈	2000—2007	16.0*(12.8~19.2)	2007—2015	3.0*(0.7~5.4)		—	8.9*(7.2~10.6)	3.0*(0.7~5.4)
C54-55	子宫	2000—2005	5.4*(2.9~7.9)	2005—2015	2.7*(1.9~3.6)		—	3.6*(2.7~4.5)	2.7*(1.9~3.6)
C70-C72	脑,中枢神经系统	2000—2015	2.9*(2.1~3.7)		—		—	2.9*(2.1~3.7)	2.9*(2.1~3.7)
C73	甲状腺	2000—2003	3.9(-6.4~15.3)	2003—2015	21.1*(19.6~22.6)		—	17.5*(15.1~19.9)	21.1*(19.6~22.6)

注:APC, annual percentage change, 年度变化百分比; ICD-10, International Classification of Diseases 10th revision, 国际疾病分类第 10 次修订本。

* 表示 APC 与 0 有显著差异(P<0.05)。

引自:ZHANG S W, SUN K X, ZHENG R S, et al. Cancer incidence and mortality in China, 2015 [J]. JNCC, 2020, 1(1):2-11.

发病率变化较胃癌更为明显而迅速，推测可能与胃癌的潜伏期较长有关，而结肠癌发生的环境因素可能在2~30年间就可以显著地影响其发病。

(二) 环境流行病学

广义的环境暴露因素是恶性肿瘤的重要病因之一。如职业流行病学通过各种流行病学调查确定职业因素与癌症发生、发展的关系。例如，长期暴露于放射性粉尘的矿工与肺癌的关系；某些化工厂工人的膀胱癌发病情况。营养流行病学研究各种营养素、膳食、食品添加剂、天然毒素与恶性肿瘤的关系，例如不同饮食模式对恶性肿瘤发病率的影响、β-胡萝卜素补充剂和肺癌之间关系的研究等。环境流行病学的研究还包括各种环境因素，如大气污染、室内空气污染、水、土壤环境与恶性肿瘤的关系。

(三) 癌症的遗传流行病学

遗传流行病学主要研究癌症的家族聚集性及其原因，先天因素与环境因素的交互作用，并应用于癌症的预防和早期发现。研究步骤如下：①家族聚集性的确定；②聚集性是先天因素还是环境所致；③遗传和环境因素之间的关系。研究癌症的家族聚集性可以采用标准的病例对照研究方法，也可以采用家谱分析方法。由于家族成员处于同一基因背景和环境影响下，要进一步分析是由基因引起还是环境所致，或者两者兼而有之，可以应用双生子、移民和领养子等研究方法，通过计算遗传度、分离比等来阐明疾病谱是遗传抑或环境因素影响，以及易感因素是通过什么途径传输到家族中的。

一般认为基因是不能改变的，肿瘤的防治重点应该放在改变环境危险因素上。20世纪五六十年代曾观察到吸烟与肺癌有强烈的联系；也观察到肺癌具有家族聚集性，吸烟也具有家族聚集性；甚至肺癌患者亲戚间吸烟和肺癌也有聚集性。最新的研究表明，肺癌的易感基因变异受到遗传因素的影响。同时国内外研究均表明，在引发癌症的生活方式因素中，吸烟是目前世界上最大的一项可预防致癌因素。

基因是不能改变的，但是基因的作用是可以改变的。目前，对于具有癌症易感基因的人群，可以通过补充膳食来提高抗氧化能力和解毒功能，进而改变DNA损伤修复的能力。例如，苯丙酮尿症患儿可以通过饮食干预获得和正常儿童一样的成长和发育，如果不采取措施，则会出现精神发育迟缓的表现。另外，改变对于危险因素的暴露对一些人群也是有效的，但是对于有遗传易感性的人群效果会差一些。

研究遗传易感性，选择在高危人群中开展肿瘤的预防和筛查更加具有临床和社会意义。对于有家族史的患者，应该积极寻找其特殊的遗传标志物，通过研究改变和逆转其效应、封闭或转化其产物或改变其作用，从而减少癌症的发生。另外，通过遗传标志物的检出和确认，可以将家族成员进行分子生物学分类，从而制定不同的肿瘤筛查和预防策略。

(四) 分子流行病学

1977年，伊吉森(Higison)首次提出可以在肿瘤流行病学中应用复杂的技术和生物学材料进行流行病学研究。1982年，佩雷拉(Perera)和魏斯滕(Weistein)提出：分子流行病学是使用先进的实验技术，结合流行病学的分析方法，从生化或者分子水平来辨认外源性因子或宿主因素在致癌过程中的作用。1994年，米歇尔(Micheal)认为分子流行病学按照流行病学分支的原则是由两个学科结合形成的新的亚类,应该称为分子生物标志物在流行病学中的应用。

二、肿瘤流行病学的意义

肿瘤流行病学是一门工具学科,通过流行病学研究,可以了解和掌握癌症的严重程度、探究癌症的病因、规划、评估预防及控制措施。其服务的最终目的是降低癌症发生率和死亡率。据美国2022年癌症统计数据,得益于控烟、健康促进、癌症早发现及治疗上的进步,美国癌症死亡率已经从最高峰的215.1/10万(1991年)下降至146.0/10万(2020年)(图3-4)。这意味着1991—2020年,共有3 820 800名美国人的生命得以挽救。这是肿瘤流行病学从描述到分析再到干预最终产生人群健康效应的典范。

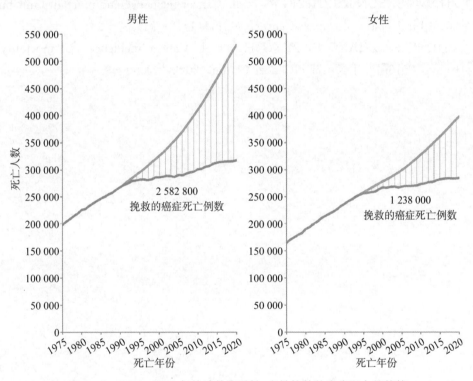

图3-4　1975—2020年估计美国男性、女性挽救的癌症死亡数趋势

(周昌明　郑　莹)

推荐阅读

SIEGEL R L, MILLER K D, FUCHS H E, et al. Cancer statistics, 2022 [J]. CA Cancer J Clin, 2022,72(1):7-33.

参考文献

[1] 邵志敏,沈镇宙,郭小毛. 肿瘤医学[M].上海:复旦大学出版社,2019.

［2］徐飈. 流行病学原理［M］. 2 版. 上海：复旦大学出版社，2023.

［3］周昌明，王泽洲，郑莹. 2023 年美国癌症数据解读及对中国癌症防治的启示［J］. 中国癌症杂志，2023,33(02):117 – 125.

［4］SIEGEL R L，MILLER K D，WAGLE N S，et al. Cancer statistics，2023［J］. CA Cancer J Clin，2023,73(1):17 – 48.

［5］SUNG H，FERLAY J，SIEGEL R L，et al. Global cancer statistics 2020: GLOBOCAN estimates of incidence and mortality worldwide for 36 cancers in 185 countries［J］. CA Cancer J Clin，2021,71(3):209 – 249.

［6］WEI W，ZENG H，ZHENG R，et al. Cancer registration in China and its role in cancer prevention and control［J］. Lancet Oncol，2020,21(7):e342 – e349.

［7］ZHANG S，SUN K，ZHENG R，et al. Cancer incidence and mortality in China，2015［J］. J National Cancer Center，2021,1(1):2 – 11.

［8］ZHENG R，ZHANG S，ZENG H，et al. Cancer incidence and mortality in China，2016［J］. J National Cancer Center，2022,2(1):1 – 9.

第四章 肿瘤的病因

肿瘤的发生是一个非常复杂的过程,是宿主内因和外在环境之间相互作用引起的,是多个因素协同作用的结果。探清肿瘤病因及发病机制,并寻找各种病因之间的联系,探讨对肿瘤发生、发展的影响,不断探索肿瘤的本质,通过对病因的干预来达到肿瘤一级预防的目标,是从根本上预防和控制恶性肿瘤的关键。

第一节 人类致癌物

1775 年,波特(Pott)发现扫烟囱男性工人的阴囊皮肤癌发病率比一般人群高,认为这一现象可能与长期接触煤烟有关系。这是职业性化学因素暴露和人类肿瘤关系研究的最早历史记录。1895 年,雷恩(Rehn)通过染料工人与膀胱癌关系的研究,提出职业接触芳香胺可以导致膀胱癌。1915 年,山际(Yamagiwa)和市川(Ichikwa)应用煤焦油涂擦兔耳,在实验动物身上诱发了皮肤癌,为化学因素的致癌作用提供了强有力的实验证据。

1941 年,美国国立癌症研究所(NCI)发表了对 696 种化学物质的调查结果,其中169 种可在动物身上导致肿瘤的发生。世界卫生组织(WHO)所属的国际癌症研究中心(IARC)从 1971 年开始,组织专家组从世界各国收集对人类可能具有致癌危险性的物质的资料,致癌物不仅限于化学物质,还包括各种物理的和生物的物质,并对各个致癌物/致癌因素的致癌性进行评价。IARC 是目前全球最权威的评估人类致癌因素的机构,对各致癌因素,按照其对人类致癌性的不同证据等级分为三大类。

1 类:人类确定致癌物(carcinogenic to human),指那些肿瘤流行病学研究证实(证据充分),或者在动物致癌实验中致癌作用证据充分的物质。在 1 类人类确定致癌物中,常见的有烟草,苯,苯并芘,幽门螺杆菌(Helicobacter pylori, Hp),乙型肝炎病毒,人乳头瘤病毒(human papillomavirus, HPV)16、18、31、33、35、39、45、51、52、56、58、59 型,X线和 γ 射线,槟榔果,黄曲霉毒素,油漆工职业暴露等。

2A 类:人类可能致癌物(probably carcinogenic to human),指在实验动物中致癌性证据充分但在人类中致癌性证据有限的物质;也包括一些人类中致癌性证据不充分,但在实验动物中致癌性证据充分,并且有强烈的证据表明其致癌作用的机制在人类中也起作用的物质或因素。常见的有食用红肉、马拉硫磷、双对氯苯基三氯乙烷(DDT,中文俗称滴滴涕,一种杀虫剂)、超过 65℃ 的热饮及高温油炸排放物等。

2B 类:人类可疑致癌物(possibly carcinogenic to human),指在人类中致癌性证据有限,在实验动物中致癌证据也不充分的物质,也包括一些人类致癌性证据不足,但在实验动物中致癌性证据充分或者其他证据非常肯定的因素,如铅、碳化硅纤维、汽油等。

3类:人类致癌性暂不能分类(not classifiable as to its carcinogenicity to human),指目前的资料证据不足,不能就其对人类致癌性进行评估分类的物质,主要是人类致癌性证据不足,实验动物中致癌性证据也不足或证据有限的物质/因素,包括镰刀菌、曼氏血吸虫、茶、亚硫酸盐等。

IARC将评估结果、评估过程和评估依据等汇编成册,1972年出版了第1卷《IARC人类致癌危险性评价专著》(*IARC Monographs on the Evaluation of Carcinogenic Risks to Humans*)。截至2022年9月,IARC共出版专著132卷,对1035种物质对人类的致癌性进行了评估,其中人类确定致癌物共122种。

第二节　肿瘤的环境因素

一、化学因素

化学致癌物种类繁多,但是多数化学致癌物具有一个共同的特征,即可以通过代谢活化形成亲电子的衍生物,与DNA结合从而导致DNA损伤。有一些化学致癌物本身就是亲电子性的,可以直接与DNA结合;而绝大多数需要经过细胞内的代谢转化作用才能转化成亲电子的终产物。最终,致癌物在体内主要以共价键作用结合于DNA形成复合物,从而导致DNA单链/双链断裂、DNA交联、碱基插入、缺失、替代等各种形式的DNA损伤,这是体细胞恶变的分子基础。

(一) 化学致癌的基本原理

动物实验研究表明,化学致癌物的致癌过程是一个多阶段的涉及染色体和基因改变的过程,可以分为启动、促进和发展3个阶段:①启动阶段,一般认为是由具有基因毒性的致癌物导致正常细胞发生一系列的基因突变;②促进阶段,指在促癌剂的作用下,已经形成的肿瘤细胞克隆性增生,扩展成界限明显的癌前期病变;③发展阶段,指细胞发生不可逆的遗传物质的重大改变,导致细胞获得肿瘤恶性特征,例如侵袭性和转移性。

化学致癌的作用机制可分为基因机制和基因外机制。基因机制主要是以致癌物导致的体细胞基因突变为中心的DNA损伤;基因外机制包括具有重要生命功能的蛋白质的结构和构象的改变、致癌物与RNA聚合酶的结合,以及致癌物导致的机体免疫功能改变等。

(二) 化学致癌物与人类肿瘤

化学致癌物主要从以下3个方面影响人类健康,导致肿瘤。

1. 生活方式　绝大多数化学致癌物存在于人们的生活环境中,包括空气、饮食等。如烟草(肺癌、口腔癌、咽喉癌、食管癌、膀胱癌);高脂饮食(大肠癌、胆囊癌);黄曲霉毒素(肝癌);槟榔(口腔癌);乙醇饮料(食管癌、肝癌、喉癌)等。

(1) 烟草:是人类确认的致癌物,烟草的使用是导致人类肿瘤发生和死亡的最主要因素。烟草不只是烟熏易燃的卷烟、雪茄、烟管和水烟,还包括无烟烟草,如电子烟和新兴的加热烟草制品,且无论是直接吸烟还是接触二手烟,都会增加肿瘤发生的风险。

20世纪50年代经典的"英国医师观察性研究"证实了吸烟可以导致肺癌,后续的50年长期队列研究发现,吸烟者和不吸烟者之间有10年的生存差异;并且每天吸烟量越大、吸烟持续时间越久、开始吸烟年龄越小、戒烟时间越短、吸烟程度越深,肺癌的发生风险就越高。长期吸烟者比不吸烟者的肺癌发病风险高10~20倍。戒烟可以降低肺癌的发生风险,但无法完全消除。

全球约90%的肺癌是由烟草引起的。除了肺癌,烟草也会增加许多其他肿瘤的发生风险,包括胃癌、结直肠癌、肝癌、口腔癌、咽癌、喉癌、鼻咽癌、食管癌、胰腺癌、宫颈癌、肾癌、膀胱癌、急性白血病和乳腺癌,相关的危险度见表4-1。

表4-1 烟草导致肿瘤的相关危险度表

肿瘤部位	烟草相关危险度	
	男性	女性
嘴唇、口腔、咽部	5.7	5.6
食管	3.9	5.1
胃	1.9	1.7
结直肠	1.4	1.6
肝	2.3	1.8
胰腺	1.6	1.9
气管、肺、支气管	25.3	22.9
宫颈	—	3.5
膀胱	3.9	3.9
肾	1.8	1.2
急性白血病	1.9	1.1

资料来源:IARC. World Cancer Report [M]. Lyon:IARC,2020.

(2) 饮酒:是IARC认定的人类明确致癌物。有充分的证据表明饮酒和多种肿瘤的发生密切相关,饮酒会增加口腔癌、喉癌、食管癌、肝癌、胃癌、胰腺癌、乳腺癌和结直肠癌等多种癌症的风险。据统计,全球5.5%的新发癌症病例和5.8%的癌症死亡病例都是由饮酒引起的。

饮酒增加肿瘤发生风险的可能原因有以下几种:①酒精的代谢产物乙醛及氧化过程产物如氧自由基、脂质过氧化物等导致DNA损伤、基因表达异常;②长期大量饮酒导致机体免疫功能下降,肝脏正常的解毒功能受损,致癌物无法及时、有效清除;③长期饮酒导致肝脏受损、肝纤维化,进而导致肿瘤;④酒精及其代谢产物干扰人体必需营养素如叶酸、维生素D、维生素E等在体内的吸收、转运和代谢,导致细胞组织对致癌物因素更敏感。

(3) 其他生活方式:WHO的研究报告显示,有80%的癌症来源于不良生活方式,称为"生活方式癌"。不健康的衣、食、住、行所引起的癌症即是"生活方式癌"。不良生活方式包括吸烟、酗酒、不良饮食习惯、缺乏运动和肥胖等。

长期的流行病学研究显示,饮食和许多癌症的发生风险相关,有证据表明谷物、蔬菜、水果和某些营养素能减少某些肿瘤的发生,而有充分证据表明加工肉类、红肉、腌制食品等能够增加某些部位肿瘤的发生风险。加工肉类,包括经过盐渍、风干、发酵、熏制或其他处理来增加口味或改善保存的肉类,2018 年被列为明确的人类一级致癌物。最新的研究表明,总脂肪摄入量高、蔬菜摄入量低是关键的癌症高风险因素。饮食及膳食组分、营养素等可能参与细胞周期调节,生长因子如胰岛素和胰岛素样生长因子、炎症、免疫、血管生成等,与肿瘤发生风险相关联。还有一些饮食致癌物如黄曲霉毒素、马兜铃酸、中式咸鱼、槟榔等都是 IARC 确认的人类一类明确致癌物。许多大型的队列、病例对照及其他观察研究都表明,饮食中的暴露与乳腺癌、结直肠癌、肝癌、胰腺癌和前列腺癌有关联和因果关系。

大量强有力的流行病学证据表明运动能降低患癌风险,包括膀胱、乳腺、结肠、子宫内膜、肾脏、食管和胃。而缺乏运动及久坐会导致乳腺癌、结肠癌、子宫内膜癌和肺癌的发生风险增加,可能与内源性代谢激素、胰岛素抵抗和慢性炎症有关。缺乏运动和久坐也会导致肥胖,从而进一步增加肿瘤发生风险。有强有力的证据表明肥胖与多种癌症风险增加有关,包括绝经后的乳腺癌、直肠癌、子宫内膜癌、卵巢癌、肾癌、肝癌、胆囊癌、胃癌、食管癌和胰腺癌,也与口腔癌、咽癌、喉癌、晚期前列腺癌、男性乳腺癌,弥漫性大 B 细胞淋巴瘤存在一定关联(中等证据)。有 $20\%\sim40\%$ 的新发癌症可归因于缺乏运动、久坐行为及肥胖。

2. 职业性暴露 职业性接触是人类接触化学致癌物的另一个重要途径。200 多年前,人们已经关注到职业性暴露与肿瘤的关系。由于工作环境中长期接触某些致癌因素,经过较长的潜伏期,发生某种特定的肿瘤称为职业性肿瘤。目前,据 WHO 统计资料,每年至少有 20 万人死于工作场所相关的肿瘤,其中肺癌、膀胱癌和间皮瘤是最常见的职业肿瘤。职业性致癌因素包括化学的、物理的和生物的,其中最常见的是化学致癌物。

2002 年,我国将 8 种职业性肿瘤列为法定职业病,并在 2013 年更新增加为 11 种,包括石棉所致肺癌、间皮瘤;联苯胺所致膀胱癌;苯所致白血病;氯甲醚、双氯甲醚所致肺癌;砷及其化合物所致肺癌、皮肤癌;氯乙烯所致肝血管肉瘤;焦炉逸散物所致肺癌;六价铬化合物所致肺癌;毛沸石所致胸膜间皮瘤、肺癌;煤焦油沥青、石油沥青所致皮肤癌和β-萘胺所致膀胱癌。

3. 医学诊断与治疗 人们在就医的过程中也会因为接触化学致癌物而发生肿瘤,常见的有化疗药物和激素等。

二、物理因素

对于某些物理因素也能导致肿瘤的认识已经有近百年的历史了。在发现 X 线之后不久,就有学者提出射线可以导致皮肤癌。肿瘤流行病学和实验研究已经确定的物理致癌因素包括电离辐射、紫外线、环境暴露及某些矿物纤维等。

(一) 电离辐射

电离辐射是指具有足以驱除靶原子或者靶分子中一个或多个轨道电子的能量的辐射,可以分为电磁辐射和粒子辐射,其中粒子辐射包括质子、中子、α 粒子和电子等。电离辐射的致癌机制主要是电离产生自由基,导致 DNA 单链或者双链断裂,以及碱基结构的改变。嘧啶碱基在电离辐射的作用下可以发生降解作用,其中腺嘌呤降解为次黄嘌呤,胞嘧啶降解为尿嘧啶。与其他致癌因素相比,电离辐射所引起的 DNA 改变的强度更为剧烈,往往导致大量基因改变,其中抑癌基因的失活可能是最为关键的变化。

影响电离辐射致癌的因素包括两个方面:宿主因素和放射物理因素。前者包括人种、性别、遗传易感性和器官敏感性;后者包括总放射剂量、剂量方式等。

电离辐射导致的恶性肿瘤有白血病、膀胱癌、肺癌、皮肤癌、甲状腺癌、乳腺癌、大肠癌、肝癌、胃癌、骨肿瘤、多发性骨髓瘤、淋巴瘤等。最著名的电离辐射致癌的例子是在原子弹爆炸后日本长崎和广岛的幸存者中,白血病和所有实体瘤的发病率均高于非爆炸地区的居民。我国云南锡矿矿工中肺癌的异常高发,也被证实与氡电离辐射有关。对 1 万多例矿工的前瞻性队列对照研究表明,发生肺癌的相对风险与氡的暴露量呈线性相关。切尔诺贝利核电站核泄漏多年后,该地区甲状腺癌、白血病等恶性肿瘤发生明显增加。

医学技术作为一把双刃剑,在预防和治疗疾病的同时,也可能带来风险。某些医疗检查如胸部 X 线检查、CT、PET 等,以及一些医疗性治疗如放射治疗也可导致细胞损伤,长期大剂量应用会增加肿瘤发生风险。

长期、反复应用 X 线检查,会产生射线剂量累加作用,对于接受检查的患者及接触射线的工作人员可能会增加肿瘤发生危险,主要是白血病、皮肤癌、甲状腺癌、乳腺癌、食管癌、肝癌和骨肿瘤。放射治疗导致的肿瘤必须符合以下几个条件:①有放射治疗史;②诱发的肿瘤必须在放射野内;③有较长的潜伏期;④经病理学诊断证实。放射性核素如磷 32 和碘 131 有诱发白血病和甲状腺癌的风险。

最新的流行病学研究显示,低剂量暴露在电离辐射中(包括自然环境、人工来源或医学诊断治疗过程)也能增加白血病和其他多种肿瘤的发生风险。并且,随着辐射剂量的增加,风险不断增大。

(二) 紫外线

暴露于紫外线会导致皮肤癌,紫外线辐射可引起皮肤细胞的直接或间接 DNA 损伤,导致突变并引发炎症和免疫抑制,从而调节肿瘤生长。皮肤癌的发病率在全球范围内增长迅速,尤其是在老年人中,最有效的降低皮肤癌发病率的措施就是防晒,避免不必要的阳光照射,避免使用晒黑设备。

(三) 其他

环境致癌物暴露、空气污染和矿物纤维等都对肿瘤发病和死亡有一定的影响。低剂量长时间的环境暴露也是潜在的致癌物。空气污染,包括室内和室外污染,都会增加人类的癌症负担。据 2017 年 WHO 全球疾病负担估计,环境空气污染导致全球每年约 35 万人死于肺癌。空气污染主要来自运输、发电、工业活动、燃烧生物废料、家用加热和烹饪等的燃料燃烧。

致癌的矿物纤维主要是石棉。接触石棉的矿工中,肺癌、恶性间皮瘤的发病率显著增加。一般认为,石棉导致细胞恶性增殖的机制主要是石棉纤维中的铁离子产生的氧自由基导致 DNA 的损伤,石棉纤维对于靶细胞的直接促分裂作用和石棉激活炎症细胞及其他肺部细胞促进释放细胞因子,进而导致组织损伤和修复。

三、生物因素

要证明一种病毒和某种肿瘤的因果关系,需要以下几个方面的证据:①肿瘤细胞内有病毒颗粒或者核酸的存在;②感染该病毒的机体比未感染者肿瘤发生率高;③病毒感染发生在肿瘤发生之前;④肿瘤细胞内有病毒颗粒或病毒抗原的存在,或机体血清中存在病毒抗体;⑤该病毒具有体外细胞转化能力,在体内可使细胞癌变;⑥此种病毒疫苗的预防接种可以明显降低肿瘤的发病率。

一般认为,一种病毒必须同时具备以上证据,才可以认为该病毒是肿瘤的病因。目前比较明确的病原体感染、与肿瘤密切相关的、被 IARC 归为人类明确致癌物(1 类)的共有 11 种,包括 7 种病毒、1 种细菌和 3 种寄生虫。7 种病毒分别为:乙型肝炎病毒(hepatitis B virus,HBV)、丙型肝炎病毒(hepatitis C virus,HCV)、HPV、EB 病毒、卡波西肉瘤相关疱疹病毒(Kaposi's sarcoma-associated herpesvirus,KSHV)、人类嗜 T 淋巴细胞病毒1型(human T-cell lymphotropic virus type 1,HTLV-1)和 HIV-1。每年全球 13% 的肿瘤发病(约 220 万病例)是由以上病原体慢性感染导致的。

(一) 病毒

1. 乙肝病毒(HBV)　IARC 在 2012 年将 HBV 和 HCV 共同列为 1 类人类确定致癌物,HBV 和 HCV 的长期慢性感染都会导致肝癌。大型队列研究表明,慢性 HBV 感染者肝癌的发病风险增加了 5.3~148 倍。

中国为肝炎和肝癌大国,从 1992 年开始我国将乙肝疫苗纳入国家免疫接种计划,在新生儿中推广普及乙肝疫苗接种,此后 HBV 感染率、肝癌的发病和死亡都出现明显下降。乙肝疫苗可有效预防由 HBV 感染导致的肝癌。前瞻性队列研究发现,HCV 感染者肝癌风险显著增高。HCV 感染与输血相关,主要传播方式为不安全注射、滥用毒品和性传播等,因此 HCV 常与 HIV 合并感染。

2. 人乳头瘤病毒(HPV)　大量的流行病学研究和实验室数据均证明,几乎所有宫颈癌病例(99%)都与 HPV 感染有关,HPV 感染是宫颈癌的主要致病因素。HPV 高危型别(16、18、31、35、39、45、51、52、56、58、59 型),均为 IARC 认定的 1 类人类确定致癌物。除了宫颈癌,HPV 感染还会导致肛门肿瘤及男性和女性生殖道肿瘤,包括外阴癌、阴道癌和阴茎癌等。另有充分证据表明 HPV 感染和口腔癌及头颈部肿瘤有关。

HPV 疫苗接种是预防 HPV 感染和预防宫颈癌及 HPV 感染所致相关癌症的最有效方式。2018 年 5 月,WHO 呼吁各国积极采取有效行动消除宫颈癌,HPV 疫苗接种得到普及,加上宫颈癌人群筛查,预计十年内可将全球宫颈癌死亡率降低 34.2%。

3. **EB 病毒**　EB 病毒感染能导致鼻咽癌、霍奇金淋巴瘤,也与非洲地方性伯基特淋巴瘤(与疟疾接触也有关)相关。近期的研究显示,EB 病毒感染还可能导致一些不明确的胃癌。2018 年全球癌症数据显示,估计有 16 万例新发的癌症病例与 EB 病毒有关。

（二）寄生虫与细菌

据 IARC 致癌物分类,3 种寄生虫和一种细菌也可以引起肿瘤或增加肿瘤发生的风险。肿瘤相关寄生虫主要有埃及血吸虫(Schistosoma haematobium Bilharz)、华支睾吸虫(Clonorchis sinensis)和麝后睾吸虫(Opisthorchis viverrini)。华支睾吸虫和麝后睾吸虫感染可引起肝细胞肝癌和胆管细胞癌,埃及血吸虫感染可致膀胱癌。在我国分布最多的主要是华支睾吸虫。

与肿瘤有关的一种细菌主要是幽门螺杆菌(HP),与非贲门癌、低度 B 细胞黏膜相关淋巴组织(MALT)胃淋巴瘤发病相关,被 IARC 列为"有充分证据的人类明确致癌物"(1类)。2018 年全球估计每年有 81 万的肿瘤发病是由于 HP 感染,包括 89% 的非贲门癌(76 万例)、74% 胃非霍奇金淋巴瘤(22 000 例)和 29% 的胃贲门癌(主要位于东亚地区,36 000 例)。

第三节　肿瘤的遗传因素

一、家族性癌与癌家族

20 世纪初,研究者就发现某些肿瘤患者具有家族史,其家族成员中肿瘤的发病率比一般人群高,且发病年龄一般较早,肿瘤发生的部位也不局限于某一器官或组织,这样的家系称为癌家族。沃辛(Warthin)发现他的女裁缝及其家族成员都死于女性生殖系统癌或结直肠癌,并于 1913 年报道了该家族,称之为 G 家族。后来对于该家族的 842 名后代的跟踪随访共发现癌症患者 95 例,其中 72 人双亲之一也是肿瘤患者。1966 年,林奇(Lynch)等又报道了两个类似的 N 家族和 M 家族。后来将其命名为遗传性非息肉病性结直肠癌(hereditary non-polyposis colorectal cancer,HNPCC),家谱分析表明该综合征为常染色体显性遗传病。

遗传性肿瘤综合征一般具有以下几个特点：①家族成员患某种肿瘤的风险明显高于一般人群;②家族成员的肿瘤发病年龄显著低于一般人群,且不同成员的发病年龄接近某一固定值;③有些遗传性肿瘤综合征有其独特的癌前期病变,该病变在一般人群中较为少见;④家族成员中可患有一些罕见肿瘤;⑤对于可累及双侧器官的肿瘤,这些家族成员发生的肿瘤多为双侧独立发生的原发性癌;⑥遗传性肿瘤综合征遗传的并非肿瘤本身,而是对该肿瘤的易感性,常以常染色体显性遗传的方式传递给子代,并常常具有不完全外显的特点。即外显程度与年龄有关,其中某些家族成员虽有发生肿瘤的倾向性,但可以终身不发生肿瘤。常见的遗传肿瘤综合征及其相对应的基因改变见表 4-2。

表 4 - 2 　常见遗传性肿瘤综合征

相关基因	癌前改变/综合征	相关肿瘤
RB1	家族性视网膜母细胞瘤	视网膜癌、骨肉瘤
TP53	Li-Fraumeni 综合征	乳腺癌、白血病、脑肿瘤和软组织肿瘤
WT1	肾母细胞瘤(Wilms 瘤)	肾癌、WAGR 综合征
NF1、NF2	神经纤维瘤病Ⅰ型/Ⅱ型	神经纤维瘤、恶性神经鞘瘤、低级胶质瘤、神经纤维肉瘤、脑膜瘤、附睾瘤
MMRs(MLH1，MSH2，MSH6，PMS1，PMS2)	HNPCC/Lynch 综合征	结直肠癌、子宫内膜癌、肾盂输尿管癌、小肠肿瘤
APC	家族性腺瘤性息肉病/脑肿瘤息肉病Ⅱ型	髓母细胞瘤，腹腔淤积肿瘤和结直肠癌
BRCA1、BRCA2	乳腺癌-卵巢癌综合征	乳腺癌、卵巢癌、胰腺癌、前列腺癌
VHL	von hippel-lindau 综合征	脊髓、小脑、视网膜、肾上腺、肾脏肿瘤
MEN1	多发性内分泌肿瘤Ⅰ型	胰腺癌、垂体腺瘤、良性皮肤和脂肪瘤
RET、NTRK1	多发性内分泌肿瘤Ⅱ型	甲状腺癌、嗜铬细胞瘤
PTEN	考登综合征	乳腺癌、甲状腺癌和子宫内膜癌
CDKN2A	家族性不典型多发性痣黑色素瘤综合征(FAMM)	黑色素瘤、胰腺癌

资料来源：AACR Cancer Progress Report 2022。

随着肿瘤分子生物学的不断发展,现在已经能够精准获得与遗传性肿瘤相关的关键基因,如 APC 是家族性腺瘤样息肉病(FAP)的关键基因,BRCA1、BRCA2 是遗传性乳腺癌和卵巢癌综合征的关键基因等。关键基因的精准鉴定,对家族性遗传性肿瘤的高风险识别、提示和早期干预起到重要作用。

二、肿瘤的家族聚集现象

某些肿瘤的家族聚集性并非全部都有遗传背景,也有可能是一种偶发事件,或者可能与共同的生活环境有关。事实上,与遗传易感性相关的肿瘤只占所有肿瘤的 5%～10%,多数肿瘤在人群中呈现散发性,即使在癌聚集的家族中,肿瘤的散发性仍然要比遗传性更为常见。

第四节　肿瘤与基因

20 世纪 60 年代,在慢性粒细胞白血病患者细胞中发现了第一个特异的异常染色体 Ph,人类逐步认识到癌是一种基因病。20 世纪 70 年代,科学家发现了两大与肿瘤密切相关的基因家族:癌基因和抑制基因,从此开启了癌症的基因时代。

一、癌基因

癌基因是一类会引起细胞癌变的基因。存在于肿瘤细胞中、具有致癌作用的癌基因,在正常细胞中也常能够找到与之序列同源的对应基因。

存在于病毒内的癌基因称为病毒癌基因(v-oncogene),多指由致瘤性病毒携带,通过感染宿主细胞并稳定整合入宿主细胞基因组,表达产物导致宿主细胞发生癌变的基因。存在于细胞内的癌基因称为细胞癌基因(c-oncogene);通常,细胞癌基因在正常情况下以非激活状态存在,因此被称为原癌基因(pro-oncogene),指在正常细胞中参与细胞生长和分化调控,一旦发生表达异常或结构突变,能导致细胞发生恶性转化的基因。一般而言,癌基因就是激活状态的原癌基因。

细胞原癌基因存在于酵母、果蝇、无脊椎动物和人类中,在进化上呈高度保守性,表明其对于机体的生长、发育和分化具有重要作用。研究表明,细胞原癌基因具有调节细胞生长、增殖、发育和分化的功能。癌基因所表达的蛋白质具有多种生物学功能,大多数原癌基因的蛋白产物都是细胞内信号转导通路中的组成部分,参与构成细胞内活化的信号转导,它们可以是细胞外生长因子、跨膜生长因子受体、胞内信号分子、蛋白激酶、非受体蛋白激酶、丝氨酸蛋白激酶、GTP结合蛋白、核内转录因子、DNA结合蛋白等。

细胞内的原癌基因转化为癌基因的过程称为激活,激活方式包括基因组水平的癌基因活化、转录组水平的癌基因活化和蛋白水平的癌基因活化,常见的激活途径有染色体重排、基因易位、染色体缺失、基因突变、基因扩增和过度表达等。

癌基因与肿瘤发生关系密切,目前已知有282个癌基因,常见的癌基因和相关肿瘤见表4-3。

表4-3　常见癌基因与相关肿瘤

癌基因	相关恶性肿瘤
abl	慢性粒细胞白血病
AKT1	乳腺癌、结直肠癌、卵巢癌、NSCLC
AKT2	卵巢癌、胰腺癌
ALK	ALCL、NSCLC、神经母细胞瘤、炎性肌纤维母细胞肿瘤、Spitzoid肿瘤
bcl-2	非霍奇金淋巴瘤、慢性淋巴细胞白血病
ERBB	乳腺癌、卵巢癌、NSCLC、胃癌、结肠癌、胃黑色素瘤、头颈肿瘤、膀胱癌、皮肤肿瘤
neu	乳腺癌、卵巢癌、胃癌
EGFR	胶质瘤、非小细胞肺癌
lck	T-ALL
lyt-10	B细胞淋巴瘤
pml	急性前髓白血病
MYC	Burkitt淋巴瘤、B淋巴细胞白血病

续　表

癌基因	相关恶性肿瘤
MYCL	小细胞肺癌
MYCN	神经母细胞瘤、肾母细胞瘤
H-ras	罕见肉瘤,其他罕见肿瘤
K-ras	胰腺癌、结直肠癌、肺癌、甲状腺癌、AML 和其他肿瘤类型
N-ras	黑色素瘤、MM、AML、甲状腺癌
Hst	胃癌
int-2	乳腺癌、胃癌
RET	甲状腺癌、嗜铬细胞瘤、NSCLC、Spitzoid 瘤
K-sam	胃癌
sis	星形细胞瘤、骨肉瘤、横纹肌肉瘤
SRC	结肠癌、子宫内膜癌
FES	HNSCC,卵巢癌
TAL-1/2	双相淋巴细胞白血病/T-ALL
trk	甲状腺癌
ROS1	胶质母细胞瘤、NSCLC、Spitzoid 肿瘤、胆管癌、交界性卵巢癌
fms	绒毛膜癌、外阴癌、畸胎瘤
kit	睾丸生殖细胞瘤、GIST、AML、黏膜黑色素瘤

注:NSCLC:non-small lung cancer,非小细胞肺癌;ALCL:anaplastic large cell lymphoma,间变性大细胞淋巴瘤;T-ALL:T cell acute lymphoblastic leukemia,急性 T 淋巴细胞白血病;AML:acute myeloid leukemia,急性髓系白血病;MM:multiple myeloma,多发性骨髓瘤;HNSCC:head and neck squamous cell carcinoma,头颈部鳞状细胞癌;GIST:gastrointestinal stromal tumor,胃肠道间质肿瘤。

二、抑癌基因

抑癌基因是正常细胞携带的、能限定或抑制细胞生长的基因,对细胞的分化和生长起重要调节作用。

直接参与调控细胞生物学行为、影响细胞的增殖分化的抑癌基因称为看门基因(gatekeeper gene),通过维持细胞基因组 DNA 序列的完整性和稳定性维持细胞内各种基因的表达,继而调控细胞生物学行为的基因称为看护基因(carekeeper gene)。越来越多的抑癌基因被鉴定发现,在拮抗癌基因功能、维持正常细胞的生物学行为中发挥重要作用,它们可以是细胞外配体、跨膜受体、胞内信号分子、核内转录因子、周期蛋白依赖性激酶抑制因子和 DNA 修复因子。

大部分抑癌基因只有当其基因座上的两个等位基因双双缺失或双双失活时才会导致细胞生长失序,继而发生肿瘤;而且一个等位基因的失活常常会启动另一个等位基因通过其他方式失活。但也有些抑癌基因仅有一个等位基因失活就能够导致细胞恶变,常常会发生等位基因隐形失活、单倍体剂量不足或等位基因显性负失活等。常见的抑癌基因和相关肿瘤见表 4 – 4。

表 4 – 4　抑癌基因和相关肿瘤

抑癌基因	相 关 肿 瘤
RB1	视网膜母细胞瘤、肉瘤、乳腺癌、小细胞肺癌
TP53	乳腺癌、结直肠癌、肺癌、肉瘤、肾上腺皮质瘤、胶质瘤、Spitzoid 肿瘤和多种其他肿瘤类型
CDKN1B	乳腺癌，小肠神经内分泌肿瘤
WT1	肾母细胞瘤、促结缔组织增生性小圆细胞瘤
NF1	神经纤维瘤、胶质瘤
NF2	脑膜瘤、听神经瘤、肾瘤
APC	家族性腺瘤样息肉病、结直肠癌、胰腺癌、硬纤维瘤、肝母细胞瘤、胶质瘤和其他中枢神经系统肿瘤
DCC	结肠癌
BRCA1	乳腺癌
BRCA2	乳腺癌
PTEN	神经胶质瘤、前列腺癌，子宫内膜癌、胶质瘤、Cowden 综合征
p16	多种肿瘤
p21	多种肿瘤
pml	急性前髓白血病、急性早幼粒细胞白血病
nm23	多种肿瘤的转移
VHL	多种肿瘤、VHL 综合征

　　癌基因和抑癌基因的异常能够导致多种肿瘤的发生。虽然由于组织特异性，不同组织来源的肿瘤有不同的基因突变谱，然而一些功能强大的基因如 *KRAS*、*TP53*、*PTEN* 等在多种肿瘤组织样本中都能检测到很高的突变频率，如 *KRAS* 在非小细胞肺癌、胰腺导管癌、结肠癌、卵巢癌患者中的突变频率都很高。癌基因和抑癌基因的突变特征为针对性的靶向药物的开发奠定了基础。

（沈　洁　郑　莹）

参考文献

[1] BAGNARDI V, ROTA M, BOTTERI E，et al. Alcohol consumption and site-specific cancer risk：a comprehensive dose-response meta-analysis［J］. Br J Cancer，2015,112(3):580 – 593.

[2] WILLIAMS P A, ZAIDI S K, SENGUPTA R. AACR Cancer Progress Report 2022［J］. Clin Cancer Res，2022，28(19):4178 – 4179.

[3] DE MARTEL C, GEORGES D, BRAY F，et al. Global burden of cancers attributable to infections in 2018：a worldwide incidence analysis［J］. Lancet Glob

Health，2020,8(2):e180-190.

[4] DOLL R，PETO R，BOREHAM J，et al. Mortality in relation to smoking：50 years' observations on male British doctors[J]. BMJ，2004,328(7455):1519.

[5] GBD 2017 Risk Factor Collaborators. Global，regional，and national comparative risk assessment of 84 behavioural，environmental and occupational，and metabolic risks or clusters of risks for 195 countries and territories，1990-2017：a systematic analysis for the Global Burden of Disease Study 2017[J]. Lancet，2018,392(10159):1923-1994.

[6] IARC. Biological agents[J]. IARC Monogr Eval Carcinog Risks Hum，2012,100B:1-441.

[7] IARC. Personal habits and indoor combustions[J]. IARC Monogr Eval Carcinog Risks Hum，2012,100E:1-575.

[8] IARC. Radiation[J]. IARC Monogr Eval Carcinog Risks Hum，2012,100D:1-437.

[9] IARC. Some inorganic substances，chlorinated hydrocarbons，aromatic amines，N-nitroso compounds，and natural products[J]. IARC Monogr Eval Carcinog Risk Chem Man,1972,1:1-184.

[10] IARC. IARC monographs on the identification of carcinogenic hazards to humans. List of classifications agents classified by the IARC monographs [M]. Lyon：IARC，2020:1-127.

[11] MAY M. Cancer research with a human touch[J]. Nature，2018,556(7700):259-261.

[12] Physical Activity Guidelines Advisory Committee. 2018 Physical activity guidelines advisory committee scientific report[M]. Washington (DC)：U. S. Department of Health and Human Services，2018.

[13] WCRF/AICR. Diet，nutrition，physical activity and cancer：a global perspective [R]. (2018-05-26)[2023-06-30]. https://www. wcrf. org/dietand cancer.

[14] WHO. WHO global report on trends in prevalence of tobacco use 2000-2025 [M]. 3rd ed. Geneva：World Health Organization，2019.

[15] WILD CP，WEIDERPASS E，STEWART BW. World cancer report：cancer research for cancer prevention[M]. Lyon：International Agency for Research on Cancer，2020.

第五章 肿瘤的预防

全球肿瘤防治实践证明,运用现有的医疗技术和预防控制方法,能够有效地降低癌症的发病率和死亡率。WHO 在 1981 年提出了预防癌症"三个三分之一"的策略,即"三分之一的癌症是可以预防的,三分之一的癌症如能早期发现是可以治愈的,还有三分之一不能治愈的也可得到良好的生活质量和医护照顾而减轻疼痛及延长寿命",概括了肿瘤的三级预防(表 5-1)。IARC 最近发布的《世界癌症报告》提出,医学进步使得可以预防的癌症提升到 50%。

表 5-1 三级预防的基本概念

项目	一级预防	二级预防	三级预防
定义	鉴别、消除危险因素和病因,提高防癌能力,防患于未然	早期发现、早期诊断、早期治疗,防患于开端	规范治疗,提高生存率和生活质量,康复、镇痛
方法	降低环境致癌因素的暴露,预防肿瘤相关感染,改变不良生活方式,化学预防	监测高危人群,开展筛查,提高早期诊断能力,根治癌前病变,提高肿瘤治愈率	研究合理的治疗方案,进行健康指导,加强康复锻炼和镇痛,提高生活质量

癌症的预防同样遵从预防医学中三级预防的原则。本章将重点阐述肿瘤的一、二级预防。需要注意的是,一级和二级预防面对的人群往往是"健康者"或"无症状"患者,因此除了对个体进行健康宣教,政策支持、运用人群控制策略、创造健康促进环境等也极为重要。三级预防的目的是促进患者康复、延长寿命、解除痛苦、提高生活质量,大多经由医护人员提供的临床服务加上患者的配合来实现,在本章不做重点展开。

第一节 肿瘤的一级预防

一级预防,又称病因学预防,指通过消除致癌病因或避免致癌因素的暴露来防止癌症发生。一级预防的任务包括研究各种癌症病因和危险因素,针对化学、物理、生物等具体致癌、促癌因素和体内外致病条件,采取预防措施,并针对个体采取改善饮食、控烟限酒、控制体重、增加运动等生活方式干预,降低个体患癌风险。

一、烟草控制

烟草是目前为止确认的导致肿瘤发生和死亡的最主要原因。烟草燃烧的烟雾中含有超过 60 种化合物对人体或者实验动物致癌。目前已经有充分的证据显示使用烟草会导致肺、口腔等 16 个部位的恶性肿瘤。

烟草使用是全球可预防的首要死亡原因,每年造成 700 多万人死亡。全球每 10 例死亡,就有 1 例是由于烟草。其经济代价也是巨大的,每年卫生保健费用及生产力损失合计超过 1.4 万亿美元。尽管烟草的危害如此巨大,全球仍有约 13 亿的烟民,其中中国的烟民人数超过 3 亿。

为了减少烟草的危害,2003 年 5 月 21 日,第 56 届世界卫生大会通过了第一个限制烟草的全球性公约——《世界卫生组织烟草控制框架公约》(World Health Organization Framework Convention on Tobacco Control,WHO FCTC,以下简称《公约》)。《公约》的目标是提供一个由各缔约方在国家、区域和全球各级实施烟草控制措施的框架,以便使烟草使用和接触烟草烟雾持续大幅度下降,从而保护当代和后代免受烟草消费和接触烟草烟雾对健康、社会、环境、经济造成的破坏性影响。

为了帮助相关缔约方履行《公约》,WHO 于 2008 年采用了 MPOWER 系列政策,包括以下六项以证据为基础的烟草控制措施。

(1) Monitor:监测烟草使用与预防政策。

(2) Protect:保护人们免受烟草烟雾危害。

(3) Offer:提供戒烟帮助。

(4) Warn:警示烟草危害。

(5) Enforce:确保禁止烟草广告、促销和赞助。

(6) Raise:提高烟草税。

在过去十年中,全球控烟在 MPOWER 的帮助下取得了巨大进展,避免了数百万人过早死亡,并节省了数千亿美元。根据 2023 年全球烟草流行报告,全球 195 个国家中的 151 个(覆盖全球 70% 的人口)已经推行至少一项 MPOWER 措施并达到最高实现水平,相比 2007 年(覆盖全球人口的 15%,42 个国家)大幅增加。

二、改善人群的生活方式

健康的生活方式被许多研究证明对降低肿瘤的发病率具有积极作用。健康的生活方式包括控制体重、增加身体活动及摄入平衡的膳食等。改善生活方式主要通过健康教育和创造支持性环境,促进个人的行为改变,降低可预防因素的暴露,达到降低肿瘤的发病与死亡的目的。

除了烟草以外,全球癌症研究基金(World Cancer Research Fund,WCRF)和美国癌症研究机构(American Institution for Cancer Research,AICR)对各类饮食、身体活动和肥胖的因素与恶性肿瘤发病的危险或保护因素及其证据的强度进行了总结,对恶性肿瘤在生活方式上的预防措施列出了若干建议,如下所示。

1. 保持健康体重　有很强的证据表明,超重与肥胖会增加结直肠癌、食管(腺)癌、子宫内膜癌等 11 种恶性肿瘤的风险。肥胖通过在体内形成促炎的微环境来促进恶性肿瘤的发生。通过平衡的膳食及经常性的运动保持健康的体重可能是预防恶性肿瘤最重要的方法之一,同时对许多其他慢性病如心脑血管疾病和糖尿病等也有预防作用。

2. 增加体力活动　许多研究表明,经常性的、规律性的体力活动可以降低许多疾病发生的风险,增加体力活动逐步成为人们改善健康状况的重要手段。2016 年 *JAMA Intern Med* 刊登的一项覆盖 144 万人的研究显示,运动可以降低包括食管腺癌、肝癌、肺癌等 13 种癌症的发病风险。WHO 建议 18 岁以上的成人每周应至少进行 150～300 分钟的中等强度有氧运动或 75～150 分钟的剧烈运动。并且,还应该每周两天或更多时间进行涉及所有主要肌肉群的肌肉强化活动。同时减少久坐时间和屏幕使用时间也有助于降低肿瘤和其他慢性非传染性疾病的风险。

3. 健康膳食　肿瘤一级预防中饮食相关的内容包括:增加全谷物、蔬菜、水果和豆类的饮食模式,限制西式快餐、红肉和加工肉、含糖饮料、腌制食品及酒精的摄入。有很强的证据显示,全谷物及富含膳食纤维的食物可以有效预防结直肠癌和肥胖。推荐每天至少摄入 30 g 膳食纤维及 400 g 的蔬菜、水果。高脂、高游离糖的快餐类食物除了会增加肥胖的风险,还会增加血糖负荷,而高血糖负荷会增加子宫内膜癌的风险。加工肉类和红肉分别是 1 类和 2A 类致癌因素。研究显示,每天红肉摄入量每增加 100 g,结直肠癌的发病风险增加 12%,因此推荐每周的红肉摄入量应控制在 500 g 之内。高盐的饮食模式会增加胃和食管恶性肿瘤的发病风险,个人应保证每天的盐摄入量少于 5 g,并避免食用腌制食品。目前,国内推荐的饮食模式仍然是中国营养学会发布的中国居民平衡膳食宝塔(2022)。

酒精是 1 类致癌物,有很强的证据显示饮酒会导致口腔、咽、喉、食管(鳞癌)、胃、肝、结直肠及乳腺恶性肿瘤的发病风险。研究发现,饮酒对肿瘤的促进作用并没有安全阈值,从预防肿瘤的角度来说,最好的选择是不饮酒。

中国的食管癌、肝癌发病率显著高于西方,除了以上饮食相关风险因素外,增加了避免食用过烫的食物及霉变食物等。IARC 将 65℃以上的热饮归为 1 类致癌因素,而霉变的食物可能含有各类真菌毒素如黄曲霉毒素,长期摄入会增加肝癌和食管癌的发生风险。

4. 不要使用膳食补充剂来防癌　对大部分人而言,更加推荐从平衡的饮食中获取各类营养素,而非通过膳食补充剂,除了某些特殊人群或者特殊时期的人群。

5. 尽可能母乳喂养　有证据证明,母乳喂养有助于降低乳腺癌风险,同时母乳喂养的婴儿发生超重和肥胖的风险也更低。

三、预防与肿瘤相关的感染

前文介绍了 HBV、HCV、HPV、Hp、EBV、血吸虫、华支睾吸虫甚至 HIV 的感染都是明确的致癌因素。预防与肿瘤相关的感染的措施包括:①通过积极接种疫苗可以降低 HBV、HPV 的感染;②通过安全注射和输血,不共用针头、不吸毒、不滥交并使用安全套阻断 HIV、HBV 和 HCV 的传播,目前已经有药物可以有效阻断 HIV 和 HBV

在母婴间的传播;③通过积极抗 Hp 治疗消除 Hp 感染,并使用公筷,避免 Hp 的传播;④不在血吸虫疫水中游泳,避免血吸虫的感染;⑥不食用生的淡水鱼、虾,避免华支睾吸虫的感染。其中,如果有相应的疫苗,应当优先接种疫苗,以便从根本上消除感染带来的危害。

以宫颈癌为例:WHO 在 2020 年 8 月通过了"全球消除宫颈癌"的决议,明确了"消除"的定义,即宫颈癌发病率小于 4 例/100 000 女性,宫颈癌即可视为已经消除。该决议还确定了阶段性实施目标,到 2030 年,90% 的女孩在 15 岁前完成 HPV 疫苗接种;70% 的妇女在 35~45 岁之前接受高效检测方法筛查;90% 确诊宫颈癌的妇女得到治疗(90% 癌前病变阳性妇女得到治疗;90% 浸润性癌病例得到管理)。

消除目标和阶段性实施目标的提出,使得宫颈癌这一曾经严重危害女性健康、威胁女性生命的疾病可以在全球得以完全控制,宫颈癌有望成为第一个可以消除的恶性肿瘤,是人类在攻克癌症征途中的重要里程碑。中国与其他 193 个国家一起承诺,共同采取行动,消除宫颈癌。

四、控制环境致癌因素暴露

一些肿瘤是由大气、水或者一些特定工作环境中的致癌因子的暴露所引起的,包括职业暴露、大气污染和室内空气污染。

1. 职业暴露　人群中归因于职业暴露造成的肿瘤占所有肿瘤的 2%~8%。目前,《中华人民共和国职业病防治法》包含的 11 种职业性肿瘤,已经在前文进行了介绍。另外,在职业性放射性疾病中还列入了放射性肿瘤。预防职业性肿瘤很大程度上依赖于立法措施、工作场所已知致癌物使用的监管、工作场所和工作流程致癌风险的系统评估、用低危险性化学品替代致癌物质、减少人类暴露的技术措施等。

2. 大气污染　大气污染的危害近年来受到了广泛关注。2013 年 11 月,IARC 宣布将室外空气污染物归类为人类 1 类致癌因子。颗粒物(particulate matter,PM)是室外空气污染物的主要组成部分。由于 PM2.5 的暴露每年导致约 320 万人的过早死亡,其中包括 22.3 万例因大气污染导致的肺癌引起的过早死亡。我国的研究显示,随着 PM2.5 浓度每上升 $10~\mu g/m^3$,男性和女性肺癌的发病风险分别上升 5.5% 和 14.9%。

3. 室内空气污染　室内空气污染会导致包括肺癌在内的多种呼吸系统疾病。室内燃煤、甲醛、氡、石棉尘、高温油烟排放物等都是与恶性肿瘤相关的室内空气污染。宣威是我国云南省肺癌高发地区。由于使用无烟囱的火塘烧烟煤、无烟煤和木柴取暖做饭,室内空气悬浮颗粒浓度高,并含有大量以苯并芘(BaP)为代表的强致癌物质多环芳烃(polycyclic aromatic hydrocarbons,PAHs),导致宣威肺癌的高发病率。通过改变炉灶类型、给炉灶加装烟囱及使用室外生火的手提炉等干预措施,预计未来宣威肺癌的发病率将显著下降。

五、化学预防

肿瘤的发生与许多因素有关,某些肿瘤的发病可能是由于膳食中某种元素缺乏导致的。如江苏启东是我国肝癌高发地区,虽然导致肝癌的可能因素很多,包括乙肝病毒感染、霉变玉米中黄曲霉毒素、饮用被污染的沟塘水等,研究也发现肝癌发病率与当地粮食和居民血液中硒含量呈负相关,于是在启东开展了多项补硒的干预试验,在肝癌患者一级亲属中进行硒的补充,补硒组肝癌发生率显著低于对照组;在食用盐中加入硒后,肝癌发生率比对照组下降了 34.8%。

目前国际上证实的可用于肿瘤临床预防的药物,包括他莫昔芬(三苯氧胺)可用于高危女性预防雌激素受体(estrogen receptor,ER)阳性的乳腺癌;环氧化酶(COX-2)抑制剂参与促炎前列腺素的合成,有证据显示 COX-2 抑制剂在预防结直肠癌和乳腺癌中具有一定作用。虽然目前有一定的证据证明了少数可用于肿瘤化学预防的药物,但是尚没有证据显示化学性预防可以在人群中广泛使用。

第二节　肿瘤的二级预防

肿瘤的二级预防是指肿瘤的早发现、早诊断和早治疗。由于肿瘤病因的不确定性,无法完全做到一级预防,肿瘤的早发现、早治疗就显得尤为重要。肿瘤二级预防是现阶段癌症预防的重点。

肿瘤的早发现主要分为筛查和早期诊断两部分。恶性肿瘤的发生需要经历多个阶段,从正常细胞发展为细胞增生,到不典型增生、过度不典型增生,再发展为早期癌,成为浸润癌和转移癌。这是一个漫长的过程,在这个过程中,通过筛查和早期诊断即可发现早期肿瘤患者或癌前疾病,通过有计划的治疗提高治愈率、降低死亡率和发病率。通过对癌前疾病和癌前病变的治疗,能够在某些肿瘤中发挥重要的预防作用。

肿瘤早期诊断关注的重点是具有与肿瘤相关的早期信号和症状的人群,而筛查对象中通常尚未出现临床症状。虽然两者服务的对象和肿瘤发展阶段不同,但都是肿瘤早发现、早诊断、早治疗的核心内容。筛查和早期诊断所处的阶段详见图 5-1。

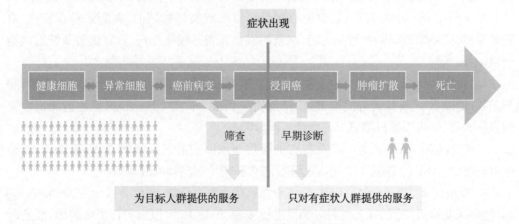

图 5-1　筛查和早期诊断的差别

资料来源:WHO. Guide to Cancer Early Diagnosis [R]. 2017.

一、肿瘤的早期诊断

(一) 及时治疗癌前期病变

癌前病变是指有些病变本身不是癌,但在致癌因素的长期作用下,其中有一小部分可能发展为癌。所以对癌前期病变必须进行及时、合理的治疗。常见的癌前期病变以皮肤和黏膜的居多,有白斑、皮肤角化症、黑痣、不典型增生等,还有胃肠上皮化生、乳腺导管内乳头状瘤、异常妊娠及隐睾等。

1. 白斑　可发生于口腔(唇、舌、颊、硬腭)、声带、宫颈、外阴等,癌变率可达4%～6%。

2. 皮肤角化症　多见于老年人的面部、手部,与日光长年照射有关,癌变率约25%。

3. 黑痣　对于生长在脚底、手掌、眼睑、颈部、腰部及会阴部位的是棕黑色略高于皮肤的黑痣,更应注意,及早手术切除。

4. 息肉　多发生于食管、胃、肠及子宫颈等部位,大肠腺瘤样息肉癌变率达5%～40%。

5. 上皮异型增生　胃、食管、宫颈多见,异型增生的食管和宫颈的癌变率分别为25.6%和10%～40%。

6. 异常妊娠　与绒毛膜癌的关系密切,50%绒癌来自葡萄胎,25%来自流产。

7. 隐睾　有2%癌变。

(二) 警惕癌症的早期信号

癌症会引起许多症状,但这些症状通常也可能是由其他疾病、损伤、良性肿瘤等引起的。如果症状在几周后还没有好转,就应前往医院尽早诊断和治疗。结合我国常见恶性肿瘤及临床经验,介绍常见的12种癌症的早期信号。

1. 肿块增大,不痛不痒　身体任何部位最近出现肿块不痛不痒,特别是增大较快,需要引起警惕,一定要到医院检查确诊。常见慢性疾病有慢性淋巴结炎、淋巴结结核、乳头状瘤、脂肪瘤、甲状腺瘤等,但也要小心有脂肪肉瘤、甲状腺癌、转移性肿瘤的可能。一般情况下,进行手术切除后要做病理组织学检查,明确或排除恶性肿瘤。

2. 慢性溃疡,久治不愈　身体任何部位,尤其是口腔和四肢,如未受过外伤而发生久治不愈的溃疡要特别注意。常见的有口腔及四肢溃疡,但也可为皮肤癌、颊黏膜癌。

3. 吞咽不畅,胸口闷胀　进食时有胸骨后闷胀或有异物感时,要想到有食管炎、食管憩室、贲门痉挛或早期食管癌可能,应及时做食管脱落细胞检查、食管钡餐及纤维内镜检查。

4. 心口嘈杂,上腹饱胀　中上腹部嘈杂或饱胀不适,或多年胃病近来发作频繁,服药无效,要做X线钡餐或胃镜检查,以排除胃癌可能。同时,部分胰腺癌也可能出现上腹饱胀的症状,可以通过增强CT检查予以诊断。

5. 肝区疼痛,反复发作　经常有右上腹疼痛或原有肝炎反复发作,疼痛加剧,要检查甲胎蛋白(AFP)、B超、CT等,以区别肝炎、肝硬化、肝囊肿、肝癌等。

6. 咳嗽痰血,胸痛发热　咳嗽尤其干性咳嗽,经久不愈,或伴有痰中带血、发热、胸痛,要到医院检查,特别对于长期吸烟且量较多者、年龄40岁以上男性更应警惕,要及时检查,排除肺癌可能。

7. 鼻涕带血,鼻塞耳鸣　清晨经常有擤出血性鼻涕或伴有单侧性鼻塞、耳鸣、头痛或伴有耳下淋巴结肿大,应检查鼻咽等部位,排除鼻咽部肿瘤。

8. 便带黏血,变细变形　大便变形、变细伴有黏液、脓血,而又久治不愈,要特别提高警惕。除了考虑痔疮、痢疾、肠炎外,不要忘了大肠癌的可能,及时的肛门指检是非常重要的,必要时需行纤维结肠镜检查。

9. 乳房肿块,乳头溢液　乳房肿块或乳头溢液,一般以纤维腺瘤、导管内乳头状瘤、小叶增生多见。同时须警惕乳腺癌这一女性最常见恶性肿瘤。妇女可在两次月经中间进行自查,用手指腹面沿顺时针方向平摸乳房各部,一旦发现异常应及时到医院检查,以防耽误诊治。

10. 白带增多,阴道流血　白带增多或在月经期外有不规则少量阴道出血,或性交时出血,尤其是中年以上妇女,一般为慢性子宫颈炎或月经失调等,但不能排除子宫颈癌可能,应及早到医院做阴道涂片检查,必要时作子宫颈活检或者诊断性刮宫检查。

11. 无痛血尿,间歇出现　排尿时发现有血性小便,特别是不感觉到疼痛,要注意有否泌尿系统结核、结石、炎症或癌肿可能。应及时检验小便常规及询问病史,必要时做膀胱镜或肾盂造影等检查。

12. 贫血发热,淋巴结大　对不明原因的贫血、发热或伴有淋巴结肿大,应及时进行血象、胸透及淋巴结穿刺检查,正确区分是否有贫血、结核病或白血病、恶性淋巴瘤等疾病。

二、肿瘤的筛查

由于许多肿瘤在早期仅有部分非特异性的症状甚至毫无症状,单靠警惕异常症状来发现肿瘤是完全不够的。肿瘤筛查是指通过试验、检查和其他方法,将表面健康的人群区分为可能患病者和可能无病者。筛查的目的是在表面正常的人群中发现癌前病变或者未被识别的肿瘤。通过对这些患者的筛查进行确诊,达到早发现、早治疗、获得治愈机会的目的。筛查也可能发现其他中晚期患者,同样为治疗和更好的预后争取到了时间。

(一) 筛查方法

目前,应用最广的筛查是选用高危险人群分级筛查法,具体为:根据病史、家族史、年龄等,在自然人群中确定应检对象,然后应用特定的检测手段、方法,对应检对象进行检测,对检测阳性者做癌前危险性程度的评估与诊断;最后对高危险对象做干预性治疗和长期监测。

首先,通过癌症的危险因素来确定筛查对象,危险因素包括年龄、性别、种族、工作类型、生活习惯、特殊疾病史及家族史等。如工作类型为职业疾病史;不良嗜好及饮食习惯;特殊疾病史如慢性肝炎史、血吸虫病感染史;家族史为家族中患某种恶性肿瘤。根据以上因素筛出某些癌症的高危险人群,并在这些人群中开展筛查。以下列举两种癌症的高危险对象及其筛查建议。

1. 肺癌高危险对象　包括:年龄≥40 岁,合并以下 1 种或多种危险因素者:①吸烟≥20 年,包括戒烟时间不足 15 年;②被动吸烟;③有职业暴露史(石棉、铍、铀、氡等接触者);④有恶性肿瘤病史(淋巴瘤、头颈部癌症或与吸烟有关的癌症);⑤有家族史:一级亲属罹患肺癌;⑥有慢性阻塞性肺疾病或弥漫性肺纤维化病史。

对于肺癌高危对象,建议行 LDCT 筛查。建议尽可能使用 64 排或以上多排螺旋 CT 进行肺癌筛查。扫描范围为肺尖至肋膈角尖端水平。基线 CT 扫描后,根据病灶具体情况(形态、大小、边界等特征),建议到专科医院咨询下一步具体诊疗计划。

2. 肝癌高危险对象 包括:男性 35 岁以上、女性 45 岁以上的如下任一人群:①慢性 HBV 感染或慢性 HCV 感染者;②有肝癌家族史者;③血吸虫、酒精、原发性胆汁性肝硬化等任何原因引起的肝硬化患者;④药物性肝损伤患者;⑤遗传性代谢病患者,包括:血色病、α1-抗胰蛋白酶缺乏症、糖原贮积症、迟发性皮肤卟啉症、酪氨酸血症等;⑥自身免疫性肝炎患者;⑦非酒精性脂肪肝(NAFLD)患者。

对于肝癌高危对象,建议联合应用血清 AFP 和肝脏 B 超检查,每 6 个月筛查 1 次。

有些肿瘤如乳腺癌、结肠癌等,有时即使对象没有高危因素,到达一定年龄后也应启动筛查。如结直肠癌的筛查对象包括 45 岁以上的人群,无论是否有肛肠症状或家族史,都应该开展粪便隐血筛查或肠镜筛查;40 岁以上的女性都应开展 1～2 年 1 次乳腺 X 线筛查,对于致密型乳腺,推荐与 B 超联合检查。而对于有家族史或其他高危因素的对象,可以提前筛查年龄。表 5 - 2 列举了一般风险人群在不同年龄应采取的筛查内容。

表 5 - 2 上海市抗癌协会《居民常见恶性肿瘤筛查和预防推荐》(2022 版)
女性及男性癌症筛查推荐时间

年龄	癌症筛查推荐时间
女性	
21～29 岁	采用宫颈细胞学检查宫颈癌,连续筛查 3 年无异常后,每 3 年 1 次
25 岁开始	推荐每 1～3 年进行 1 次临床乳房检查*,了解是否有乳腺癌高危风险
30～39 岁	推荐每隔 1～3 年进行 1 次临床乳房检查;采用宫颈细胞学检查,连续 3 年无异常后,每 3 年 1 次;30 岁进行 1 次低剂量螺旋 CT
40～49 岁	每年 1 次临床乳房检查,每 1～2 年进行 1 次乳腺 X 线检查;采用宫颈细胞学检查,连续 3 年无异常后,每 3 年 1 次
45 岁开始	每年 1 次大便隐血检查(FOBT),每 10 年 1 次肠镜检查
50 岁及以上	每年 1 次临床乳房检查,每 1～2 年进行 1 次乳腺 X 线检查;采用宫颈细胞学检查,连续 3 年无异常后,每 3 年 1 次,到 65 岁且既往多次检查均为阴性,则结束宫颈癌筛查;每年 1 次大便隐血检查,每 10 年 1 次肠镜
50 岁开始	每 5～10 年进行 1 次胃镜检查
75 岁及以上	身体健康状况良好、预期寿命在 10 年以上者,可继续维持筛查。不建议在 85 岁之后进行筛查
男性	
30 岁	进行 1 次低剂量螺旋 CT
40～49 岁	血清 PSA,每 2 年进行 1 次
45 岁开始	每年 1 次大便隐血检查,每 10 年 1 次肠镜检查

年龄	癌症筛查推荐时间
50~74 岁	血清 PSA，每 2 年进行 1 次；每年 1 次大便隐血检查，每 10 年一次肠镜检查；每 5~10 年进行 1 次胃镜检查
75 岁及以上	身体健康状况良好、预期寿命在 10 年以上者，可继续维持筛查。不建议在 85 岁之后进行筛查

注：以上筛查建议的对象是一般风险的人群，如果具有一项及以上高危风险，需要尊重专业医师的咨询意见进行筛查。＊：临床乳房检查建议在月经结束后的第 7~10 天，由乳腺外科医师进行乳房触诊检查。
资料来源：上海市抗癌协会。

（二）筛查的组织

进行肿瘤的筛查是一项大工程，需要有各个方面的资源和支持。要保证筛查成功，就要有足够的工作人员做筛查试验，还要有用于诊断、治疗和随访的设备。此外，对不同目标群体筛查肿瘤的患者，应有系统的随访和相应的服务机制。

肿瘤筛查需要至少满足以下 3 条基本原则：①筛查的疾病是常见肿瘤，发病率和死亡率均较高；②具备有效的治疗方法，能够降低发病率和死亡率；③筛查试验应该易于接受，安全且费用低廉。

筛查要在人群中达到比较高的覆盖率，才能获得预期效果。很多国家将常见癌症的筛查纳入国家癌症控制规划中，使得筛查项目覆盖了大部分目标人群，并确保异常的个体能够接受合适的诊断和治疗。纳入国家癌症控制项目的筛查项目，需要确定以下几点。

（1）筛查的频率和开始筛查的适宜年龄。

（2）筛查试验的质量控制方法。

（3）确定异常者转诊和治疗的机制。

（4）统一的信息系统，并具备以下功能：①对首次筛查的人群发出筛查邀请；②对需要重复筛查的个人进行提醒；③对异常个体随访；④项目监测和评估。

在进行肿瘤筛查的项目时，需要对筛查的效果进行评价，其评价指标包括：

1. 灵敏度（sensitivity）　实际患病且按该诊断试验被正确判断为患病的概率。

2. 特异度（specificity）　实际无病且按诊断试验被正确判断为无病的概率。

3. 阳性预测值（positive predictive value，PPV）　试验阳性结果中，真正患病的比例。

4. 阴性预测值（negative predictive value，NPV）　试验阴性结果中，真正未患病的比例。

5. 可接受性　在设计试验的人群中愿意接受试验的范围。

早期诊断和筛查都对肿瘤的综合控制管理起到了重要作用，但是两者的对象及资源、基础设施、影响和成本的需求是不同的。筛查所需要的资源更多，也比早期诊断更复杂。当资源较少时，工作重点应放在有症状人群的早期诊断上，才有更高的成本-效益，当适合早期诊断的肿瘤中晚期患者比例较高时，更是如此。当资源相对充足时，将早期诊断和低成本的筛查结合起来是一种合理的策略。在缺乏基础设施的国家,实施国家癌症控制规划时,如果需要将筛查作为肿瘤早期检查的一部分,就应避免强制使用发达国家的高新技术。过分强调高新技术,可能使筛查不能覆盖到足够的人群而导致筛查的失败。

第三节　肿瘤的三级预防

　　肿瘤的三级预防是指在恶性肿瘤发生后,通过完善的临床诊治、高效配合的医疗卫生服务,提高治疗效果,改善和控制患者症状,治愈或显著延长患者的寿命,尽可能地提高患者的生存质量,防止致残并促进功能恢复,降低死亡率。三级预防最重要的内容是为患者提供符合规范的诊疗服务,并为无法治愈的患者提供姑息照护。三级预防覆盖的目标人群不仅包括肿瘤患者,也包括他们的家属。肿瘤三级预防的主要目的是使得晚期肿瘤患者获得较好的生活质量,解除疼痛,促进功能康复。这不仅需要医护人员的努力,借助手术、药物、放疗和生物治疗等多种途径来实现,也需要家属乃至社会的帮助,为肿瘤患者提供健康的物质和精神环境,保证其身心健康,能够重新投入社会和家庭生活中。

　　人们把征服癌症的希望寄托于癌症的预防。充分运用目前已经掌握的医疗和预防知识,认真施行三级预防措施,至少50%的癌症都是能够预防的。

　　美国自20世纪90年代以来,恶性肿瘤的死亡率下降了30%。其中,结直肠癌死亡率自1980年以来稳步下降,显现了三级预防通力合作的成效:通过健康生活方式的引导,让更多的人采用更加健康的膳食模式,降低了结直肠癌的发病率;通过肠镜在人群中的覆盖(肠镜普及率由2000年的20%增长至2018年的61%),一方面增加了早期肠癌的检出率,另一方面通过对癌前病变的治疗,甚至降低了肠癌的发病率;新的药物如抗EGFR单克隆抗体、抗血管生成的靶向药物的发明和应用,增加了肠癌的治疗效果,延缓了肿瘤晚期患者的生命。通过模型拟合,美国结直肠癌的死亡率降低中,一级预防贡献了35%,二级预防贡献了53%,三级预防(即临床诊疗进步)贡献了12%。

(周昌明　郑　莹)

参考文献

[1] 邵志敏,沈镇宙,郭小毛. 肿瘤医学[M]. 上海:复旦大学出版社,2019.

[2] WHO. 癌症控制——从理论到行动　世界卫生组织行动规划指南[M]. 中国疾病预防控制中心,慢性非传染性疾病预防控制中心编译. 北京:人民卫生出版社,2012.

[3] 赵平,王陇德,黎钧耀. 预防肿瘤学[M]. 北京:人民卫生出版社,2014.

[4] KRAUS S, NAUMOV I, ARBER N. COX-2 active agents in the chemoprevention of colorectal cancer[J]. Recent Results Cancer Res,2013,191:95-103.

[5] LI F, DOU J, WEI L, et al. The selective estrogen receptor modulators in breast

cancer prevention[J]. Cancer Chemoth Pharm, 2016,77(5):895 - 903.

[6] LIM S S, VOS T, FLAXMAN A D, et al. A comparative risk assessment of burden of disease and injury attributable to 67 risk factors and risk factor clusters in 21 regions, 1990—2010: a systematic analysis for the Global Burden of Disease Study 2010[J]. Lancet, 2012,380(9859):2224 - 2260.

[7] MA J, JEMAL A, FEDEWA S A, et al. The American Cancer Society 2035 challenge goal on cancer mortality reduction[J]. CA Cancer J Clin, 2019,69(5): 351 - 362.

[8] MOORE S C, LEE I M, WEIDERPASS E, et al. Association of leisure-time physical activity with risk of 26 types of cancer in 1. 44 million adults[J]. JAMA Intern Med, 2016,176(6):816 - 825.

[9] REN H, CAO W ,CHEN G, et al. Lung cancer mortality and topography: A Xuanwei case study[J]. Int J Env Res Pub He, 2016,13(5):473.

[10] SIEGEL R L, MILLER K D, WAGLE N S, et al. Cancer statistics, 2023[J]. CA Cancer J Clin, 2023 ,73(1):17 - 48.

[11] STEWART B W, WILD C P. World cancer report 2014[M]. Geneva: WHO Press, 2014.

[12] STRAIF K, COHEN A, SAMET J. Air pollution and cancer[M]. Geneva: WHO Press, 2013.

[13] WCRF/AICR. Diet, nutrition, physical activity and cancer: a global perspective [R]. (2018 - 06 - 05)[2023 - 07 - 10]. https://www. wcrf. org/dietandcancer.

[14] WHO. Global strategy to accelerate the elimination of cervical cancer as a public health problem [M]. Geneva: World Health Organization, 2020.

[15] WHO. Guide to cancer early diagnosis [M]. Geneva: World Health Organization, 2017.

[16] WHO. WHO report on the global tobacco epidemic, 2023: protect people from tobacco smoke[M]. Geneva: World Health Organization, 2023.

第六章　肿瘤病理学

肿瘤病理学(tumor pathology)是研究肿瘤的病因、发病机制、病理变化和疾病转归的科学,从临床实践来看,肿瘤病理学是外科病理学的一个重要分支,其首要任务是对肿瘤患者做出明确的病理学诊断和组织学分型,为临床治疗选择和预后提供客观依据。

▎第一节　肿瘤的一般形态学特征

除白血病外,绝大多数实体瘤都以形成肿块为特点。肿瘤形状、大小和数目、颜色、结构和质地、包膜和蒂等形态特点多种多样,但有规律可循,并在一定程度上可以反映肿瘤的良、恶性。

一、肿瘤的大体形态

(一) 形状

实体瘤可呈结节状、圆球形、椭圆形、扁圆形、长梭形、哑铃状、葫芦状、分叶状、息肉状、蕈伞状、乳头状、斑块状、树枝状或溃疡状。膨胀性生长的肿瘤边缘整齐或有包膜。浸润性生长的肿瘤边缘不规则,伸入周围正常组织,呈犬牙交错状、蟹足状或放射状。

(二) 大小和数目

肿瘤大小不一。微小癌和隐匿癌的体积小,如甲状腺乳头状微癌直径不超过 1 cm,位于体表或重要脏器(如脑和脊髓)的肿瘤、有功能的内分泌肿瘤及高度恶性肿瘤通常体积较小。良性或低度恶性肿瘤生长在非要害部位时体积巨大,如卵巢囊腺瘤、脂肪肉瘤,直径可超过 50 cm,重量达 100 kg 以上。

肿瘤常为单个,有时可多发,常见的多发性肿瘤有家族性大肠腺瘤病、神经纤维瘤病、内生性软骨瘤病和多发性骨髓瘤等。复发的肿瘤可在局部形成数个病灶。转移性肿瘤可形成多个转移灶,但非多发。

(三) 颜色

肿瘤的颜色与其相应正常组织的颜色相近。多数肿瘤的颜色呈白色或灰白色,如大多数癌、平滑肌瘤等;脂肪瘤、神经鞘瘤呈黄色;大多数肉瘤呈灰红色;血管瘤和血管肉瘤、内分泌肿瘤呈红色或红褐色;恶性黑色素瘤呈灰黑色或黑色。此外,软骨性肿瘤呈浅蓝灰色,粒细胞肉瘤在新鲜标本上可呈淡绿色。肿瘤的继发性改变如坏死呈淡黄色,陈旧性出血呈铁锈色,黏液样变性呈暗灰色,含胆色素的肿瘤则呈黄绿色。

（四）结构和质地

肿瘤的结构和质地取决于肿瘤实质和间质的成分和数量。

海绵状血管瘤、囊性畸胎瘤、囊腺瘤和囊腺癌的结构呈囊状。乳腺叶状肿瘤、管内乳头状瘤呈裂隙状。平滑肌瘤、纤维瘤病呈漩涡状。高度恶性肉瘤、恶性淋巴瘤则均匀一致。

癌的质地一般硬而脆，但实质细胞多的癌如乳腺髓样癌则较软。各种腺瘤、脂肪瘤、血管瘤的质地柔软，而平滑肌瘤、纤维瘤病则常坚韧。钙化上皮瘤、骨瘤、骨软骨瘤质地坚硬。高度恶性肉瘤软而嫩，似鱼肉状。肿瘤继发坏死，液化或囊性变者，质地往往变软。

（五）包膜

包膜一般是良性肿瘤的特征，如脂肪瘤、神经鞘瘤、各种腺瘤和囊腺瘤等都有完整包膜。但良性肿瘤未必都有包膜，如乳头状瘤、平滑肌瘤、血管瘤、内生性软骨瘤等。凡有包膜的肿瘤，如肿瘤侵犯并穿透包膜，往往意味着是恶性肿瘤，如甲状腺滤泡性肿瘤包膜完整时为滤泡性腺瘤，瘤细胞穿破包膜则为滤泡性癌。恶性肿瘤通常无包膜，或仅有不完整的包膜或假包膜。所谓假包膜，是指大体上似有"包膜"，但镜下为增生的纤维组织，在这种"包膜"上或"包膜"外已有瘤细胞浸润。有些恶性肿瘤初起时可有包膜（如小肝癌），后期包膜被突破，瘤细胞浸润至包膜外。

（六）蒂

发生于真皮、皮下、黏膜下或浆膜下等部位的肿瘤有时有细长或粗短的蒂，如软纤维瘤、乳头状瘤、胃肠道息肉状腺瘤、骨软骨瘤等。带蒂的肿瘤大多为良性，恶性肿瘤很少有蒂，即使有蒂也短而粗。食管癌肉瘤常可有蒂；卵巢巨大肿瘤常以卵巢系膜和韧带为蒂，容易并发蒂扭转。

二、肿瘤的组织形态

各种肿瘤的组织形态多样，但都由实质和间质两部分组成。构成肿瘤的瘤细胞组织结构与其来源的正常组织相似，这是肿瘤组织学分型的基础。然而，肿瘤与其相应组织在瘤细胞大小、形状及组织结构上存在差异，这种差异称为异型性。良性肿瘤与其相应组织近似，恶性肿瘤与相应组织偏离较远。

（一）肿瘤的实质和间质

1. 实质　肿瘤的实质（parenchyma）由瘤细胞组成，是肿瘤的主要成分，又称为主质。瘤细胞的排列方式与其分化程度和异型性有关。由上皮细胞组成的肿瘤可呈现下列结构：腺管状、腺泡状、乳头状、栅状、小梁状、巢状、筛状、圆柱状和囊状等。由结缔组织、肌肉组织及神经组织等成分组成的肿瘤可排列成漩涡状、编织状、轮辐状、栅栏状、裂隙状、菊形团、假菊形团、洋葱皮样、束状和波纹状等。由淋巴造血组织组成的肿瘤多呈弥漫状排列。

2. 间质　肿瘤的间质（stroma）由瘤细胞诱导产生，常介于瘤细胞之间和瘤细胞与正常细胞之间，对肿瘤的生长起重要作用。肿瘤的间质由结缔组织、血管和神经等构成。

结缔组织含细胞、纤维及基质。肿瘤中的血管可为被侵犯组织的残留血管,也可为被肿瘤刺激诱发的新生血管。肿瘤中神经多为原有的,偶有再生的神经纤维。间质内还常存在数量不等的炎症细胞。不同肿瘤中间质(主要为结缔组织)的量和质存在很大差异,促结缔组织增生性肿瘤(desmoplastic tumor)如乳腺硬癌、胆管癌和促结缔组织增生性间皮瘤等肿瘤中间质成分超过肿瘤的 90%。多数分化差的癌和淋巴瘤中间质成分很少。

肿瘤间质中血管可多可少。良性肿瘤中血管一般较少,某些类型癌如乳腺硬癌和肺瘢痕癌中血管也很少。内分泌肿瘤、肝细胞癌、腺泡状软组织肉瘤、副神经节瘤和血管周细胞瘤(PEComa)中有丰富的血管或血窦。肿瘤中的新生血管大多为毛细血管,血管发育差,管腔口径不一,分布不均,肿瘤边缘的血供比肿瘤中央好,尤其是恶性肿瘤中注入的血流多少不一,常常不能满足肿瘤生长和瘤细胞迅速代谢的需要,引起瘤细胞坏死和凋亡。

▌第二节　肿瘤的组织学分类和命名

一、肿瘤的组织学分类

为了规范肿瘤病理学诊断标准,便于国际交流,促进临床、病理和流行病学资料比较,WHO 从 20 世纪 60 年代开始陆续出版了一套《WHO 肿瘤组织学分类》丛书,涵盖了所有系统的肿瘤组织学分类,并不断加以更新。各系统肿瘤的最新版(第五版)分类正在陆续出版中,新版分类以组织病理学为基础,结合临床特点、流行病学、发病机制、免疫组织化学(immunohistochemistry,IHC)、细胞和分子遗传学、必要的诊断标准和预后对肿瘤进行分类。

二、肿瘤的命名

(一) 一般命名法

一般命名法依据肿瘤组织来源和生物学行为予以命名,有时加上肿瘤的镜下或大体形态特征。组织来源表明肿瘤起源的细胞类型,而生物学行为则提供肿瘤的良性、交界性或恶性信息,详细内容参考本书绪论。

(二) 特殊命名法

部分肿瘤按照传统习惯、特殊情况约定或人名命名,如白血病(leukemia)、蕈样肉芽肿病(mycosis fungoides)、霍奇金淋巴瘤(Hodgkin lymphoma)、尤因肉瘤(Ewing sarcoma)、佩吉特病(Paget disease)和罗萨伊-多尔夫曼病(Rosai-Dorfman disease)等。

(三) 新式命名法

随着分子检测在现代肿瘤诊治中的不断应用,肿瘤的分型正在从形态学分类逐渐向分子分型过渡,越来越多的新病种结合了形态学和分子特征来命名,如 NTRK 重排梭形细胞肿瘤、CIC 重排肉瘤、伴有 BCOR 遗传学改变的肉瘤、伴有 IRF4 重排的大 B 细胞淋巴瘤和伴有 11q 异常的大 B 细胞淋巴瘤等。

第三节　恶性肿瘤的病理分级和分期

一、恶性肿瘤的病理分级

根据恶性肿瘤的瘤细胞分化程度、核分裂象和坏死等对肿瘤进行分级,为临床治疗和预后判断提供依据。病理分级可表明肿瘤的恶性程度,肿瘤分级越高(高级别,high grade),恶性程度越高,预后相对较差;分级越低(低级别,low grade),恶性程度越低,预后相对较好。

(一) 常用分级法

由于各系统肿瘤形态的复杂性,尚无统一的方法进行病理分级,国际上普遍采用的是3级法,如Ⅰ、Ⅱ和Ⅲ级,或高分化、中分化和低分化(或差分化)(如为4级法,还包括未分化)。中枢神经系统肿瘤则采用4级法(Ⅰ级、Ⅱ级、Ⅲ级和Ⅳ级)。需要指出的是,病理分级和肿瘤分化正好相反,病理分级越低肿瘤分化越好(低级别高分化),病理分级越高肿瘤分化越差(高级别低分化)。

(二) 特殊分级法

1. 乳腺癌 Elston 和 Ellis 分级系统　根据腺管形成、核多形性和核分裂象进行评分,参见表6-1。

表6-1　半定量法评估乳腺癌组织学分级

形态	评分
腺管形成	
多数(>75%)	1
中度(10%~75%)	2
少或无(<10%)	3
核多形性	
小,规则,形态一致	1
中等大,细胞形态不同	2
细胞形态显著不同	3
核分裂数	
取决于显微镜视野面积	1~3
组织学分级	总分
1级	3~5
2级	6或7
3级	8或9

2. 前列腺癌 Gleason 分级系统　根据低倍镜下腺体结构与正常腺体差异程度分为5级,并经过国际泌尿病理协会(The International Society of Urological Pathology,

ISUP)修订,参见表 6-2 和 6-3。前列腺癌标本的病理诊断应包括 Gleason 评分,ISUP/WHO 分组,穿刺标本需注明肿瘤占比。

表 6-2　前列腺癌 Gleason 分级模式(ISUP 2005 和 2014 改良)

Gleason 模式	主要形态	评　述
1 和 2	散在的规则腺体,境界清楚,圆形结节状	不适用于芯针穿刺活检,极少用于前列腺根治标本
3	散在腺体大小和形状不一,在非肿瘤性腺泡之间浸润性生长 包括假增生性、萎缩性和微囊模式	不再包括筛状或肾小球样腺体
4	融合的微小腺体,腺腔不清的形成不佳腺体,筛状腺体或肾小球样腺体 少量腺体分化,由实性片状,索样,小实性柱状或单个细胞	
5	或 实性,筛状或乳头状模式伴中央坏死(粉刺癌)	多数粉刺癌(不是全部)现在认为是前列腺导管内癌(IDC-P)

表 6-3　前列腺癌根治标本和穿刺标本 Gleason 分级

Gleason 评分	GG	穿刺标本评分	根治标本评分
≤3+3=6	1	仅有模式 3	通常仅有模式 3 极少见情况下见低级别模式 少数最高级别(仅 ISUP)
3+4=7	2	存在 2 种模式: 主要模式(主要):3 最高级别模式(次要):4	2 种或 3 种模式: 主要模式(主要):3 2 种模式(次要):4 可有第 3 种模式 5(≤5%肿瘤体积)
4+3	3	存在 2 种模式:4 最高级别模式(次要):3	2 种或 3 种模式: 主要模式(主要):4 第 2 种模式(次要):3 可有第 3 种模式 5(≤5%肿瘤体积)
4+4=8 3+5=8 5+3=8	4	存在 1、2 或 3 种模式:仅有模式 4 或 主要模式(主要):3 最高级别模式(次要):5 或 主要模式(主要):5 第 2 种模式(次要):3	存在 1、2 或 3 种模式: 模式 4≥95%肿瘤体积 忽略模式 3 如为第 3 种模式或≤5%肿瘤 或 主要模式(主要):3 第 2 种模式(次要):5 或 主要模式(主要):3 第 3 种模式(>5%肿瘤):5 或 主要模式(主要):5 第 2 种模式(次要):3

Gleason 评分	GG	穿刺标本评分	根治标本评分
4＋5＝9 5＋4＝9 5＋5＝10	5	存在 1、2 或 3 种模式： 主要模式（主要）：4 最高级别模式（次要）：5 或 主要模式（主要）：5 最高级别模式（次要）：4 或 仅有模式 5	存在 1、2 或 3 种模式： 主要模式（主要）：4 第 2 种模式（次要）：5 或 主要模式（主要）：4 第 3 种模式（＞5％肿瘤）：5 或 主要模式（主要）：5 第 2 种模式（次要）：4 或 仅有模式 5

注：GG，grade group（级别组）。

3. 软组织肉瘤分级系统　采用较多的是法国癌症中心联合会（Fédération Nationale des Centres de Lutte Contre le Cancer，FNCLCC）的评分及分级系统，参见表 6-4。

表 6-4　软组织肉瘤 FNCLCC 组织学评分系统

参数	标　准
肿瘤分化	
评分 1	非常类似成人正常间叶组织 （如高分化脂肪肉瘤）
评分 2	能做出组织学分型的软组织肉瘤 （如黏液样脂肪肉瘤）
评分 3	胚胎性或未分化肉瘤，类型不明确的肉瘤
核分裂计数	
评分 1	0～9/10 高倍视野
评分 2	10～19/10 高倍视野
评分 3	≥20/10 高倍视野
肿瘤性坏死（镜下）	
评分 0	无
评分 1	＜50％
评分 2	≥50％
组织学分级	
G_1	总评分为 2，3
G_2	总评分为 4，5
G_3	总评分为 6，7，8

4. 神经内分泌肿瘤分级系统　胃肠道和肝胆胰神经内分泌肿瘤（neuroendocrine neoplasms，NENs）的分类和分级标准参见表 6-5，肺神经内分泌肿瘤的分类和诊断标

准参见表 6-6。

表 6-5 胃肠道和肝胆胰神经内分泌肿瘤的分类和分级标准

命名	分化	级别	核分裂象	Ki-67 指数
NET，G_1	高分化	低	$<2/2\,mm^2$	$<3\%$
NET，G_2	高分化	中	$2\sim20$	$3\%\sim20\%$
NET，G_3	高分化	高	>20	$>20\%$
NEC，小细胞	差分化	高	>20	$>20\%$
NEC，大细胞	差分化	高	>20	$>20\%$
混合性 NEN	高或低分化	不定	不定	不定

注：NET，neuroendocrine tumor(神经内分泌肿瘤)；NEC，neuroendocrine carcinoma(神经内分泌癌)。

表 6-6 肺神经内分泌肿瘤的分类和诊断标准

分类	诊断标准
典型类癌	肿瘤$\geqslant5\,mm$，具有类癌形态，核分裂象<2 个$/2\,mm^2$，无坏死
非典型性类癌	具有类癌形态，核分裂象 $2\sim10$ 个$/2\,mm^2$，和/或坏死(常灶性)
大细胞 NEC	具有神经内分泌形态(器官样巢状，栅栏状，菊形团，梁状) 高核分裂计数：>10 个$/2\,mm^2$，中位 70 个$/2\,mm^2$ 坏死(常呈大片状) 非小细胞形态；低核质比；染色质空泡状，粗或细腻；常核仁明显；部分肿瘤染色质细腻，核仁不明显，归为非小细胞癌主要是瘤细胞体积大，胞质丰富 表达 1 个或多个神经内分泌标记(除 NSE 外)和/或电镜观察到神经内分泌颗粒
小细胞肺癌	小细胞形态(一般少于 3 个静止状态淋巴细胞) 细胞质：稀少 细胞核：均匀颗粒状，无或核仁不明显 高核分裂计数：>10 个$/2\,mm^2$，中位 80 个$/2\,mm^2$ 坏死：常见(常呈大片状)

二、恶性肿瘤的病理分期

国际抗癌联盟(UICC)和美国癌症联合委员会(AJCC)建立了一套世界各国普遍接受的恶性肿瘤分期系统，即 TNM 分期系统。该系统依据未治疗前原发性肿瘤的大小和浸润范围、区域淋巴结和远处转移进行分期。分期系统必须对所有不同部位的肿瘤都适用，而且在手术后取得病理结果后予以补充。病理分期(pTNM 分期)即为治疗后的病理分期。pT 能更准确地确定原发性肿瘤的范围、浸润深度和播散情况，pN 能更准确地确定清扫的淋巴结有无转移及淋巴结转移的数目和范围，pM 可在显微镜下明确送检标本有无远处转移。

恶性肿瘤的病理分期和临床分期对其预后判断有时比肿瘤的组织学分型和分级更有价值。例如，宫颈鳞状细胞癌的分期具有非常重要的预后意义，鳞状细胞有微小浸润的间质浸润深度≤3 mm(T_1a_1),其局部复发率和盆腔淋巴结转移率仅分别为 0.2% 和 0.3%;而间质浸润深度 3.1～5.0 mm(T_1a_2),其局部复发率和盆腔淋巴结转移率分别达 5.4% 和 7.4%。后者的复发率和转移率比前者高约 25 倍,这表明宫颈鳞状细胞癌的分期,即使再细分亚期(T_1a_1 和 T_1a_2)也显示出与预后关系十分密切。

第四节 肿瘤的细胞病理学诊断

一、细胞病理学诊断的价值和局限性

追溯至 19 世纪中叶,早期细胞学标本多为易获取的呼吸道、泌尿道和女性生殖道的脱落分泌物,几乎同时期通过针刺抽吸方法从体表肿块获取细胞并在显微镜下寻找肿瘤的穿刺技术也得到开展,且穿刺针逐渐演变为细针,故传统上细胞病理学可相应分为脱落细胞学(exfoliative cytology)和细针穿刺细胞学(fine-needle aspiration cytology)两大类别。虽类别名称沿用至今,但各自涵盖的检查种类已大幅拓展,细针穿刺方法获取的标本已不仅来自体表,亦可在影像学技术定位下对深部肿块进行穿刺;脱落细胞学标本不仅是脱落的分泌物,也来自体腔积液和内窥镜操作下获取的标本等。此外,因宫颈脱落细胞学检查(即巴氏涂片)在宫颈癌筛查中发挥了重大作用并大规模开展,历史上曾在细胞病理学检查中占据重要地位,因此细胞学又可分类为妇科细胞学(gynecologic cytology)和非妇科细胞学(non-gynecologic cytology)。

作为有相当准确性的一种病理学检查,细胞病理学检查的临床价值源于其普遍具有的安全性(无创或微创)、方式灵活性、操作简便性和经济性,且制片报告迅速。如前所述,巴氏涂片因可在普通人群中大规模反复开展,可有效检出宫颈癌及其癌前病变所造成的细胞形态变化,从而成为宫颈癌筛查的工具,有效降低宫颈癌发生率和死亡率。此外,当组织学检查无法开展或没必要开展时,可获取细胞学标本进行病理检查,例如病灶无法手术切除、患者难以耐受手术、多发或复发转移病变、痰/体腔积液/尿液等无法进行组织学检查。尚可使用细胞学检查替代某些不必要的诊断性手术,减少相应的手术伤害和费用,例如对发病率极高的甲状腺结节进行细针穿刺,可筛选出占比较低的需要手术或抗肿瘤治疗的高风险甲状腺肿瘤。再者,细胞学可与组织学检查联合使用,提高病理诊断的准确性,例如膀胱高级别尿路上皮癌的平坦病灶在膀胱镜下难以发现,但脱落的肿瘤细胞可通过尿细胞学检出,反之膀胱镜下大体可见的低级别尿路上皮癌则因缺乏可靠的细胞学诊断线索而更适合经组织学活检明确诊断,故需要组织学和细胞学联合检查。

细胞病理学检查的主要局限性一方面体现在取材偏倚,检查具有局部抽样采集性质,可能无法代表完整病变,病灶隐匿、纤维化、囊性变、伴大量炎症坏死,以及采集者的经验等均可能导致目标细胞稀缺或无而产生假阴性结果,例如,周围型肺癌因瘤细胞难以经气管排出而导致痰细胞学检查阴性。判读偏倚则是细胞学检查的另一局限性,由于细胞学标本为脱落细胞或细针穿刺获取的细胞,相应制片方式最主要为涂片,涂片内通常难以完全保留或展示组织病理学切片中的所谓"组织学结构",而后者恰为组织病理学诊断的重要依据,故导致细胞学无法利用此类线索进行诊断。例如,组织学区分高级别宫颈鳞状上皮内病变(high-grade squamous intraepithelial lesion, HSIL)与低级别鳞状上皮内病变的依据之一为判断非成熟细胞占据鳞状上皮的层次比例,且 HSIL 与浸润性/微浸润性鳞癌的鉴别需观察有否基底膜突破及突破程度,这些组织学结构特征难以在宫颈巴氏涂片中显现,无法作为细胞学诊断标准。同理,脉管、包膜和神经侵犯等用于鉴别某些肿瘤良恶性的组织学结构特征也无法在细胞学诊断中加以利用。然而,细胞学形态诊断依然有较好的准确性,因其可通过仔细观察细胞数量、细胞类型组成、细胞排列方式、细胞核及胞质的性状,以及细胞外物质等进行细胞形态学诊断,标本中一些特殊细胞排列方式和残存的少量组织片段仍可一定程度上反映组织学特征,且涂片不受切片损耗及损伤等影响,细胞完整,可能体现某些组织学切片难以展现或易被忽略的诊断线索。例如,甲状腺髓样癌在细胞学标本中为散在分布,排列方式和细胞形态均更能体现其神经内分泌肿瘤的特点而易诊断。

总体而言,细胞病理学和组织病理学同为病理学的分支,既有区别又有相关性,细胞学诊断应以组织病理学为基础,了解病变的完整细胞组成和组织学结构有助于提高细胞病理学诊断的准确性。

二、细胞病理学常见检查

(一) 脱落细胞学检查

"脱落细胞"主要指从体表、体腔或与体表相通的管道内自然脱落、分泌或经一定器械操作采集的浅表细胞。常见标本包括宫颈和痰涂片;皮肤、乳晕和口腔溃疡刮片;内窥镜刷片;尿液、乳头溢液、胸腔积液、腹水、心包积液、脑脊液、内镜灌洗液和胸/盆腹腔冲洗液等液体标本沉渣涂片。此外,可将组织学标本制作为印片(touch imprint)进行细胞学检查,主要为淋巴结活检、空芯针穿刺、神经病理和鼻咽活检等多种小标本。常见脱落细胞学标本采集方式如下。

1. 痰　晨起清洁喉咙及口腔后,用力从肺深部咳痰 3～4 口至痰瓶内,以避免仅留取唾液,并将新鲜痰样本送检。取材应挑选痰液中带有血丝的部分或灰白色痰丝。

2. 尿　分为自然排空尿、经器械方法获取的尿(导管尿、膀胱冲洗及上尿路冲洗液等),以及回肠代膀胱术后的尿等,后两类可能产生影响镜下判断的混淆因素,故送检时需注明尿液类型。自然排空尿连续送检有助于增加检出机会,不要求首次晨尿,虽然其中细胞数量更多,但因长时间浸泡于尿液中而易退变,影响形态观察。女性宜收集中段尿以减少阴道鳞状上皮污染。

3. 乳头溢液　往乳头方向轻轻按摩乳房,并用清洁载玻片轻触乳头表面溢出的液体,均匀涂片,并记录溢液的大体性状和发生溢液的导管数量。

4. 皮肤、乳晕或口腔黏膜溃疡刮片　使用消毒竹签、刮板、手术刀片和针头等轻刮患处,并将刮取物均匀涂片。

(二) 细针穿刺细胞学检查

指使用细针刺入肿块内，获取细胞进行病理检查的方法。细针穿刺细胞学检查(fine needle aspiration，FNA)所用细针外径一般不超过 0.7 mm(22 G 及以上)，配合穿刺病灶位置可采用不同长度的细针。对于体表可触及的肿块，主要为体表肿大淋巴结、涎腺、甲状腺、乳腺、皮肤和软组织肿块等，可通过触诊对肿块进行穿刺。对于触诊难以发现的深部肿块，可经超声、超声内镜及 CT 等影像学技术引导下穿刺，主要为肺、纵隔、胰腺、甲状腺、乳腺、肝和腹腔肿块等。对于体表可触及但性质不均一的肿块及多发肿块，亦可在影像学引导下穿刺，经影像学定位囊性肿块的囊壁或囊实性肿块的实性区域进行穿刺，或挑选多发占位中影像学可疑的占位进行穿刺，以提高标本满意度和诊断灵敏度。

FNA 属于微创检查，禁忌证少见。体表肿块几无绝对的穿刺禁忌证，然而颈部副神经节瘤/化学感受体瘤穿刺因可能导致高血压危象而成为禁忌证，深部的副神经节瘤/嗜铬细胞瘤同属禁忌证。深部肿块穿刺普遍禁忌证为患者不合作及出血素质，包括抗凝血药物使用者和血管源性疾病等，并需按病变性质、解剖部位、合并疾病和既往史来判断是否有特殊的禁忌证。例如，肺穿刺禁忌证可包括患者呼吸控制困难、难以控制的咳嗽、未能控制的手术区域急性感染、严重的心肺功能障碍、对侧肺切除或对侧大量胸腔积液和肺实变等。出血是 FNA 极低比例并发症中最常见的类型，表现为局部血肿、瘀斑、咯血和血尿等。并发气胸主要见于锁骨上肿块、腋下、乳腺等体表穿刺及影像学引导下的经胸穿刺。其他并发症包括感染、血管迷走神经反应、空气栓塞、皮下气肿、副神经节瘤/嗜铬细胞瘤穿刺引发高血压危象、胰腺穿刺引起的血淀粉酶升高和胰腺炎、穿刺后手术标本组织形态学改变等。穿刺致死极为罕见，文献总结腹部穿刺死亡发生率为 0.008%～0.031%。穿刺术前谨慎判断患者是否存在禁忌证、严格规范穿刺操作，并使用细针有助于减少穿刺并发症，影像学引导的深部肿块穿刺后患者应静卧留观，注意血压等生命体征变化，以便及时抢救。

三、常用细胞病理学制片方法

(一) 直接涂片

脱落细胞学和穿刺细胞学标本均适用。即通过推片或涂抹将采集的细胞尽可能均匀地涂布于载玻片上的制片方式。应避免细胞机械损伤及涂片厚薄不均。

(二) 离心沉渣涂片

适用于各类脱落或穿刺细胞学获得的液体标本。将液体标本离心后弃上清，取沉渣进行直接涂片。

(三) 印片

将组织学活检或手术切除标本的新鲜剖面轻触玻片制成印片，随后将标本固定送组织学检查。应避免用力过度或制作压片，因会挤压破坏组织，影响后续的组织学检查。

(四) 细胞块

常用琼脂、促凝血酶原激酶(thromboplastin)或 10% 中性甲醛(福尔马林)等促凝物质使已制成离心沉渣形式的细胞学标本凝固，石蜡包埋成块并切片的方法。FNA 标本常使用针头洗液离心后制作细胞块(cell block)。与涂片相比,细胞块的优点在于可以石蜡块形式长期保存标本,可开展回顾性辅助检查,可做到连续切片满足多个抗体检测需求,可能保留一些组织学结构。细胞块使用的缺陷在于切片后细胞块中缺乏足够有诊断意义细胞的情况并不少见,切片导致报告时间滞后、人力物力消耗及检查费用上升等。

(五) 液基细胞学

液基细胞学(liquid-based cytology,LBC)使用商品化细胞保存液即刻保存采集的细胞,经过滤膜过滤后负压吸取或密度梯度离心后细胞沉降方式大幅减少红细胞、炎症细胞、坏死或黏液等可能覆盖诊断细胞的成分,并通过自动化制片系统使细胞均匀薄层分布于直径 1~2 cm 的圆形区域,以减少细胞机械损伤、细胞涂布厚薄不均及细胞过度重叠等现象,使细胞清晰可辨,缩小阅片面积,减少阅片疲劳,且可用于计算机细胞图像分析。使用细胞保存液不仅有利于标本及时固定,更可长期有效保护细胞的蛋白质及核酸质量,以便回顾性开展免疫和分子检测。LBC 主要局限性为制片成本提高、保存液有固定作用使罗曼诺夫斯基染色(Romanowsky stain)和流式细胞免疫表型分析无法进行、过滤或沉降步骤所致细胞漂浮感和细胞形态与传统涂片有所差异,令阅片医师需要调整阅片习惯,并积累相关诊断经验。LBC 最早在宫颈细胞学检查中应用,目前亦可应用于非妇科细胞学检查。

四、快速现场评价

快速现场评价(rapid on-site evaluation,ROSE)通常指在穿刺等标本采集现场进行涂片、快速染色和阅片,迅速判断取材满意度,包括是否取到有诊断意义的细胞及细胞量是否足够,以明确是否需要当场追加穿刺,不仅有助于减少患者日后不必要的往返检查及附带的检查创伤和医疗费用,并力争通过初步的阅片判断,了解有否辅助检查的需求,适时追加穿刺,尽量预留足够标本。随着影像学引导下的细胞学检查开展规模增大、个体化医疗带来的辅助检查需求提升,甚至出现穿刺术后即可微创治疗等新需求,ROSE在国内开展需求随之上升。然而,ROSE 的发展亦不同程度受到人力物力资源短缺的限制,ROSE 亦无可避免地会面临病变本身穿刺困难、局部抽样检查属性及疑难病例快速判读陷阱等问题的挑战。改进穿刺等标本采集技术、适当安全地增加穿刺次数、制作细胞块及使用有效的细胞保存液等在无法开展 ROSE 的情况下为可取的替代措施。

五、辅助检查在细胞病理学诊断中的应用

现代细胞病理学诊断已逐步发展为结合细胞形态学-免疫表型分析-分子遗传-临床的综合性诊断模式。细胞学标本采集方法的进步,细胞块、液基技术、游离核酸提取甚至ROSE 的推广,使获取满意细胞学标本的机会增加,用于形态诊断和辅助检查的标本的质和量得到更多保障,并可用于回顾性检查。细胞学标本可以开展的辅助检查种类基本与组织学标本相同,然而鉴于细胞学标本保存固定方法与组织学存在差异性,并有多样性,细胞学辅助检查亟须加强质控,验证检测方法。另外,应把握判读标准在细胞学标本中的适用性,尤其需要考量基于组织学标本产生的判读标准是否适合直接应用于细胞学

标本。

六、细胞病理学诊断报告

理想的细胞病理学诊断报告应包含表述清晰、简明扼要、不易误读的诊断结果,还宜酌情纳入与细胞学诊断类别匹配的临床处理内容,尽可能为临床决策提供依据。因此,报告务必使用规范的诊断术语,弃用易引起歧义和混淆的仅有数字式分类的报告模式,例如历史上曾广泛应用的宫颈细胞学巴氏5级分类法,推荐使用诊断分类名称为文字或文字加数字的描述性诊断报告模式。后者亦为近年来国际细胞病理学界陆续出台的一些格式化细胞病理学诊断报告系统所采用的模式,如宫颈细胞病理学Bethesda报告系统(The Bethesda System,TBS),甲状腺细胞病理学Bethesda报告系统,尿细胞病理学Paris报告系统,涎腺细胞病理学Milan报告系统,以及胰腺/胆道细胞学的巴氏报告系统等。

常用诊断分级总体类别包括:①标本不满意;②良性;③非典型细胞,指细胞形态异常,但因质和/或量的欠缺导致既不能确诊为良性,亦不足以诊断为肿瘤/疑肿瘤、疑恶性肿瘤和恶性肿瘤的情况;④肿瘤/疑肿瘤,通常指良性肿瘤或难以与良性肿瘤区分的低级别恶性肿瘤;⑤疑恶性肿瘤,通常指异常细胞具备了恶性肿瘤的特点,但质和/或量不足以确定为恶性,相较非典型类别,诊断更偏向恶性;⑥恶性肿瘤。在上述诊断总体类别名称下,酌情给出具体的诊断或怀疑的病变名称,甚至分化程度。报告中可酌情加入注释,注释内容可包括对诊断有参考价值的镜下描述、鉴别诊断、辅助检查及相关临床处理的建议。此外,某些规范化细胞学报告系统除提供诊断外,尚总结罗列了不同诊断类别的恶性肿瘤风险,并关联临床处理方法。采用统一规范的格式化报告系统有助于病理医师及临床医师对报告的正确理解,促进彼此之间的交流,尽力避免诊断失误的发生。

第五节　肿瘤的组织病理学诊断

一、肿瘤的诊断依据

肿瘤的诊断是一个多学科的综合分析过程。肿瘤的诊断为临床治疗服务,诊断依据是治疗的前提,而且还反映了肿瘤资料的可靠程度。随着医疗新技术和新方法的不断涌现,肿瘤的诊断依据也在不断变化,日益趋向精准化。

目前把肿瘤的诊断依据分为以下5级。

(一) 临床诊断

临床诊断仅根据临床病史和体格检查所获得的临床症状和体征等资料,结合肿瘤基础知识和临床实践经验,在排除其他非肿瘤性疾病后所做出的诊断。

(二) 专一性检查诊断

指在临床符合肿瘤的基础上,结合具有一定特异性检查(包括检验科或实验室相关肿瘤标记物检查和影像学检查等)的各种阳性结果做出的诊断。例如,肝癌的 AFP、大肠癌的癌胚抗原(CEA)、胰腺癌的 CA19-9、前列腺癌的前列腺特异性抗原(PSA)、甲状腺髓样癌降钙素(calcitionin)、内分泌肿瘤血清相关激素(如胰岛素和胃泌素等)的检测等;甲状腺结节的超声检查、腹盆腔肿瘤的超声、乳腺肿瘤的超声和钼靶检查、肺肿瘤的 CT 检查、消化道肿瘤的 X 线钡餐造影或钡剂灌肠、器官和血管造影、骨肿瘤的 X 线、CT 和 MRI 检查、各部位肿瘤的 CT、MR 和 PET/CT-MR 检查,以及甲状腺结节和骨肿瘤等放射性核素显像检查等。

(三) 手术诊断

各种手术通过肉眼观察病变的特性而做出的诊断,但未经病理学检验证实。

(四) 细胞病理学诊断

细胞病理学是依据脱落细胞学或穿刺细胞学及外周血涂片检查而做出的肿瘤诊断,详见第四节。

(五) 组织病理学诊断

对经病变组织制成的病理切片进行显微镜观察,根据镜下形态或结合其他辅助检查(如免疫组织化学或分子检测)做出明确的病理学诊断和分型,为临床治疗制定方案及为辅助判断预后等提供客观依据。现代病理诊断已经从传统的组织学诊断过渡到结合免疫组织化学和分子表型的整合性诊断(integrated diagnosis)。

上述 5 级诊断依据的可靠性依次递增,故组织病理学诊断为最理想的诊断依据,被公认为最终的诊断。需要指出的是,恶性肿瘤在治疗前均应取得明确的病理学诊断,否则无论临床上如何怀疑患者患有恶性肿瘤,都不能完全确立诊断和实施毁损性治疗。

二、组织病理学诊断的局限性

在各种肿瘤诊断技术中,无论哪一种肿瘤诊断方法都有一定的局限性,病理学诊断也不例外,临床医师和病理医师对此都必须有清醒的认识。病理医师在做病理学诊断时,在大多数情况下能做出明确诊断,但也可能难以做出肯定诊断,甚至无法做出诊断,有时还可能发生诊断不足或诊断过头。其原因涉及多方面,包括临床医师是否取到病变组织,病理医师巨检是否仔细和全面,病理技术人员制片质量是否符合诊断要求,病理医师的诊断经验和业务水平,所在科室是否能开展相应的辅助检查(包括免疫组织化学和分子检测等)等。

肿瘤病理诊断是一门依赖经验积累的临床诊断学科。需要病理医师不断实践,积累经验,才能逐步提高诊断水平。病理医师在诊断时和临床医师在阅读病理报告时,如发现病理诊断结果与临床不相符合,必须及时沟通,以免误诊、误治。要做出完整而准确的诊断,临床医师和病理医师必须紧密合作。临床医师应该给病理医师提供患者详细病史和相关临床资料。对于病情复杂的疑难病例,可举办由临床医师、影像诊断医师、病理医师和其他相关人员共同参与的多学科诊治团队(multidisciplinary team,MDT)或临床病理讨论会(clinical pathological conference,CPC),共同商讨后再妥善处理。

三、组织病理学诊断的常用方法

(一)标本的获取

1. 芯针穿刺活检(core needle biopsy,CNB) 用带针芯的粗针在超声引导或 CT 定位下穿入病变部位,采集 1~2 条细长条状组织,制成病理切片,供组织病理学诊断,如超声引导下乳腺肿瘤的芯针穿刺活检等。备用穿刺组织在已获取明确的病理诊断后,可留作其他辅助检测,如分子检测(包括二代测序)等。

2. 咬取活检(bite biopsy) 用活检钳通过内镜或其他器械,咬取或钳取病变组织作组织病理学诊断,如鼻咽部、胃和宫颈等处的活组织检查。

3. 切取活检(incisional biopsy) 切取小块病变组织,如可能,包括邻近正常表现的组织供组织病理学诊断。此法常用于病变太大,手术无法完全切除或手术切除可引起功能障碍或毁容时,为进一步治疗提供确切的依据。

4. 切除活检(excisional biopsy) 将整个病变全部切除后供组织病理学诊断。此法本身能达到对良性肿瘤或某些体积较大的早期恶性肿瘤(如乳腺癌、甲状腺癌)的外科治疗目的。切除活检可仅为肿块本身或包括肿块边缘正常组织和区域淋巴结的各种类型广泛切除术和根治术标本。

(二)大体标本的处理

活检标本离体后需立即固定。活检的主要目的是为临床治疗提供病理诊断。如考虑还需加做其他检测(如分子检测等),在可行的情况下另留取新鲜组织,液氮保存或留置生物样本库。

手术标本需在离体半小时内固定。恶性肿瘤根治标本需按各类标本的要求做出恰当的处理。外科医师应对标本作适当标记(如缝线),以提供病变解剖方向、切缘等信息,并记载于纸质或电子病理申请单上。恶性肿瘤标本的切缘在标本固定前应涂布专用墨汁或染料,以便病理医师能在光镜下正确判断肿瘤是否累及切缘。在大体标本处理前,病理医师必须了解临床病史、实验室检查和影像学检查等结果,以确定如何取材。大体标本尤其根治性标本应详细描述肿瘤的外形、大小、切面、颜色、质地、病变距切缘最近的距离,所有淋巴结都应分组,并注明部位。所有病变及可疑处、切缘和淋巴结均应取材镜检。

(三)病理制片的常见类型

1. 福尔马林固定石蜡包埋切片(formalin-fixed paraffin-embedded section,FFPE section) 是病理学中最常用的制片方法,适用于芯针穿刺、咬取、切取和切除等各种标本的组织学检查。全部制片过程一般 1 天左右可完成,活检标本 3 天内、手术标本 5 天内发出病理诊断报告,需要加做辅助检查(如免疫组织化学和分子检测)者另计。有时根据诊断或研究工作(如数字病理切片)的需要,还可做成大切片,把部分或整个病变的切面制成一张切片,以观察病变的全貌,如乳腺肿瘤大切片、前列腺肿瘤大切片、大肠肿瘤大切片和胰腺肿瘤大切片等。

2. 冷冻切片(frozen section) 主要用于术中冷冻切片诊断,还可用于不适宜固定、脱水和浸蜡等方法处理的制片,如肾穿刺组织冷冻切片等。整个切片过程均在恒冷切片机的恒冷箱内进行,制片质量良好且稳定,接近常规石蜡切片,术中冷冻切片出片速度快,从组织冷冻、切片到观察,仅需 15 分钟左右即可做出病理诊断,但也有一定的局限性。

四、组织病理学诊断的应用范围

(一) 常规组织病理学检查

所有活组织标本均应送病理学检查,绝不允许把标本随意丢弃,以免延误病情而影响诊治。如本院不能从事病理检验时,在签署好相关协议后可将标本及时送到邻近有条件的医院病理科或设置病理的医学检验所作病理学检查。

(二) 快速冷冻切片诊断

这是临床医师在实施手术中,就与手术方案有关的疾病诊断问题请求病理医师进行紧急会诊的一种快速组织病理学检查,病理医师要在很短的时间内(通常 15~30 分钟)向手术医师提供参考性病理学诊断意见。现大多采用快速冷冻切片技术。

与常规石蜡切片的病理学诊断相比,快速冷冻切片诊断具有更多的局限性和误诊的可能性。因此,临床各科如需要做冷冻切片协助诊断,应事先向病理科提出申请,手术前一天向病理科递交快速活检申请单,填写患者的病史、重要的影像学、实验室检查等资料,以及提请病理医师特别关注的问题,尽可能不要在手术进行过程中临时申请。负责冷冻切片诊断的主检病理医师应了解患者的相关临床情况,必要的术前检查结果和既往有关的病理学检查情况等。

1. 冷冻切片指征 由于冷冻切片有一定的局限性和延迟诊断率,术后仍需采用常规石蜡切片方能做出最后诊断,故冷冻切片主要用于手术中病理会诊,必须严格掌握应用指征,包括:①需要确定病变性质,如肿瘤或非肿瘤,若为肿瘤,需确定为良性、恶性或交界性,以决定手术方案;②了解恶性肿瘤的播散情况,包括肿瘤是否侵犯邻近组织、有无区域淋巴结转移;③确定手术切缘情况,有无肿瘤浸润,以判断手术范围是否合适;④帮助识别手术中可疑的微小组织,如大网膜和肠系膜上的小结节等;⑤确定是否取到肿瘤组织,以备留作常规病理检查和其他辅助检测等。

2. 确诊率 冷冻切片诊断由于取材少而局限、时间紧迫、技术要求高,确诊率比常规石蜡切片低,有一定的误诊率和延迟诊断率。冷冻切片的确诊率一般为 92%~97%,误诊率为 1%~2%,延迟诊断率为 2%~6%。除在手术前外科医师需与病理医师沟通外,在手术中如遇到疑难问题,病理医师应及时与手术医师联系或亲临手术室了解术中情况和取材部位。当冷冻切片诊断与临床不符或手术医师对冷冻诊断有疑问时,应立即与病理医师联系,共同商讨处理办法。冷冻切片诊断不能代替常规组织学切片诊断。

五、组织病理学诊断报告书

(一) 基本内容

1. 患者基本情况 包括病理号、姓名、性别、年龄、送检医院或科室、住院号、门诊号、送检和收验日期。

2. 规范化病理报告 包括标本类型、大体表现、肿瘤的组织学类型、亚型、组织学分化或分级、浸润深度、脉管和神经侵犯情况、淋巴结转移情况、切除标本的切缘有无肿瘤浸润,以及有无继发性病变或伴发性病变等。对于罕见或特殊的肿瘤、交界性肿瘤或生物学行为不明确的肿瘤,应在备注栏内注明意见或参考文献,以供临床参考。对常见肿瘤类型,有条件的单位可采用结构化报告,参见表6-7。

表6-7 推荐的肺癌结构化病理报告

参　数	内　　容
标本类型	□楔形切除;□肺段切除;□肺叶切除 □全肺切除;□其他类型:_____ □淋巴结清扫
肿瘤部位	□肺叶;□支气管;□其他:_____ □中央型;□周围型
肿瘤数目	□孤立性;□多发性,具体数目:_____
肿瘤大小	□____cm(长径×横径×纵径 cm);或直径范围:_____～_____cm
组织学类型	□_____(第5版 WHO 胸部肿瘤分类)
疾病编码**	□ICD-O:_____;ICD-11:_____
组织学分化	□高分化;□中分化;□低分化
组织学分级*	□Ⅰ级;□Ⅱ级;□差分化 □核分裂象:____个/2 mm²; □Ki-67 指数:_____%
气道播散(STAS)	□有;□无
脉管侵犯	□有;□无
神经侵犯	□有;□无
胸膜累及	□未见癌累及,与胸膜距离:_____cm; □紧邻并镜下测量(弹力纤维染色):_____; □见癌累及(弹力纤维染色)
新辅助治疗评估**	□RVT%:_____%
支气管切端	□未见癌累及,距切端距离:_____cm; □紧邻并镜下测量:_____; □见癌累及
其他病理形态特征	□周围肺组织情况:_____; □其他_____
淋巴结转移情况	□无转移:_____(0/淋巴结总数), 具体分组: □转移:_____(阳性淋巴结数/淋巴结总数),具体分组:
临床病理分期**	□pTNM:
免疫组织化学结果	□_____
分子检测结果	□_____

注:* 肺神经内分泌肿瘤包括典型类癌(Ⅰ级)、非典型类癌(Ⅱ级)和小细胞及大细胞神经内分泌癌(差分化);** 作为选择项目。

3. 与病理学诊断相关的特殊检查　包括免疫组织化学和分子检测结果,后者可带有解释,特别是二代测序结果。

4. 伴随诊断指标　包括提供进一步治疗选择的指标,如 ER、孕激素受体(progesterone receptor,PR)、ALK,CD20,CD117 及 HER2 等表达情况。

(二) 诊断表述基本类型

1. Ⅰ类　检材部位、疾病名称、病变性质明确和基本明确的病理学诊断。

2. Ⅱ类　不能完全肯定疾病名称、病变性质,或是对于拟诊的疾病名称、病变性质有所保留的病理学诊断意向,可在拟诊疾病/病变名称之前冠以诸如病变"符合为""考虑为""倾向为""提示为""可能为""疑为""不能排除(除外)"之类的词语。

3. Ⅲ类　检材切片所显示的病变不足以诊断为某种疾病(即不能做出Ⅰ类或Ⅱ类病理学诊断),只能进行病变的形态描述。

4. Ⅳ类　送检标本因过于细小、破碎、固定不当、自溶、严重受挤压(变形如被烧灼或干涸等),无法做出病理诊断。

对于Ⅱ、Ⅲ类病理学诊断的病例,可酌情就病理学诊断及其相关问题附加建议、注释和讨论。Ⅳ类病理学诊断的病例,通常要求临床医师重取活组织检查。

六、病理会诊

我国现有的大多数医院病理科几乎每天都要面对涉及全身各部位的不同疾病做出病理学诊断。由于自身经验、知识累积和工作条件所限,任何一位病理医师都不可能通晓所有疾病的诊断。随着 MDT 的不断发展,临床和病理也在开展亚专科化。另一方面,综合性医院的病理科医师对一些专科疾病(如血液病理学、肾脏病理学、肝脏病理学、神经病理学和皮肤病理学等)的诊断标准较难掌握,而专科医院(如妇产科医院和眼科医院等)的病理科医师一般也不熟悉本专科以外疾病的病理诊断和鉴别诊断。所以,对病理医师而言,需要病理会诊来帮助解决一些疑难病例和少见病例的病理学诊断。此外,也有不少病例除了需要明确病理诊断,还需要加做一些本单位尚不能开展的辅助检测,如免疫组织化学和分子检测,以适应临床后续治疗所需。

病理会诊可在病理诊断报告书签发前或后。病理会诊可由申请方(医院或患方)将病理切片直接或通过物流等方式带至会诊方会诊,这称为直接会诊。申请方如通过图像传送系统要求会诊方进行远程数字病理切片会诊,称为间接会诊。无论何种情况,会诊方如接受会诊则应提出会诊意见。病理会诊报告是会诊方组织有关病理专家个人或集体阅片后的咨询意见。会诊意见书上应写明:"病理医师个人会诊咨询意见,仅供原病理学诊断的病理医师参考。"原病理学诊断的病理医师应自行决定是否采纳病理会诊的咨询意见及采纳的程度。

第六节　肿瘤病理学诊断的辅助技术

一、常用特殊染色

(一) PAS 染色(高碘酸-雪夫法)

可以显示糖原和中性黏液物质、基膜、大多数真菌和寄生虫,还可以显示腺泡状软组织肉瘤胞质内结晶。阳性反应呈红色。

(二) 黏液染色

黏液可分为中性黏液和酸性黏液两大类。中性黏液由氨基己糖和游离己糖组成,不含酸性反应基(游离酸根或硫酸酯)。酸性黏液较复杂,可分为硫酸化结缔组织黏液(包括涎酸的羧基化黏液)和透明质酸。中性黏液对 PAS 染色呈阳性反应,不能被淀粉酶消化。酸性黏液因其成分不同,对奥辛蓝(AB)、甲苯胺蓝、胶体铁、高铁二胺(HID)及硼氢化物/氢氧化钾/高碘酸雪夫(PB/KOH/PAS)染色呈不同染色反应。

胃型胃癌、黏液表皮样癌、某些黏液腺癌、脊索瘤和滑膜肉瘤含中性黏液,PAS 染色阳性。肠型胃癌和结直肠癌含酸性黏液,AB 染色呈蓝色,HID 染色则可将硫酸化酸性黏液染成棕黑色,而羧基化(涎酸)酸性黏液染成蓝色。

(三) 网状纤维染色

显示网状纤维和基膜物质。网状纤维主要由Ⅲ型胶原纤维组成,基膜则主要由Ⅳ型胶原和层粘连蛋白(laminin)构成。网状纤维和基膜吸附银并呈 PAS 阳性染色是由于其表面被覆蛋白多糖或糖蛋白。常规工作中,以银为基础的网状纤维染色主要用于区分:①上皮性和非上皮性肿瘤;②各种间叶性肿瘤之间的鉴别;③原位癌和浸润性癌。

显示网状纤维染色的方法很多,常用方法有 Gomori 和 Gorden-Sweets 氢氧化银氨液浸染法,结果显示网状纤维呈黑色,胶原纤维呈黄棕色,胞核呈灰褐色或红色(核固红复染)。

(四) 弹力纤维染色

显示组织中弹力纤维的变化,是否伴有弹力纤维的增生或破坏,如判断肺癌是否有脏层胸膜侵犯,有助于评估肺癌患者的预后,有脏层胸膜侵犯的患者预后较差。弹力纤维瘤可通过弹力纤维染色清晰显示肿瘤内大量增生的弹力纤维。常用方法有 Gomori 醛品红法、Weigert 氏雷琐辛品红法和 Verhoeff's Van Gieson(EVG)染色等。胸膜肺癌受累判断推荐维多利亚蓝弹力纤维染色法,可与 TTF-1 标记进行双染。

(五) Masson 三色染色

为结缔组织多色染色法,是用 3 种颜色显示多种结缔组织成分,如胶原、肌肉、淀粉样物质、黏液物质、纤维素、软骨、神经胶质和血细胞成分等,主要用于显示或区分各种纤维成分。由 3 种染料成分所显示的 3 种组织结构分别是细胞核、胞质和细胞外纤维。如 Masson 三色染色法结果为胶原纤维、黏液、软骨呈蓝色,胞质、肌肉、纤维素、神经胶质呈红色,胞核呈黑色。

（六）淀粉样物质染色

淀粉样物质是一种病理性细胞外蛋白质,因其与淀粉在碘液中呈相同染色反应而得名。常规 HE 染色、淀粉样物质为无细胞均一、淡嗜伊红色物质,其化学成分约 90% 为原纤维性蛋白。淀粉样原纤维性蛋白主要有两大类:一为淀粉样轻链(AL)蛋白,由浆细胞分泌,含免疫球蛋白轻链;另一为淀粉样相关(AA)蛋白,由肝细胞合成的非免疫球蛋白物质。淀粉样物沉着可见于肿瘤、慢性感染和某些遗传性疾病等多种疾病。在骨髓瘤、重链病、Waldenstrom 巨球蛋白血症、甲状腺髓样癌、胰岛细胞瘤、肺小细胞癌等肿瘤中存在淀粉样物质。

刚果红染色中淀粉样物质呈红色,胞核呈蓝色,在荧光显微镜下呈橘黄色或红色,在偏振光显微镜下呈苹果绿双折光性。甲基紫染色显示淀粉样物质呈紫红色或红色,胞核呈蓝色。

二、免疫组织化学

免疫组织化学技术是用已知抗体或抗原在组织切片上检测组织和细胞中相应未知抗原或抗体的一种特殊组织化学技术。目前应用得最多的方法是过氧化物酶-抗过氧化物酶法(PAP 法)和亲和素-生物素复合物法(ABC 法),其他可选择的方法有生物素-链霉亲和素法(B-SA 法),碱性磷酸酶-抗碱性磷酸酶法(APAAP 法)和多聚体标记二步法(如 EnVision 法)等。近年来,全自动免疫组织化学技术的运用越来越广泛,该技术具有独特的运行体系,通过电脑操作系统控制软件程序,其染色操作简便、安全,可重复性好,容易达到标准化。免疫组织化学主要有以下用途。

1. 肿瘤的诊断和鉴别诊断　应用最为广泛,主要帮助病理医师做出明确的病理诊断。

2. 恶性肿瘤的分型和分级　如淋巴瘤的分型、神经内分泌肿瘤的分级等。

3. 帮助确定转移性恶性肿瘤的原发部位　如椎骨转移性癌表达 TTF-1 和 Napsin-A 提示肿瘤来自肺。

4. 协助发现微小转移灶　如前哨淋巴结微灶转移性癌或恶性黑色素瘤等。

5. 伴随诊断为临床治疗提供相关检测信息　如乳腺癌检测雌、孕激素受体和 HER2 表达水平,非小细胞肺癌(NSCLC)检测 ALK 和细胞程序性死亡-配体 1(programmed death-ligand 1,PD-L1)表达等。

6. 预后指标　如 Ki-67 和 p53 等。

三、流式细胞术

流式细胞术(flow cytometry,FCM)是采用流式细胞仪(flow cytometer)对细胞进行自动分析和分选的装置,可以快速测量、存贮、显示悬浮在液体中的分散细胞的一系列重要的生物物理、生物化学方面的特征参量,并可以根据预选的参量范围把指定的细胞亚群从中分选出来。

在肿瘤病理诊断中,FCM 在淋巴造血系统肿瘤诊断、亚型分析及微小残留病变

(minimal residual disease，MRD)检测等方面发挥越来越重要的作用。一些淋巴造血肿瘤可通过 FCM 诊断，包括急性淋巴细胞白血病/淋巴母细胞性淋巴瘤（acute lymphoblastic leukemia/lymphoblastic lymphoma，ALL/LBL）、慢性淋巴细胞白血病/小淋巴细胞淋巴瘤（chronic lymphocytic leukemia/small lymphocytic lymphoma，CLL/SLL）、毛细胞白血病（hairy cell leukemia，HCL）、浆细胞肿瘤（plasma cell neoplasm，PCN）、T 细胞大颗粒淋巴细胞白血病（T-cell large granular lymphocyte leukemia，T-LGLL）、NK 细胞慢性淋巴增殖性疾病（chronic lymphoproliferative disorder of NK cell）、成人 T 细胞白血病/淋巴瘤（adult T-cell leukemia/lymphoma，ATLL）等。

四、分子病理

(一) 概述

随着现代分子生物技术的飞速发展，肿瘤的病理诊断已从组织学分型发展到分子分型，分子病理学（molecular pathology）已成为迅猛发展的病理亚学科之一。它是采用分子生物学技术，从分子或基因水平研究疾病的发生、发展及病理变化规律的一门学科，是传统组织病理学的有益补充和发展。这使病理学科由单纯的病理形态学诊断发展到一门与疾病易感性、预防、预后判断、个体化治疗密切相关的学科，也使病理诊断突破了单纯形态学的局限，更好地为临床诊断、预后判断和治疗服务。

(二) 应用

1. 肿瘤的诊断与鉴别诊断　很多肿瘤具有特征性的染色体易位及相应的融合基因，可以被用作诊断和鉴别诊断的分子指标，如采用荧光原位杂交（fluorescence *in situ* hybridization，FISH）检测 *bcl-2/bcl-6/myc* 基因协助诊断双打击或三打击淋巴瘤，采用 FISH 检测 *SS18* 基因重排协助诊断滑膜肉瘤，采用 NGS 检测协助诊断非尤因小圆细胞肉瘤（如 CIC 肉瘤、BCOR-CCNB3 肉瘤和 EWSR1-nonETS 圆细胞肉瘤）等。

2. 原发灶不明转移癌的组织起源评估　可采用 90 基因组对原发灶不明的转移癌进行基因表达谱分型，协作判断组织起源。

3. 为肿瘤个体化治疗提供依据　肿瘤发生、发展的不同时期可能涉及不同基因的不同变化形式，而某些基因的变化与肿瘤临床治疗的敏感性密切相关，对肿瘤的个体化治疗具有一定的指导意义。如乳腺癌、胃癌 HER2 基因扩增与曲妥珠单抗治疗、肺癌中 EGFR 基因突变与酪氨酸激酶抑制剂（如吉非替尼、厄洛替尼等）治疗、KIT/PDGFRA 基因突变检测与中高危胃肠道间质肿瘤患者伊马替尼治疗等。

4. 肿瘤遗传和易感倾向的评估　肿瘤易感基因检测对于肿瘤高危人群的筛查具有重要意义，已经明确的肿瘤易感基因及其相关肿瘤包括：乳腺癌易感基因（breast cancer susceptibility gene，BRCA）（家族性乳腺癌、卵巢癌）、Rb1（视网膜母细胞瘤）、p53（Li-Fraumeni 综合征）、APC（家族性腺瘤性息肉病）、WT1（肾母细胞瘤）、HNPCC（遗传性非息肉病性结直肠癌）、VHL（Von-Hippel-Lindau 综合征）等。

5. 生物学行为评估　染色体易位、癌基因和抑癌基因变异的类型、微卫星不稳定性等与肿瘤的侵袭、转移、复发及临床预后相关。

6. 研究肿瘤的发生机制 分子病理技术的快速发展为肿瘤发生机制的研究提供了更丰富的研究手段,如目前已明确 Lynch 综合征相关的子宫内膜癌与微卫星不稳定性相关、卵巢高级别浆液性癌与 *p53* 基因突变相关、宫颈癌的发生与 HPV(人乳头瘤病毒)感染相关、鼻咽癌的发生与 EB(Epstein-Barr)病毒相关等。

7. 肿瘤的随访与监测 如液体活检(liquid biopsy),以外周血或体液中的循环肿瘤细胞(circulating tumor cell, CTC)、循环肿瘤 DNA(circulating tumor DNA, ctDNA)和外泌体(exosome)为检测对象,通过非活检方法采集样本进行相关检测,用于肿瘤筛查、实时动态监测病程、疗效评价和晚期患者开展相关检测等。

(三) 常用分子病理技术

1. 原位杂交 目前常用的原位杂交技术为 FISH,是应用荧光素标记的特定探针与组织切片上的肿瘤组织杂交,在荧光显微镜下能显示与其相应的染色体某个区段或整条染色体。FISH 能在石蜡切片上进行分析,通过带有 FISH 扫描功能的扫描仪,可将 FISH 切片扫描后长期保存。

多种肿瘤类型中的基因扩增、缺失或重排可通过 FISH 检测,如检测乳腺癌中的 *HER2* 基因扩增,可作为选择靶向药物曲妥珠单抗治疗乳腺癌的标准检测方法之一,检测肺腺癌等肿瘤中的 *ALK* 基因重排,可根据患者具体情况选择采用克唑替尼等 ALK 抑制剂。FISH 还可用于 NGS 或荧光实时定量 PCR 检测结果的验证。

2. 聚合酶链反应(polymerase chain reaction, PCR) 是一种 DNA 扩增技术,由变性-退火-延伸 3 个基本反应步骤构成,利用 DNA 在体外 95℃ 高温时变性会变成单链,低温(通常是 60℃ 左右)时引物与单链按碱基互补配对的原则结合,再调温度至 DNA 聚合酶最适反应温度(72℃ 左右),DNA 聚合酶沿着磷酸到五碳糖($5'→3'$)的方向合成互补链。PCR 可用于检测乳腺癌和卵巢癌中的 *BRCA1* 和 *BRCA2* 基因突变,T 细胞淋巴瘤中的 T 细胞受体基因重排,B 细胞淋巴瘤中的免疫球蛋白重链基因重排,检测宫颈和头颈部鳞状细胞癌 HPV 感染及分型,如 16、18、31、33 和 45 型为高危型,而 6、11、34、40、42、43 和 44 型为低危型。

PCR 有不同的类型,包括实时 PCR、反转录 PCR、多重 PCR、巢式 PCR、甲基化特异性 PCR、限制性片段长度多态性(restriction fragment length polymorphism, RFLP)分析、单链构象多态性(single-strand confirmation polymorphism, SSCP)分析和原位 PCR 等。

3. DNA 测序(DNA sequencing) 也称 Sanger 测序或一代测序,是 Sanger 等于 1977 年发明的双脱氧链末端终止法,根据核苷酸在某一固定的点开始,随机在某一个特定的碱基处终止,产生 A、T、C、G 4 组不同长度的一系列核苷酸,然后在尿素变性的 PAGE 胶上电泳进行检测,从而获得 DNA 序列。Sanger 测序可用于胃肠道间质肿瘤中的 *KIT/PDGFRA* 基因突变,纤维瘤病中的 *CTNNB1* 基因突变,以及骨巨细胞瘤中的 *H3F3A* 基因、软骨母细胞瘤中的 *H3F3B* 基因突变等。

4. 二代测序(next-generation sequencing, NGS) 又称大规模并行测序技术(massive parallel sequencing, MPS)、高通量测序技术(high throughput sequencing, HTS),1 次可对几百、几千个样本的几十万至几百万条 DNA 分子同时进行快速测序分析。

NGS 包括 RNA-seq 和 DNA-seq。RNA-seq 即转录组测序技术,包括全转录组测序(whole transcriptome sequencing,WTS)、mRNA 测序(mRNA-seq)和小 RNA 测序(smRNA-seq)。主要用于检测融合基因,也可检测突变和单核苷酸多态性(single nucleotide polymorphism,SNP)。DNA-seq 包括全基因组测序(whole genome sequencing,WGS)、全外显子组测序(whole exome sequencing,WES)和靶向测序(target sequencing)。

5. 微阵列(microarray)技术　又称生物芯片(biochip)技术,用微量点样方法将大量核酸片段,多肽分子或细胞等生物样品有序列地固定于支持物(玻片、硅片、聚丙烯酰胺凝胶和尼龙膜等载体)的表面,然后与标记的待测样品中靶分子杂交,再通过特定的仪器对杂交信号的强度进行快速、高效地分析,从而判断样本中靶分子的数量改变。依据生物芯片上样品所储存的不同类型信息,可分为基因芯片、蛋白芯片、细胞芯片和组织芯片等。高通量的微阵列技术弥补了传统技术操作复杂、自动化程度低,且检测目标数量有限的不足。

生物体中细胞和组织的所有特点最终取决于基因表达的产物,因此,基因表达的详尽描述可为肿瘤的分类提供极为准确的方法,且可预测对治疗的反应和确认干预治疗的生物学途径。应用肿瘤基因表达谱(gene expression profile,GEP)可对形态学上难以进一步分型的肿瘤进行分子分型。例如,按 GEP 能将弥漫性大 B 细胞淋巴瘤至少分为生发中心 B 细胞样和活化 B 细胞样两大类,前者对 CHOP 方案治疗反应好,5 年生存率明显高于后者。又如,乳腺癌的 GEP 分析可证实存在不同的临床亚型,即腔面 A 型、腔面 B 型、HER2 过表达型、基底样型,不同分子亚型的预后不同,治疗策略也不同。

6. 蛋白质组学(proteomics)　用于细胞、组织或有机体中大量蛋白质的检测,有助于发现疾病状态下的蛋白质功能及调节异常。基于质谱的蛋白质组学也在尝试应用于常规临床诊断中。

常用分子病理检测方法的比较见表 6-8。

表 6-8　常用分子病理检测方法比较

检测方法	检测基因变异类型	检测标本类型	灵敏度	特异度	检测通量	检测周期
Sanger 测序	基因突变	FFPE、细胞学标本、新鲜标本	10%～15%	金标准	低	3～5 天
荧光定量 PCR	基因突变、基因重排/融合	FFPE、细胞学标本、体液标本、新鲜标本	1%～5%	高	有限多基因	2～3 天
FISH	基因重排/融合、扩增	FFPE、细胞学标本	不适用	金标准	单项检测	2～3 天
NGS	基因重排/融合、扩增、突变、TMB 等	FFPE、细胞学标本、体液标本、新鲜标本	0.1%～5%	高	高通量	5～7 天
IHC	基因变异蛋白表达	FFPE	不适用	不适用	单项检测	1～2 天

注:FFPE,福尔马林固定、石蜡包埋组织。

五、数字病理和人工智能

1. 数字病理(digital pathology)　采用扫描仪扫描病理切片,采集高分辨率数字图像,再应用计算机对得到的图像自动进行高精度多视野无缝隙拼接和处理,获取高清可视化数字病理切片,可实现病理切片的数字化存储和不受时空限制的同步浏览处理,可应用于病理诊断、远程病理会诊、病理教学与考试、病理读片会、病理质控、人工智能辅助诊断工具或软件的研发和数据统计分析等。数字病理结合互联网技术可建立区域性网络病理诊断平台,有助于提高我国医疗欠发达地区的病理诊断水平和操作规范。

2. 人工智能(artificial intelligence,AI)　基于人工神经网络的计算机图像分析技术可在数字病理数据集的基础上研发适用于不同病种或瘤种的辅助诊断工具,融入病理医师的诊断工作中,帮助病理医师分担重复性、机械性的工作,提高病理诊断的效率与可靠度,开发可量化、数字化的诊断新指标,为精准诊断打下基础。数字病理大数据与认知计算的结合衍生表型组学,与蛋白组学和基因组学等数据融合代表了现代病理学的发展趋势。

基于医疗大数据的计算病理学(computational pathology)理论和相关技术也将成为未来肿瘤病理学的发展方向。

第七节　肿瘤的伴随诊断

一、伴随诊断和补充诊断

(一)伴随诊断(companion diagnostic,CDx)

是一种体外诊断技术,应用免疫组织化学和/或分子病理等检测技术进行与特定抗肿瘤药物治疗相关的检测。伴随诊断的目的是指导个体化治疗方案的制订,帮助相关患者从与伴随诊断相关的特定抗肿瘤药物治疗中获益。

(二)补充诊断(complementary diagnostic)

也称选择性诊断,是指对于接收相应药物治疗不是必需的检测,但可以提供治疗相关的信息。

二、常见肿瘤的伴随诊断

(一)乳腺癌伴随诊断

开始治疗前,除组织病理学诊断外,应获知 ER、PR、HER2、Ki-67、PD-L1 的表达情况,并尽可能检测 *BRCA* 和 *PI3K3CA* 等突变情况,以协助制定治疗方案。

(二)肺癌伴随诊断

1. ALK　ALK 靶向药物在 ALK 阳性的 NSCLC 患者中显示出显著的临床获益。ALK 检测的方法包括 IHC、FISH 和 NGS。

2. PD-L1　检测 PD-L1 等可使包括 NSCLC 在内的多种类型肿瘤获得明显的临床获益。

（三）胃癌伴随诊断

准确的胃癌 HER2 表达和基因扩增检测结果是进展期胃癌 HER2 靶向治疗患者筛选和疗效预测的前提。胃癌的免疫治疗正在积极开展并已取得不错的结果。通过免疫组织化学方法检测肿瘤细胞 PD-L1 表达水平并以联合阳性评分（combined positive score，CPS）方式进行评分。

（四）结直肠癌伴随诊断

通过免疫组织化学方法检测 4 个常见错配修复（mismatch repair，MMR）蛋白（MLH1、MSH2、MSH6 和 PMS2）的表达，任何 1 个蛋白表达缺失为错配修复功能缺陷（deficiency of MMR，dMMR）。dMMR 和微卫星高度不稳定（MSI-H）（≥2 个微卫星标志物发生改变，1 个微卫星标志物发生改变为 MSI-L）的结直肠癌（包括散发性及 Lynch 综合征）对以 5-氟尿嘧啶为基础的化疗方案反应较差，复发后疗效差，预后不良；近来研究发现，dMMR/MSI-H 的结直肠癌对 PD-1/PDL-1 免疫治疗敏感。除免疫组织化学检测外，PCR 和一代测序检测 MSI 更为精确，成为金标准，但灵敏度和特异度仍有待提高。

（五）泌尿系统肿瘤伴随诊断

1. 尿路上皮癌　抗 HER2-抗体药物偶联物药物（antibody-drug conjugate，ADC）在治疗局部晚期或转移性尿路上皮癌全身化疗后进展的 HER2 过表达（IHC 2＋和 3＋）患者中显示出显著的临床疗效，HER2 蛋白表达状态的准确检测对筛选潜在抗 HER2-ADC 类药物获益的尿路上皮癌患者有重要的临床意义。

随着免疫治疗的进展，抑制 PD-1/PD-L1 免疫检查点的免疫治疗药物对部分膀胱癌患者有显著疗效，可用于无法耐受铂类化疗的转移性膀胱癌患者的一线药物治疗，或经过一线铂类化疗后病情进展患者的二线治疗。

2. 前列腺癌　DNA 修复缺陷型转移性去势抵抗性前列腺癌（metastatic castration resistant-prostate cancer，mCRPC）患者可从多腺苷二磷酸核糖聚合酶（poly ADP-ribose polymerase，PARP）抑制剂和铂类化疗药物中获益；就 PD-1/PD-L1 抗体等免疫检查点抑制剂而言，未经筛选的前列腺癌患者往往受益有限，而错配修复缺陷及高微卫星不稳定型前列腺癌患者则可接受帕博利珠单抗治疗。

（六）其他肿瘤的伴随诊断

包括恶性黑色素瘤通过分子检测 *BRAF* 基因突变（15 号外显子 *V600E*）（达拉非尼和曲美替尼双靶治疗）、*KIT* 基因突变（KIT 抑制剂）、*NRAS* 基因突变（PI3K 抑制剂或 MEK 抑制剂）；胃肠道间质肿瘤采用免疫组织化学检测 CD117 和 DOG1，并采用分子检测 *KIT/PDGFRA* 等基因突变（伊马替尼等靶向治疗）；B 细胞淋巴瘤采用免疫组织化学检测 CD20（利妥昔单抗治疗），皮肤 T 细胞淋巴瘤（CTCL）检测 CD30（维布妥昔单抗靶向治疗）等。

第八节　肿瘤分子分型

肿瘤的分类正在从传统的形态学分类逐步向分子分型转化。一些常见肿瘤,如乳腺癌和肺癌的分子分型已用于指导临床治疗;中枢神经系统肿瘤的分子分型已应用于临床病理诊断;其他一些肿瘤如甲状腺癌、肝细胞癌、肾癌、前列腺癌、皮肤癌、内分泌肿瘤和软组织肉瘤等的分子分型也逐渐进入临床诊治实践中。

一、乳腺癌分子分型

根据基因表达谱对乳腺癌进行分子分型是浸润性乳腺癌辅助全身治疗的重要依据。采用基因表达谱代表性分子进行免疫组织化学检测是临床常用的分子分型替代方法。分子亚型的免疫组织化学标准建议按照 2021 年版《中国抗癌协会乳腺癌诊治指南与规范》,参见表 6-9。

表 6-9　乳腺癌分子亚型标志物和判定

基于免疫组织化学的分子分型	HER2	ER[a]	PR[b]	Ki-67[c]
管腔(luminal)A 型	−	+	+且高表达	低
管腔 B 型				
HER2 阴性型	−	+	低表达	高
HER2 阳性型(蛋白过表达或基因扩增)	+	+	+	任何
HER2 阳性型	+	−	−	任何
三阴型	−	−	−	任何

注:[a, b] 报告采用阳性细胞百分比,以 20% 作为 PR 表达高低的判断界值;[c] 以 20% 作为判断 Ki-67 增殖指数高低的界值。

二、肺癌分子分型

对不可手术的Ⅲ～Ⅳ期非鳞 NSCLC 进行分子检测,根据分子分型指导治疗,参见表 6-10。

表 6-10　非鳞 NSCLC 的分子分型及其临床意义

基因	变异	临床靶向治疗	检测级别[*]
EGFR	第 18～21 号外显子点突变、缺失、插入	一代:吉非替尼、厄洛替尼、埃克替尼 二代:阿法替尼、达克替尼 三代:奥希替尼、阿美替尼	Ⅰ
	EGFR TKI 耐药者,检测 T790M	奥希替尼、阿美替尼	

基因	变异	临床靶向治疗	检测级别*
ALK	重排/融合	阿来替尼、克唑替尼、塞瑞替尼	I
ROS1	重排/融合	克唑替尼、劳拉替尼、恩曲替尼	I
MET	扩增/14 外显子跳跃突变	卡马替尼、特泊替尼、赛沃替尼	I
RET	重排/融合	普拉替尼、塞尔帕替尼	I
NTRK	重排/融合	拉罗替尼、恩曲替尼	II
BRAF	V600E 突变	联合应用 BRAF 和 MEK 口服抑制剂	
KRAS	G12C	EGFR-TKI 耐药,参考无驱动基因 I 线治疗	
HER2	扩增/20 号外显子插入突变	EGFR-TKI 耐药,参考无驱动基因 I 线治疗	

三、胃癌分子分型

肿瘤基因组图谱计划(The Cancer Genome Atlas,TCGA)提出将胃癌分为 4 种分子亚型:EBV 阳性型,微卫星不稳定型(MSI),基因组稳定型(genomically stable,GS)和染色体不稳定型(chromosomal instable,CIN)。这种基于分子病理检测数据的胃癌分子分型不仅扩展了对胃癌发病机制的理解,同时紧密联系临床分子标记物,提供了未来可能的治疗靶点。

四、结直肠癌分子分型

结直肠癌亚型联盟(Colorectal Cancer Subtyping Consortium,CRCSC)收集多项研究的 RNA 表达数据,提出了结直肠癌转录组学分类–分子亚型共识(consensus molecular subtype,CMS)分类,包括 CMS1 – MSI 免疫型、CMS2 –经典型、CMS3 –代谢型和 CMS4 –间质型。CMS 分类以基因表达调控的生物学进程为基础,未来可用于临床试验的分层研究,也是将来亚组靶向治疗的基础。

五、胰腺癌分子分型

根据与胰腺癌发生相关的基因,将胰腺癌分为正常型和活跃型。研究发现,具有基底样型上皮特征和活跃型间质特征的胰腺癌侵袭性更强,化疗反应不佳,预后也更差。侵袭性的基底样胰腺癌常与特殊基因改变(如染色质驱动基因)相关,表现出免疫抑制的微环境,促进肿瘤不断进展。

六、子宫内膜癌分子分型

子宫内膜癌的分子分型包括聚合酶 ε(polymerase-epsilon,POLE)突变型、错配修复缺陷(mismatch repair-deficient,MMRd)型、非特异性分子谱(non-specific molecular profile,NSMP)型和 p53 突变型 4 种类型,其临床病理特征参见表 6 – 11。POLE 突变

可采用 Sanger 测序 POLE EDM 外显子 9～14，MMR 和 P53 可采用免疫组织化学标记。有条件者可采用 NGS。

表 6‑11　子宫内膜样腺癌的分子分型及特点

项目	POLE 超突变型	MMR 缺失型	p53 突变型	NSMP 型
相关的分子特征	>100 突变/Mb，SCNA 非常低，MSS	10～100 突变/Mb，SCNA 低，MSI	< 10 突变/Mb，SCNA 高，MSS	< 10 突变/Mb，SCNA 低，MSS，30％～40％病例伴有 CTNNB1 突变
相关的组织学形态	通常为高级别，散在肿瘤巨细胞，显著的肿瘤内淋巴细胞浸润（TILs）	通常为高级别，显著的肿瘤内淋巴细胞浸润（TILs），黏液分化，MELF 浸润方式，脉管侵犯	绝大多数为高级别伴有细胞异型性，腺样结构和实性结构均可见	绝大多数为低级别，常伴有鳞状分化或桑葚体，缺乏 TILs
诊断方法及依据	NGS/Sanger 测序/POLE 基因热点突变，包括： p. Pro285Arg p. Val411Leu p. Ser297Phe p. Ala456Pro p. Ser459Phe	MMR 蛋白表达免疫组化检测，包括 MLH1、MSH2、MSH6、PMS2；MSI 检测，NGS	P53 蛋白免疫组化检测：突变模式的染色方式*	MMR 完整表达，p53 野生型，无 POLE 超突变
相关的临床特征	发病年龄轻	可能与 Lynch 综合征相关	发病时分期高	高体重指数
预后	极好	中等	差	一般到极好

注：NGS：二代测序（next-generation sequencing）；MELF：微囊性、拉长的伴碎片式的浸润方式（microcystic, elongated and fragmented）；MMR：错配修复（mismatch repair）；MSI：微卫星不稳定（microsatellite instability）；MSS：微卫星稳定（microsatellite stability）；NSMP：无特殊分子改变（no specific molecular profile）；SCNA：体细胞拷贝数改变（somatic copy-number alteration）；TIL：肿瘤淋巴细胞浸润（tumor-infiltrating lymphocyte）。* 表示 p53 蛋白弥漫性细胞核表达或完全缺失的胞核/胞质表达。

七、卵巢癌分子分型

高级别浆液性卵巢癌是最常见的卵巢癌类型，几乎均具有 *TP53* 基因的突变，非同义突变比移码突变和缺失突变更为常见，并且具有非常复杂的高水平的拷贝数异常。高级别浆液性癌大约 15％的病例具有 *BRCA1* 或 *BRCA2* 基因的胚系突变，还有小部分的病例具有 *BRCA1* 或 *BRCA2* 体细胞突变、*BRCA1* 的甲基化，以及其他同源重组基因（homologous recombination gene）的异常。具有同源重组修复缺陷（homologous recombination deficiency，HRD）的高级别浆液性癌对铂类药物治疗反应更敏感，具有 *BRCA1/2* 基因胚系突变的肿瘤具有更好的预后。PARP 抑制剂作为高级别浆液性癌的维持治疗方案，能够显著改善 *BRAC1/2* 突变基因携带者及 HRD 患者的预后。体细胞性的 HRD 突变和相关基因异常可能决定 PARP 抑制剂的治疗指征。

八、膀胱癌分子分型

与乳腺癌相似,基本上分为管腔型和基底样型(basal)。2020 年的共识分类将其分为管腔乳头状(luminal papillary,LumP)、管腔非特异性(luminal nonspecified,LumNS)、管腔不稳定型(luminal unstable,LumU)、富于间质(stroma-rich)、基底-鳞状(basal-squamous,Ba-Sq)和神经内分泌样(neuroendocrine-like)6 种,每种类型的免疫表型、分子特征及对治疗的反应都不一样。

九、中枢神经系统肿瘤分子分型

近几年,中枢神经系统肿瘤的分子检测取得了重大进展,在各个瘤种中发现相应的分子异常,病理诊断已从以往单纯的病理形态学过渡到结合分子改变的整合型诊断模式,如成人型弥漫性胶质瘤可分为 IDH 突变型、少突胶质细胞瘤、IDH 突变和 1p/19q 共缺失型,以及胶质母细胞瘤 IDH 野生型。

十、软组织肉瘤分子分型

软组织肉瘤虽然发病率低,但种类繁多,分子改变复杂,可涉及基因重排、基因突变、基因缺失或基因扩增等多种改变,目前多数分子指标主要用于诊断和鉴别诊断,一些特殊瘤种也正在逐渐显示分子分型,如脂肪肉瘤、横纹肌肉瘤和小圆细胞未分化肉瘤。能应用于临床靶向治疗的分子改变不多,如 ALK 重排阳性的上皮样炎性肌纤维母细胞肉瘤可采用克唑替尼,NTRK 重排梭形细胞肿瘤可采用拉罗替尼或恩曲替尼,CDK4 扩增的去分化脂肪肉瘤可采用哌柏西利等。

(王 坚 平 波)

参考文献

[1] 卞修武,张培培,平轶芳,等. 下一代诊断病理学[J]. 中华病理学杂志,2022,(51):3-6.

[2] 陈杰. 关注人工智能迎接新的挑战[J]. 中华病理学杂志,2019,48(1):1-2.

[3] 杜宁宁,刘岩,任彩霞,等. 癌症基因组图谱子宫内膜癌分子分型在子宫内膜样癌中的临床应用探索[J]. 中华病理学杂志,2019,48(8):596-603.

[4] 孔家瑾,张璐. 膀胱癌分子机制及分子分型的研究进展[J]. 临床泌尿外科杂志,2021,36(3):236-241.

[5] 倪韵碧,曾婉珊,谢文杰. 乳腺癌分子分型的研究进展[J]. 中华病理学杂志,2014,43(7):433-436.

[6]《乳腺癌 HER2 检测指南(2019 版)》编写组. 乳腺癌 HER2 检测指南(2019 版)[J]. 中华病理学杂志,2019,48(3):169-175.

[7] 邵向阳,徐伟文. 下一代测序(NGS)技术的发展及在肿瘤研究的应用[J]. 分子诊断与治疗杂志,2016,8(5):289-296.

［8］孙苗苗,张智弘. 人工智能在病理诊断中的应用[J]. 中华病理学杂志,2019,48(4):338-340.

［9］王凯剑,戴利和,许传亮. 膀胱癌分子分型的研究进展[J]. 第二军医大学学报,2018,39(1):81-85.

［10］叶美华,盛弘强,王怡栋,等. 数字病理切片系统可视化数据应用简介[J]. 中华病理学杂志,2012,41(1):66-68.

［11］中国非小细胞肺癌 ALK 检测模式真实世界多中心研究专家组,中华医学会病理学分会分子病理学组. 中国非小细胞肺癌 ALK 检测临床实践专家共识[J]. 中华病理学杂志,2019,48(12):913-920.

［12］中国抗癌协会乳腺癌专业委员会. 中国抗癌协会乳腺癌诊治指南与规范(2021 年版)[J]. 中国癌症杂志,2021,31(10):954-1040.

［13］中国抗癌协会肿瘤病理专业委员会,中国临床肿瘤学会尿路上皮癌专家委员会. 中国尿路上皮癌人表皮生长因子受体 2 检测临床病理专家共识[J]. 中华肿瘤杂志,2021,43(10):1001-1006.

［14］中国临床肿瘤学会(CSCO). 常见恶性肿瘤诊疗指南 2021 年 CSCO 诊疗指南合集[M]. 北京:人民卫生出版社,2021.

［15］中华医学会. 临床技术操作规范(病理学分册)[M]. 北京:人民军医出版社,2004.

［16］中华医学会病理学分会,国家病理质控中心,中华医学会肿瘤学分会肺癌学组,等. 非小细胞肺癌分子病理检测临床实践指南(2021 版)[J]. 中华病理学杂志,2021,50(4):323-332.

［17］CATASUS L, GALLARDO A, PRAT J. Molecular genetics of endometrial carcinoma[J]. Diagn Histopath, 2009, 15(12):554-563.

［18］Cancer Genome Atlas Research Network. Comprehensive molecular characterization of gastric adenocarcinoma [J]. Nature, 2014,513(7517):202-209.

［19］FONTANA E, EASON K, CERVANTES A, et al. Context matters-consensus molecular subtypes of colorectal cancer as biomarkers for clinical trials [J]. Ann Oncol, 2019,30(4):520-527.

［20］NIR G, HOR S, KARIMI D, et al. Automatic grading of prostate cancer in digitized histopathology images: learning from multiple experts [J]. Med Imag Anal, 2018,50:167-180.

［21］SUGITA S, HASEGAWA T. Practical use and utility of fluorescence in situ hybridization in the pathological diagnosis of soft tissue and bone tumors [J]. J Orthop Sci, 2017,22(4):601-612.

第七章　肿瘤诊断学

▊第一节　肿瘤的临床诊断

一、概述

肿瘤的临床表现多种多样,临床诊断并非易事。在临床实践中,临床医师通过病史、体格检查和辅助检查,对收集的资料进行综合分析、反复验证,逐步确定患者疾病的性质是肿瘤还是非肿瘤,良性抑或恶性肿瘤,是上皮来源的癌还是间叶组织来源的肉瘤。肿瘤确诊最终依靠病理诊断,包括组织学形态、借助特殊染色、免疫组织化学检测乃至电子显微镜检查、分子生物学和分子遗传学技术等,结合临床表现进而做出最后的定性诊断。在确认肿瘤性质的同时,临床医师还必须对肿瘤的发展程度做出评估,即进行分期诊断,包括肿瘤的分化程度、生长部位、浸润程度、区域淋巴结有无转移、有无远处转移存在、有无伴随症状等。患者的全身及重要脏器的功能情况,伴随疾病的状况,甚至患者的社会、家庭、心理情况及治疗意愿亦应在诊断时加以考虑,才能获得客观、完整而确切的临床诊断。正确的临床诊断是合理治疗的前提和基础,在这一意义上,肿瘤的诊断是一个多学科的综合分析过程。这就要求临床医师不但要有扎实的肿瘤学基础知识和临床实践经验,还应熟悉各种辅助诊断方法及其应用意义。同时,临床医师亦应与影像学、核医学、内镜、检验、病理等各科医师密切配合,以获得支持诊断的充分证据。

二、高危因素和高危人群

近一个世纪以来,流行病学和病因学已在肿瘤的病因研究方面取得了重要成就。目前的研究结果表明,肿瘤的发生可能是多因素协同作用的结果。随着研究的不断深入,人们逐渐认识到引起肿瘤发生的许多关联因素,是导致肿瘤发生的高危因素(high risk factor),存在某一肿瘤危险因素的人群则称为相应肿瘤的高危人群。上皮内瘤变是传统组织病理学确立的经典的恶性肿瘤高危因素,是指器官上皮性组织的非典型增生或异形增生性病变和原位癌,所涉及的器官包括宫颈、宫内膜、前列腺和消化系统的食管、胃肠等器官。例如,流行病学调查发现,在食管癌的流行区,食管上皮内瘤变的患者,其食管癌发生的概率将会显著高于无增生的人群。实验研究亦证实了这一点,食管上皮内瘤变被确认为食管癌的高危因素,而患有食管上皮内瘤变的人群则称为食管癌的高危人群。有些原位癌,如肺原位腺癌、乳腺小叶原位癌和宫颈原位鳞癌,已不再作为恶性肿瘤处理,但却是浸润性癌的高危因素。分子流行病学近 20 年来的快速发展及其在肿瘤学中的应用,进一步深化了我们对于肿瘤高危因素和高危人群的理解。BRCA 致病突变与乳腺癌、卵巢癌、胰腺癌和前列腺癌发生之间的因果关系是分子流行病学近年来最重要的发现,BRCA 致病突变人群乳腺癌的发生风险比非突变人群高了 6～8 倍,终生累积风险超过 70％。因此,携带 BRCA 基因致病突变人群属于乳腺癌、卵巢癌等肿瘤的高危人群。

了解某一肿瘤的高危因素,可以使高危人群提高警惕,加强监测和开展早期筛查,有利于恶性肿瘤的早期发现,从而实施根治性治疗。例如,乳腺癌的发生与女性激素水平有关,乳腺上皮细胞对雌激素的暴露时间越长(初潮年龄早、绝经年龄晚),暴露强度越大、密度越高,癌变的可能性就越大。如果再加上家族史因素(一级亲属患乳腺癌),既往又有乳腺良性疾病手术史等的老年患者,如果乳腺出现肿块,即使很小,患乳腺癌的可能性也将明显增加,应该引起临床医师的注意并须做进一步检查,这样可以发现更多的早期患者,提高早期肿瘤的检出率。对高危因素的研究和高危人群的鉴别,是实现恶性肿瘤防治"关口前移"的先决条件,也是大幅度提高恶性肿瘤患者治愈率、减少死亡率的重要基础。

三、早期诊断的意义

癌症发生是一个缓慢的过程,一般都要经历癌前病变、原位癌、浸润癌等阶段的演变。以胃癌为例,绝大多数胃癌都经历了正常黏膜→慢性浅表性胃炎→慢性萎缩性胃炎→肠上皮化生→不典型增生(上皮内瘤变)→原位癌→浸润癌的过程。从接触致癌因子直到患者死亡,肿瘤的自然史有时可长达 10～20 年甚至更长。所谓早期诊断,就是在肿瘤发生的早期阶段,运用各种检查方法确定肿瘤的生长部位、组织学类型、生长特点及其发展程度。就组织病理学来说,早期癌是指原位癌和早期微浸润癌。临床上,早期癌一般是指肿瘤较小且无远处转移和区域淋巴结转移,临床分期较早的肿瘤。肿瘤,特别是恶性肿瘤的早期诊断十分重要,与患者的生存及预后密切相关。早期诊断不仅为治愈肿瘤提供了最有利的时机,而且有助于对肿瘤发生和演变规律的研究。例如,通过 X 线双重对比造影和纤维内镜检查发现的早期胃癌,病变局限于黏膜或黏膜肌层时,手术后 5 年生存率可达 90％左右,而晚期胃癌 5 年生存率不到 20％;甲胎蛋白的检测、B 超的广泛应用、选择性肝血管造影的开展,发现了许多小肝癌,使肝癌的治疗和预后有很大的改观。而早期胃癌和小肝癌的诊断治疗使人们对胃癌和肝癌发生、发展规律的认识进一步深化。随着科学的发展及新技术的应用,目前的诊断水平已使我们能够检出 <0.5 cm 的微小癌(minimal cancer),如微小胃癌、乳腺癌、食管癌、结直肠癌、肺癌等。早期癌的定义在不同癌症之间并不完全相同,且随着诊疗技术的进步也必将发生变化。如早期乳腺癌往往是指直接可以行根治性手术的乳腺癌,随着新辅助治疗手段和方法的进步,既往局部晚期乳腺癌的患者在新辅助治疗后可获得根治性手术的机会。但相对于国外数据,我国恶性肿瘤的诊断数据显示初治Ⅳ期患者较多,在可手术肿瘤患者中,区域淋巴结阳性患者较多,因此对我国恶性肿瘤高危人群仍要提倡早期筛查。目前在国际上,乳腺

癌、结直肠癌、宫颈癌和肺癌已有指南指导肿瘤的筛查，我们应大力开展防癌宣传，进行防癌普查和咨询，研究适合国人的特色筛查技术，依靠医务人员和社会各方面的通力协作，才能不断提高恶性肿瘤的早期诊断水平。

四、病史

肿瘤病史要求全面、准确、客观，除全面系统地记录疾病动态，记录症状的部位、性质、程度、持续状况、有无规律，还应注意患者年龄、性别、职业接触史、个人史、婚育史、家族史和既往疾病史。要详细问询并记录患者的首发症状，首发症状对肿瘤临床诊断具有重要的提示作用。不同的肿瘤其首发症状各异，如霍奇金淋巴瘤的首发症状常为无痛性颈部和锁骨上淋巴结肿大（占60%～80%），鼻咽癌常因回缩性血涕而发现和确诊，而阴道不规则流血则需要警惕妇科肿瘤。肿瘤的首发临床症状多数来自原发灶，但也可以来自转移灶或全身表现，如原发不明的恶性肿瘤和骨转移所致的病理性骨折、体重无故下降和副瘤综合征等。要注意随着疾病的发展演变，病情会进行性变化，也会出现伴随症状，这些对肿瘤的诊断、发展程度和预后都有重要提示，如皮肤痣的快速增大破溃，常常提示肿瘤侵袭性较强；伴随乳腺肿块，出现腋窝淋巴结肿大，需要警惕乳腺癌伴淋巴结转移的可能；淋巴瘤患者伴随出现不明原因的发热、盗汗，是预后不佳的因子；怀疑肺癌的患者，应注意询问和记录有无发热、盗汗等与肺结核诊断相关的症状体征，以便进行鉴别诊断。针对该疾病的诊疗经过，也应简明精练地记录，包括做过何种检查、接受何种治疗、治疗效果如何，如抗结核治疗对肺部结节有明显疗效时，应首先考虑肺结核的诊断，而不是肺癌。

不同的肿瘤有不同的好发年龄，上皮来源的癌常发生在中老年人群，肉瘤的发病年龄则较轻，急性淋巴细胞白血病和一些胚胎性肿瘤的发病高峰多在出生后到10岁这一阶段。职业暴露是一些恶性肿瘤发病率增加的因素，如矿工的肺癌、石棉工人的胸膜间皮瘤和肺癌、苯胺印染工人的膀胱癌、长期接触苯人群的白血病等的发病率都较一般人群明显增高。生活习惯与肿瘤的发生关系密切，如吸烟与肺癌、高脂饮食与结肠癌和乳腺癌、咀嚼槟榔和烟草与口腔癌的关系都已得到证实。女性患者的婚育史亦十分重要，如分娩次数、是否哺乳对乳腺癌、宫颈癌的发病有影响，妊娠流产史可为滋养叶细胞恶性肿瘤提供线索。有些肿瘤有家族聚集倾向，有的甚至符合孟德尔遗传定律，如有视网膜母细胞瘤、多发性内分泌肿瘤、先天性家族性结直肠多发性息肉病、一级亲属有双侧乳腺癌等家族史的人群，应特别警惕恶性肿瘤发生的可能。肿瘤患者的既往史往往很重要，例如，有宫颈癌局部放疗史的患者诉有腹泻、血便时应除外放射性直肠炎、第二原发的直肠癌及宫颈癌复发浸润肠道；幼年时胸部接受过放疗者成年后乳腺癌发病增加；儿童时期颈部或胸腺部位曾行放疗的患者，甲状腺癌发病增加；经大剂量化疗和/或大面积放疗后长期生存的霍奇金淋巴瘤患者有非霍奇金淋巴瘤和白血病等第二原发恶性肿瘤发生的可能。此外，对非初治的患者，应了解以往诊治的情况，包括外院进行的检查，如有无细胞学或病理学的确诊；以往治疗情况，包括手术、放疗、化疗及其他治疗及其不良事件；应询问手术所见、手术方式和范围；放疗的部位、范围、剂量及时间；化疗药物的名称、剂量方案;有累积毒性的药物,如蒽环类、紫杉类、博来霉素、奥沙利铂等应计算累积剂量;以及末次治疗时间及疗效评价。

肿瘤病史的询问还应包括患者的一般身体状况、治疗意愿、伴随疾病及目前正在接受治疗的情况。既往严重疾病史,虽然已经恢复但可能影响药物治疗的选择,如心肌梗死、脑卒中等。另外,还要特别关注和评估有可能引起肿瘤急症的临床情况,如上腔静脉综合征、心包积液、病理性骨折、弥散性血管内凝血和内脏危象等。

总之,详细的病史不仅可以提供疾病的重要线索,特别是诊断疑难病例、原发不明的肿瘤,也可为以后的治疗决策提供依据和参考,避免对患者造成医源性损害。

五、体格检查

在体格检查中,除一般内科检查外,应特别注意皮肤、深浅部肿块和全身浅表淋巴结的情况。在检查中,除了对局部肿块的大小、形状、质地、活动度、有无触痛、肿瘤表面温度加以注意外,特别应重视了解肿瘤局部浸润的范围,以及与周围组织、邻近器官的关系。

恶性肿瘤常常通过淋巴道和血道播散,因此查体应包括引流区的区域淋巴结和可能的远处转移器官。恶性肿瘤淋巴道转移通常遵循一定的规律,例如头皮癌或黑色素瘤转移至耳前、耳后枕部、颈后三角淋巴结;唇、舌前 2/3 癌、鼻腔、鼻咽、口咽、扁桃体、口底、喉等部位癌转移至颈深上淋巴结;甲状腺、肺、纵隔、食管癌转移至颈深下或锁骨上淋巴结;胃、肠、腹腔脏器、子宫颈、直肠、前列腺、睾丸等处肿瘤可转移至左锁骨上淋巴结;乳腺癌可转移至同侧锁骨上淋巴结。淋巴液引流具有固有规律,对寻找疾病来源具有重要指示价值。腋窝淋巴结引流上肢、乳腺、胸壁、脐水平以上腹壁和背部的淋巴液,经锁骨下淋巴结注入锁骨上淋巴结或直接从颈内静脉汇合处入血道。腹股沟淋巴结引流来自下肢、臀部、会阴部、外阴、外生殖器、肛门、肛管、脐以下腹壁、腰部等区域的淋巴液,经 Cloquet's 淋巴结流入深腹股沟淋巴结。右锁骨上淋巴结肿大常提示病变来源于纵隔或肺部,而左锁骨上淋巴结肿大或脐部硬结往往提示原发病灶在腹腔。单侧肢体肿胀或阴囊水肿大多说明局部淋巴管阻塞。有时皮下结节可为胃肠道恶性肿瘤、肺癌、乳腺癌或女性内生殖器肿瘤的初发体征。各种类型的红斑特别是多形红斑、皮肌炎、多发性栓塞性静脉炎、坏死性脉管炎和肥大性骨关节病变等可为内脏肿瘤的早期表现。乳腺癌、肺癌、甲状腺癌、肾癌或前列腺癌可最早表现为骨转移。原因不明的声音嘶哑、霍纳综合征、胸腔积液或上腔静脉压迫综合征可为支气管肺癌或纵隔肿瘤的初发体征。微小"黑痣"、舌部慢性溃疡或肛门溃疡性结节可分别为黑色素瘤、舌癌或肛门癌的表现。隐睾的发现往往有助于精原细胞瘤的诊断。肛门直肠指检除了对肛管、直肠、盆腔、女性生殖系统、前列腺等原发肿瘤有重要意义外,特别应强调对腹腔脏器的恶性肿瘤,如胃、肝、肠、胰腺等的肿瘤进行常规肛门直肠指检,了解盆腔有无种植。

六、综合诊断

恶性肿瘤的诊断从总体上来说是一个多学科的综合诊断,临床医师通过病史、体格检查和已有的辅助检查,利用临床肿瘤学理论进行逻辑归纳和推理,得出初步印象,然后根据病情的需要再进行各种必要的检查,如常规影像、内镜、生化、骨扫描或 PET/CT 等核医学、组织病理学和分子病理学检查。通过对检查结果的综合分析、反复验证,得出一个正确的诊断。肿瘤的诊断应包括以下 3 个方面。

1. 定性　即确定疾病的性质是肿瘤还是非肿瘤,或是与肿瘤有关的疾病,如癌前病变、增生性疾病等。如果是肿瘤,需确定为良性肿瘤或是恶性肿瘤,或是介于良、恶性之间的交界性肿瘤。对于恶性肿瘤,还需确定其组织来源、分化程度(恶性程度)、浸润转移情况等。

2. 定位　即确定肿瘤的原发部位,特别是早期病例和某些原发部位不明的转移性肿瘤。早期病例的原发灶一般很小,病灶隐匿、不易发现,临床称为微小癌,其诊断较为困难。随着筛查和诊断技术的发展和改进,临床上已有可能发现长径为 0.5 cm 甚至更小的癌灶,如用乳腺钼靶摄片可以发现乳腺微小癌灶;通过内镜可以发现早期食管癌、胃癌、大肠癌;通过甲胎蛋白检测、CT、MRI 和肝血管造影等检查可以发现小肝癌等。绝大多数肿瘤均可以通过标准的诊断操作规范和流程获得正确的诊断,但少部分恶性肿瘤的临床诊断过程较为复杂。有些肿瘤早期就发生了远处转移,且转移灶生长快,患者常因转移灶的出现而就诊,临床上常发现原发灶不明的颈淋巴结、腋淋巴结转移癌,原发灶不明的骨转移、卵巢转移性肿瘤等,常需从头颈部、消化道、呼吸道等处寻找原发灶。此时前哨淋巴结理论有助于根据淋巴液引流规律找到原发病灶。

3. 定量　即分期,需要确定肿瘤的大小、浸润程度和范围,以及区域淋巴结转移和远处转移的情况。国际上依据肿瘤的发生、发展和转移,制定了统一的分期系统,对肿瘤进行评估,为肿瘤的治疗、疗效分析等制定客观的科学依据。

临床医师在对肿瘤进行诊断的过程中还需进行鉴别诊断,许多肿瘤的临床表现常与炎症、结核、寄生虫、内分泌、外伤后等引起的病变相混淆或同时存在,需要进行鉴别诊断。这就需要临床医师对肿瘤的自然史、肿瘤的基本特征及其特殊表现、肿瘤的生物学特性有全面的认识,当然最后诊断必须依靠病理检查,而病理诊断又必须与临床相结合。

七、肿瘤临床和病理分期

为了准确评估病情、判断预后、决定治疗方案、评价疗效、比较不同的治疗方法并推动国际交流,国际抗癌联盟(UICC)自 1958 年起发表了恶性肿瘤的分期,之后由 UICC 和美国癌症联合委员会(AJCC)不断修订更新。目前,大多数实体瘤采用的是 TNM 分期法。

T 表示原发瘤范围,用 $T_1 \sim T_4$ 表示浸润范围的递增,T_0 表示未发现原发瘤,T_{is} 表示原位癌。N 表示区域淋巴结情况,用 $N_1 \sim N_3$ 表示转移程度的递增,N_0 表示无区域淋巴结转移。M 表示远处转移,M_0 表示无远处转移,M_1 表示有远处转移。由于有些肿瘤的治疗和预后与病理分级或浸润深浅密切相关,因此也有采用其他的分期方法。例如,恶性黑色素瘤用 Clark 分期方法表示肿瘤侵犯表皮、真皮、皮下组织的深度和层次;软组织肿瘤采用 GTNM 分期法,需要标明肿瘤分级程度:G_1 为高分化、G_2 为中分化、G_3 为低分化、G_4 为未分化;妇科肿瘤目前习惯使用国际妇产科联盟(FIGO)制定的相应分期标准;小细胞肺癌除了用 TNM 分期外,还采用美国退伍军人医院的局限期和广泛期的分期法;霍奇金淋巴瘤和非霍奇金淋巴瘤用 Ann Arbor 分期法。在肿瘤诊断规范中,通过不同的标注,表明疾病的状态和特征,临床分期可标为 cTNM,术后病理分期则为 pTNM,经过新辅助治疗后手术的患者分期用 ypTNM,复发转移患者分期采用 rTNM。即使复发转移患者,也有获得治愈的机会,如保乳术后的同侧乳腺复发、乳腺癌根治术后的局部胸壁复发、肠癌治疗后的肝转移等患者,因此应重新进行分期。

目前,TNM 分期已达第 9 版,并已从单纯的传统病理解剖学分期系统更新为整合了现代肿瘤分子生物学的新分期系统。多原发肿瘤根据两个原发肿瘤的间隔时间≤6 个月或>6 个月可分为同时性和异时性多原发,其好发部位为同一器官、成对器官和同一系统的器官,临床分期应尽可能进行各自独立分期。

八、肿瘤患者功能状态

肿瘤的治疗,尤其是使用细胞毒性药物,需要具备一定的器官功能基础,因此在对患者的肿瘤进行诊断的同时,需要评估患者的全身情况,特别是患者的心肺功能、肝肾功能、造血功能及出现肿瘤急诊的可能性,以及患者的预计生存期等,以评估治疗的价值和禁忌。

卡诺夫斯凯计分(Karnofsky performance score, KPS)是最早应用于肿瘤患者功能状态评估的工具。卡诺夫斯凯(Karnofsky)和布尔切纳尔(Burchenal)在 1948 年提出,并于 1949 年用此方法对肿瘤患者的化疗进行临床评价。该评分系统从患者的生活自理能力、体力状况、正常活动与否、症状或体征有无、是否需要住院和积极的支持治疗维度进行评估,从 100~0 进行赋分。评分越高,提示健康状况、体能越好;评分低,则说明一般状况较差,病情比较严重,需要特殊照顾和帮助,且存在一定治疗禁忌。近年来,亦有采用更为简便的 Zubrod-ECOG-WHO(ZPS)评分(也叫 ECOG 评分)方法,将患者的体能状态从无病到死亡,分为 0~5 共 6 个等级。我国在进行新药临床试验中大多采用后一种分级方法(表 7-1)。

表 7-1 患者功能状态评估

方法	描述	评分
KPS	正常,无症状及体征	100
	能进行正常活动,有轻微症状及体征	90
	勉强可进行正常活动,有一些症状或体征	80
	生活可自理,但不能维持正常	70
	有时需人扶助,但大多数时间可自理	60
	常需人照料	50
	生活不能自理,需特别照顾	40
	生活严重不能自理	30
	病重,需住院积极支持治疗	20
	病危,临近死亡	10
	死亡	0

方法	描　述	评分
ZPS	正常活动	0
	有症状,但几乎完全可自由活动	1
	有时卧床,但白天卧床时间不超过50%	2
	需要卧床,白天卧床时间超过50%	3
	卧床不起	4
	死亡	5

总之,多年的临床实践证实,这两种方法具有简便、可靠、易于操作的特点,不但适用于晚期肿瘤患者全身状况的评估,也可以作为一种定量的检测指标,用于一般肿瘤患者和其他慢性危重患者的功能状态的预测,并作为肿瘤患者治疗前后疗效的客观评估指标。肿瘤患者功能状态的评定方法至今仍广泛应用于临床,且很多抗肿瘤循证医学的证据来源于KPS≥60或ECOG 0或1的患者。

九、患者报告临床结局

患者报告临床结局(patient-reported outcome)是指直接来自患者对自身健康状况、功能状态及治疗感受的报告,其中不包括医护人员及其他任何人员的解释。患者报告临床结局不仅包含临床结局的测评,而是一个广义的概念,包括临床实践中的多项内容:①患者症状(疼痛、疲劳、精力等)的报告;②身体、心理和社会活动的功能状态;③健康行为,如对治疗的依从性、吸烟情况和参加身体锻炼情况;④患者对于不同治疗表达出的不同选择倾向性,以及患者表示参加某项治疗的意愿;⑤患者对治疗的满意度;⑥患者对于医患之间的沟通、治疗合作程度及治疗获得途径等方面的报告。其数据是通过一系列标准化的问卷收集得到的,这些问卷作为测评工具,由明确的概念框架构成。患者报告临床结局已经得到药物评审部门的认可,批准用于新药的审评。

十、肿瘤患者随访

肿瘤患者在最初治疗结束后一段时间内仍应定期去医院复查,称为随访。定期随访可以及时发现肿瘤复发和/或转移。随访时应仔细询问病史、进行全面体格检查、检测肿瘤标记和接受影像学检查,对容易有转移、复发的部位应重点检查。例如,小细胞肺癌和肺腺癌,除胸部CT外,还应做腹部影像学检查,包括肝脏、肾上腺及颅脑;胃癌术后的女性患者进行针对卵巢的检查。对术前肿瘤标记物异常而术后恢复至正常的患者,肿瘤标记物的随访是非常有效且经济的手段。

定期随访还有助于发现多原发癌。肿瘤患者经过治疗后,如果致癌因素未去除,可使原脏器再次发生癌症。例如,肝癌患者在施行手术切除肿瘤后,可在肝脏再次发生原发性肝癌;乳腺癌一侧手术后,对侧再次发生乳腺癌的概率比正常人高8~10倍。此外,肺癌、大肠癌、胃癌再次发生癌变的概率亦比正常人群高。第二原发癌也可继发于以往的肿瘤治疗,如宫颈癌放疗后宫体癌发生率增加 8 倍。儿童的霍奇金淋巴瘤化疗、放疗后,急性非淋巴细胞白血病是常见的第二原发肿瘤。

定期随访可评价治疗的效果,了解肿瘤治疗的远期毒性反应,为医学研究积累资料。

随访的频度一般在治疗后第 1~2 年为每 2~3 个月 1 次,以后 6~12 个月 1 次,以至终生。一般恶性程度高、容易早期复发的癌症患者,建议适当增加随访频率。

第二节　肿瘤的影像学诊断

医学影像技术是当前临床实践中对包括肿瘤在内的不同疾病的重要筛查和诊断工具。过去 20 年,医学影像技术取得了显著的进展,为患者的诊断和治疗提供了强有力的支持。X 线、CT 和 MRI 等多种成像方式均出现了不同的新技术;同时,人工智能的迅速发展也为基于医学影像图像的大数据分析提供了重要基础,使得智能自动化的影像辅助诊断系统被相继开发并应用于临床。影像学检查是疾病诊疗的先行者,通过不同的成像方式和后处理技术可以实现肿瘤的早期筛查,并可对病变性质和累及范围等进行全面评估;同时,作为患者随访的重要手段,在疾病的疗效评估、明确肿瘤复发和进展中均具有重要价值。随着成像设备和检查技术的不断创新与发展,影像学诊断不仅能够从大体解剖水平评估疾病,甚至可以实现对病灶分子水平的评估,在当前精准医疗时代中扮演着重要角色。总而言之,医学影像具有极高的临床应用价值,其在微观水平的不断深入和智能化道路上的发展创新将进一步促进人们对疾病的认知和当前临床困境的解决。

一、CT 机成像的原理和新技术应用

(一) CT 机成像的原理

通常所称的 CT,其全称为计算机断层扫描术(computer tomography)。CT 检查过程是用高准直的 X 线束扫描人体需要检查的部位,穿过人体经过衰减的 X 线被探测器接收,探测器接收的大量原始数据经模数转换器转成数字信号传送给计算机,计算机计算出该断面上各单位体积的 X 线吸收值,排列成数字矩阵,数字矩阵再通过数模转换器,由图像显示器将不同的数据用不同的灰度等级显示出来,形成了 CT 横断位图像。

(二) CT 机的发展及新技术应用

CT 机于 20 世纪 70 年代开始应用于临床,几十年中发生了巨大的变化,由当初单方向非连续旋转型向连续旋转型发展,进而出现了螺旋扫描方式,其主要目标围绕提高成像速度、检查效率和图像质量。螺旋扫描方式又称容积或体积扫描,除了扫描速度快(亚秒扫描)以外,与常规 CT 相比,更重要的是它获得的是三维信息,高档的容积 CT 提高了 Z 轴分辨率,达到像素的各相同性(isotropy),实现了 CT 图像的任意方位重建,给影像诊断及临床带来了更多的信息。近年来,能谱 CT 的出现在一定程度上实现了物质的定性分离和定量测定,显示出良好的应用前景,相信随着技术的不断完善,有望实现 CT

的多对比成像和 CT 分子成像。

常用的 CT 检查方法包括以下几种。

1. CT 平扫检查 普通 CT 平扫无须注射对比剂,是目前临床应用最广泛也是最常见的 CT 检查方法。其主要优势是疾病的普查和检出,也是不少急症患者和术后患者的首选检查方法。

2. CT 增强扫描 是指在普通 CT 平扫的基础上,通过静脉内注射对比剂来增加正常组织与病变组织的对比度,提高病灶的显示率与检出率。CT 增强扫描主要作用在于:①检出小病灶和等密度病灶,由于它们与周围正常组织缺乏密度对比,CT 平扫容易漏诊;②通过观察病变组织的强化程度和方式,对病变进行定性诊断,判断良、恶性;③确定病灶是否为血管源性病变。肿瘤患者的检查常规推荐 CT 增强扫描,但也需要评估患者的耐受性和对比剂可能导致的不良反应。

3. 动态增强扫描 常规的 CT 增强检查显示的是肿瘤血管结构的特征,这对于判断肿瘤的性质及治疗后有无复发是不够的。动态增强扫描技术可通过分析时间密度曲线及定量参数,更详细地反映肿瘤实质的结构特征,提高肿瘤诊断的准确性与特异性,特别是能够显示肿瘤内部的微血管密度和分布,反映其血供和灌注特征,对临床治疗计划的制订有重要的参考价值。

4. CT 血管成像(CT angiography,CTA) 经静脉注射对比剂强化靶血管,通过螺旋 CT 容积扫描结合计算机三维重建多角度、多方位观察显示血管技术,临床上主要应用于:①血管性病变的检查,如动脉瘤、动脉狭窄、门静脉和下肢血管等;②评价肿瘤或病变与邻近血管的关系。高质量的 CTA 可以可靠地显示 1 mm 以上的血管分支。

5. 高分辨率 CT 1985 年,泽鲁尼(Zerhouni)首次提出采用 1～3 mm 薄层扫描,并做高/极高分辨率算法重建,相较于标准重建能够显示更多的支气管,称为高分辨率 CT(high resolution CT,HRCT)。HRCT 是一种能够清晰显示肺部解剖和病理改变细节的影像学手段。如利用 HRCT 能观察肺部小结节病灶的边缘特征,以及局部细支气管、小叶中央动脉和小叶间隔的中央静脉改变,有助于更精准地判断结节的良、恶性。

(三) CT 图像的常用后处理技术

CT 图像三维重建主要有以下 6 种基本的后处理方法。

1. 多平面重建(multiplanar reconstruction,MPR) 利用计算机软件进行矢状面、冠状面、斜面重建,有助于医师从任意角度观察和分析病灶本身及其与周围组织和结构的关系,对病变的精准定位及手术决策制定具有重要意义。

2. 最大密度投影(maximum intensity projection,MIP) 是指将一定 CT 层厚中最大 CT 值的体积元素(体素)投影到背景平面上,以显示所有或部分强度密度高的血管和器官,如常用来显示血管的走行。

3. 表面遮盖投影(shaded surface display,SSD) 主要适用于显示 CT 值与其他结构相差较大的组织结构,如骨骼病变或结肠 CT 重建。

4. 容积漫游技术(volume rendering technique,VRT) 可对动静脉/软组织及骨结构等进行立体塑形成像,图像直观、生动,有助于辅助显示病灶与周围组织的关系。

5. 曲面重建(curved planar reformation，CPR)　是指在一个维度上选择特定的曲线路径，将该路径上的所有体素在同一平面上进行显示，有助于评价曲度较大的结构，如胰管、脾动脉及冠状动脉等，同时也可以观察管腔结构的腔壁病变及其与周围结构的位置关系，一般需要多个角度曲面重建以完整评价病变。

6. 虚拟内镜技术(virtual endoscopy，VE)　将螺旋 CT 容积扫描所得的图像数据进行后处理，重建出空腔器官内表面的立体图像，类似纤维内镜所见，是计算机技术与三维图像相结合的结果，是三维医学图像的一种表现形式。

(四) 传统 CT 成像临床应用的优越性和局限性

CT 成像的主要优势是其密度分辨率高、可行密度量化分析(测量 CT 值)、组织结构无重叠及可行多种后处理。另一优点是相对无创性、无痛苦且方法简便。CT 的临床应用主要体现在以下方面：①CT 横断面断层图像避免了解剖影像的重叠，能够发现许多传统 X 线不能发现的较小的肿瘤，如使用螺旋 CT 进行低剂量普查可以发现早期肺癌，肝脏的螺旋 CT 多期扫描有助于发现微小肝癌等；②在进展期肿瘤的分期和术前可切除性评估、预后判断、治疗后随访及肿瘤放射治疗计划制订等方面发挥重要作用。

CT 成像的局限性主要体现在以下方面：①CT 病变检出的灵敏度虽高，但特异度相对有限，如对一些良、恶性病变的鉴别及淋巴结性质的判断准确性不是很高；②CT 容易受到部分容积效应的影响，且具有相对较高的 X 线辐射剂量。

(五) 能量 CT 成像

能量 CT 是指在两个或更多的能量下获取物质衰减信息，不同组织的能量依赖性不同，可基于光子吸收的差异对不同组织进行鉴别和分类。不同厂商的产品特色及能量扫描实现形式不尽相同，出现了双能量 CT、能谱 CT、光谱 CT、光子计数 CT 等术语，为了统一和规范，我们使用"能量 CT"这一术语。近年来，能量 CT 成像技术发展迅速，在临床的应用越来越成熟。由于其能够提供传统 CT 无法获得的组织特征性信息，在疾病的诊断和治疗中凸显出一定的优势和特色。

能量 CT 在肿瘤中的临床应用主要包括以下几点。

1. CTA 应用　能量 CT 低能量段虚拟单能量图像(virtual monoenergetic image，VMI)明显提高 CTA 中血管的强化程度，优化图像质量，有助于提高小血管病变(肺栓塞)的显示及检出，并有利于肿瘤的术前规划。

2. 提高病灶的检出　能量 CT 通过提供 VMI、碘图及原子序数图等多参数图像，低能量段 VMI 有利于小病灶和多发病变的检出，如小肝癌、胰腺癌及肝转移瘤等；碘图可以量化病灶强化程度，碘图融合彩图可以提高病灶显示的对比度，增强小病灶的检出率，如胰腺小神经内分泌肿瘤。

3. 肿瘤诊断和鉴别诊断　低能量段 VMI 结合碘图等多参数成像，对良、恶性肿瘤的鉴别具有一定价值。

4. 肿瘤术前评估优化　低能量段 VMI 和碘图可以提高肿瘤边界显示精度及肿瘤-血管组织对比度，辅助优化术前分期，对手术决策及放疗计划制订具有重要意义。

5. 肿瘤疗效评价　碘图能够量化组织及病灶内碘浓度的动态变化，可以反映病灶灌注变化,为肿瘤疗效评价提供新的量化指标,例如有助于区分肿瘤消融后周围组织反应性增生与肿瘤残余。

二、MRI 原理及新技术应用

20 世纪 70 年代磁共振成像(MRI)的出现是医学影像学的一次飞跃。进入 20 世纪 90 年代,MRI 的发展突飞猛进,已经从单纯的形态学观察发展为形态学观察与功能性研究相结合。近年来,磁共振功能成像已成为研究的热点。

(一) MRI 的原理

自然界任何原子核的内部均含质子与中子,统称核子。核子具有自旋性,并由此产生自旋磁场。具有偶数核子的许多原子核其自旋磁场相互抵消,不呈现磁场,只有那些具有奇数核子的原子核在自旋中具有磁矩或磁场,如^{1}H、^{13}C、^{19}F、^{31}P 等。原子核的自旋很像一个微小磁棒沿自己的纵轴旋转,无外加磁场时,质子或中子的自旋方向是随机的。当处于一个外加磁场中时,单数原子的原子核自旋轴就会趋于平行或反平行于外加的磁场方向,并以一种特定的方式绕主磁场方向旋转,这种旋转动作称为进动。进动的频率取决于外加磁场的强度、原子核的性质和磁旋比。处于静磁场中的原子核系统受到一个频率和进动频率相同的射频脉冲(radio frequency pulse,RF)激发,原子核将在它们的能级间产生共振跃迁,引起原子核的共振现象,即核磁共振。当 RF 激发停止后,受激原子核的相位和能级都恢复到激发前的状态,这个过程称为弛豫,核系统从共振激发到恢复平衡所需的时间称为自旋-晶格弛豫,称为纵向弛豫,通常用 T_1 表示。T_2 弛豫时间又称横向弛豫,表示在完全均匀的外磁场中横向磁化所维持的时间。人体不同组织,不论它们是正常的还是异常的,其组织、器官的 T_1、T_2 值的差别是很大的,这是 MRI 的基础。MRI 的作用之一就是利用这些差别来诊断和鉴别诊断疾病。由于人体中氢原子的数量最多,且只有一个质子而不含中子,最易受外加磁场的影响而发生核磁共振现象,所以现阶段临床上应用的 MRI 主要涉及氢原子核。

(二) MRI 功能成像

MRI 功能成像(functional MRI,fMRI)可以反映人体功能方面的信息及病变导致的功能变化。在肿瘤的诊疗方面,应用较多的 fMRI 技术主要包括弥散加权成像(diffusion weighted imaging,DWI)、动态对比增强 MRI(dynamic contrast enhanced MRI,DCE-MRI)、磁共振波谱(magnetic resonance spectroscopy,MRS)。

1. DWI　是研究水分子微观运动的一种成像方法。不同组织的扩散系数不同,在病理状况下,扩散系数会发生变化,DWI 利用成像平面内水分子扩散系数的变化来产生图像对比。临床上最常用的是单指数 DWI 模型,能够获得感兴趣区内的平均表观弥散系数(apparent diffusion coefficient,ADC)值,主要反映的是细胞外间隙中水分子扩散的快慢。事实上,在扩散敏感因子(b 值)小于 200 s/mm^2 时,组织毛细血管网内的血流会导致弥散信号呈双指数下降。1986 年,勒·比汉(Le Bihan)等提出了体素内不相干运动 DWI(intro-voxel incoheret movement DWI,IVIM-DWI)模型,可以计算获得 3 个定量参数值:①D 值,代表纯粹的血管外的水分子扩散,主要反映细胞密度与结构,也称慢弥散；②D*值，代表毛细血管微灌注，与血管的结构和血流速率相关，也称快弥散；③f值，灌注分数，代表感兴趣区域内局部微循环的灌注效应占总体扩散效应的容积比。由于真实的生物组织中水分子的扩散并不是服从高斯分布的，詹森（Jensen）等于2005年提出了弥散峰度成像（diffusion kurtosis imaging，DKI）模型，扫描所需要的b值较传统DWI更高，可以计算获得两个定量参数：平均峰度（mean kurtosis，MK）值（K值）和经非高斯水分子扩散矫正的ADC值（D值）。其中，K值可反映组织微结构的复杂程度。目前，单指数DWI已常规应用于肿瘤的精准诊断与鉴别诊断及疗效评估等方面，但IVIM和DKI技术在肿瘤中的应用仍处于研究阶段，尚未在临床工作中常规开展与推广。

2. DCE-MRI 是一种通过追踪快速注射的低分子对比剂（如钆喷酸葡胺，二乙烯五胺乙酸钆Gd-DTPA）进入肿瘤血管系统的药代动力学过程来研究组织微血管结构和功能的定量方法。信号强度的动态变化过程能够反映组织血流、组织微灌注、具有渗透性的毛细血管表面积、微循环通透性及血管外细胞外间隙（extravascular extracellular space，EES）等生物学特性。DCE-MRI的实现是基于T_1对比的快速扰相梯度回波（fast spoiled gradient recalled echo，FSPGR）序列。利用药代动力学（pharmacokinetics，PK）模型，将时间-信号强度曲线转换为时间-浓度函数曲线，且需要动脉输入函数（arterial input function，AIF），从而获得定量参数：容积转移常数K^{trans}、速率常数k_{ep}、容积分数v_e。目前，DCE-MRI主要应用于肿瘤的诊断（良、恶性鉴别与肿瘤分型）、疗效的评价、预后预测及抗血管新生药物的研究等方面。

3. MRS MRS能够无创性地观测组织的化学成分和代谢信息，目前在临床上及研究中应用的原子核包括^{1}H、^{31}P、^{13}C、^{19}F和^{23}Na等。其中，^{31}P-MRS应用最早，但目前^{1}H-MRS在临床的应用最为广泛。MRS可用于肿瘤、代谢性病变、先天性病变和缺血性病变等的诊断和鉴别诊断，特别是在某些病变的定性诊断，如原发肿瘤与转移瘤的鉴别、鼻咽癌放疗后颞叶坏死与脑转移的鉴别诊断等中有一定的临床价值。

（三）磁共振水成像技术

MR水成像技术的原理是利用MR重T_2加权技术实现相对静态液体呈明显高信号而实质脏器呈低信号。该技术具有无创、无副作用、无电离辐射、操作简单等诸多优点，包括许多部位的成像技术，其中以磁共振胰胆管成像（MR cholangiopancreatography，MRCP）、磁共振尿路成像（MR urography，MRU）、磁共振脊髓成像（MR myelography，MRM）在临床上应用较多。MR水成像技术已被临床广泛应用，成为胰胆道系统疾病和泌尿系统病变，特别是梗阻性病变诊断与鉴别诊断的重要手段之一。

（四）磁共振血管成像技术

磁共振血管成像（MR angiography，MRA）是对血管和血流信号特征显示的一种技术，不仅能够提供正常血管的解剖及其病理改变，还可以显示血流的速率和方向，在肿瘤病变中可以显示肿瘤供血动脉、引流静脉及肿瘤邻近血管的影响，如压迫、侵犯、包裹及血管内有无瘤栓等。临床上常用的MRA技术包括时间飞跃MRA（TOF-MRA）和对比增强MRA（contrast enhanced MRA，CE-MRA）。三维TOF-MRA在临床中最为常用，是一种无须注射对比剂的无创 MRA 技术,且具有信号缺失少和空间分辨率高的优势,在检出有信号缺失的病变如动脉瘤及血管狭窄等方面具有优势。CE-MRA 是近年来广泛开展的 MRA 新技术,它通过静脉内注射对比剂,配合快速的 MRI 扫描技术,结合计算机后处理可以得到类似常规血管造影的图像。该技术克服了常规 TOF-MRA 的缺陷,同时具有无创、危险性小的优点,且临床适用范围广、实用性强,尤其对胸、腹部血管及四肢血管的显示极具优势。

(五) MRI 检查的临床应用优势与不足

MRI 具有以下优势:①MRI 检查具有无创性且无辐射损伤的特点,适合肿瘤患者的多次随访;②MRI 是一种多参数的成像方法,可提供丰富的诊疗信息;③MRI 区别于 CT 的关键点是对比分辨率高,特别是软组织对比分辨率明显高于 CT,可以得到详尽的解剖学图像;④MRI 系统可以任意方位地成像,使临床医师能立体地观察病变的范围、大小及与周围组织和器官的关系;⑤结合常规 MRI 结构成像与功能 MRI 定量成像,可以全面反映肿瘤的特性。

MRI 在肿瘤诊疗中的临床应用主要包括:①肿瘤的精准定性诊断与鉴别诊断:MRI 对中枢神经系统、头颈部、脊柱、四肢、骨关节、腹部及盆腔等多处肿瘤性病变的诊断和鉴别诊断均是最佳影像学检测手段。②指导临床决策制定:MRI 在精准定性诊断的基础上也能够准确判断病变侵袭程度和范围;结合 DWI 非常有助于较小病灶的检出和鉴别,均有助于指导治疗决策。③肿瘤治疗后的疗效评价与随访:作为肿瘤全流程管理中的重要环节,常规 MRI 通过分析病变的大小、信号强化及增强程度等变化进行疗效评价和随访;功能 MRI 技术能通过定量参数图及定量参数的变化早期监测疗效。④肿瘤治疗后改变与肿瘤复发的鉴别:两者的影像学评估与鉴别具有较大的挑战性,如脑肿瘤放疗后改变与肿瘤复发的鉴别,可通过结合常规多序列 MRI 和多种功能 MRI(如 DWI、MRS 和 DCE-MRI)技术获得较好的诊断准确性,辅助临床制订后续的治疗方案。

MRI 技术经过多年的发展,虽日趋完善,但仍存在以下不足:①MRI 成像时间仍较长,空间分辨率不如 CT;②MRI 对钙化灶的显示不敏感,对骨骼微细病灶的显示不如 CT;③图像易受多种伪影的影响,如自主运动伪影、流动伪影等;④MRI 也不能像 CT 在图像上进行定量诊断;⑤禁忌证稍多,如带心脏起搏器和体内有金属植入物者,妊娠早期(3 个月内)及幽闭恐惧症患者等不能进行 MRI 检查。

(六) MRI 的常见伪影

MRI 伪影是指在 MRI 信号采集及图像重建过程中,由于各种因素的干扰影响,使得多种伪影出现在 MRI 图像上,导致图像质量下降,容易造成疾病误诊,甚至引起医疗事故等。根据出现的原因,大体上可分为设备伪影、运动伪影和金属异物伪影。

(1)设备伪影:化学位移伪影、卷褶伪影、截断伪影、部分容积效应伪影和层面交叉伪影、层间重叠伪影等。

(2)运动伪影:生理运动伪影和自主性运动伪影,主要由人体器官的周期性运动和非周期性生理移动等因素引起。

(3)金属异物伪影。

三、影像组学

(一) 影像组学概括

放射影像在肿瘤管理过程中的每个环节都发挥着重要作用,其角色已从一种辅助诊断工具逐渐演变成为临床医师提供精准治疗信息的重要工具。目前主要依赖一些主观评价指标(如病灶的大小、形态、位置、信号、密度及强化程度等)进行疾病的诊断和评估,往往难以全面反映肿瘤的生物学特征。随着人工智能的迅速发展及放射影像数据的增加,基于放射影像图像的研究呈显著增长趋势。

影像组学(radiomics)概念自2012年被兰宾(Lambin)等提出以来,已在辅助肿瘤的精准诊疗方面取得了一系列突破。影像组学可从影像图像(X线、CT、MRI等)中高通量地挖掘蕴含其中的深层定量信息,利用先进的人工智能技术建立与临床目标(精准诊断、疗效评价和预后预测等)间的关联,进而辅助临床决策制定。

(二) 影像组学流程

传统影像组学研究的一般流程如下。

(1) 原始影像数据获取(格式为DICOM)。

(2) 图像分割:采用传统手工勾画或计算机分割算法对感兴趣区域进行分割。

(3) 特征提取和筛选:通过特定的算法提取感兴趣区域内的影像组学特征,并借助统计学方法或机器学习方法对所提取的特征进行筛选。

(4) 模型构建:将选出的关键特征作为算法或模型输入,构建影像组学模型;还可以将具有显著统计学差异的临床变量与影像组学特征融合,建立融合模型。

(5) 模型性能评价:最后采用统一的评价体系来验证所构建模型的性能,确定该模型的临床应用价值,从而达到利用放射影像图像实现辅助临床精准诊疗的目的。

(三) 影像组学应用的挑战

影像组学的临床应用存在诸多挑战,如下所述。

1. 模型鲁棒性 多数医学影像模型局限于单一病种固定模态,严重影响了模型的临床普适性。此外,也会受到成像设备和成像参数等差异的影响。

2. 数据共享 大部分医学影像数据存储于各自医疗机构,缺乏共享平台和共享机制,缺乏多中心、大规模和前瞻性的验证数据。

3. 模型可解释性 模型的医学可解释性受到越来越多的关注和重视,增加模型的可解释性,对于提高模型的临床认可度和适用性至关重要。

4. 商业化 目前基于影像组学的商业化软件仍然有限,其原因主要是针对不同临床问题所构建的影像组学模型泛化能力和稳定性仍需进一步提升和验证。

四、肿瘤影像学在多学科诊疗中的作用

多学科团队(multidisciplinary team,MDT)是指由来自多个不同医学专业的成员共同工作,实现患者的高质量管理,尤其是能为肿瘤患者提供最优的治疗方案。MDT常由肿瘤科医师、放射肿瘤科医师、外科医师、放射科医师、病理科医师及护理和营养等专

业的医师组成。影像学在肿瘤患者的管理中起着核心作用,如肿瘤的诊断、分期、可切除性评价、疗效评价及治疗相关并发症评价等。因此,放射科医师必须是 MDT 中核心成员之一。此外,随着成像技术的进步,一系列高端 CT 和 MRI 成像设备和前沿技术层出不穷,有助于提供更多有价值的临床信息。

多学科环境下的肿瘤影像实践对放射科医师提出了更大的挑战。由于疾病的性质、治疗方案和成像技术不同,患者的成像也具有高度的复杂性。对疾病和治疗选择的深入了解有助于制定临床相关报告。最后,放射科医师必须积极参加 MDT 讨论,为肿瘤患者管理中的医学影像检查在价值和局限性方面提供见解和视角。

第三节　肿瘤的超声诊断

一、超声的工作原理和技术发展

超声是利用声波在人体组织中传播和反射的规律进行检测的技术。由于人体组织的声特性阻抗不同,在人体不同组织和器官中形成不同的超声界面,当声波传播到界面后,形成反射和折射,超声探头接收到反射信号,依据反射信号的强弱进行成像,折射的声波继续向深部传播。

超声成像目前在肿瘤检查中的应用主要包括:

1. 二维超声(俗称 B 超声)　应用于组织器官和病灶的解剖位置、形态、内部结构、毗邻关系的显示。

2. 彩色超声(又称彩色多普勒超声)　应用于显示组织器官或病灶中的血流信息,从而显示血管的存在与否、位置、分布等特征。

3. 超声造影(又称超声增强)　通过静脉注射对比剂来增强人体血流信号,实时动态观察组织血流灌注信息,可使病灶显示出强化效果,以提高病变检出率。应用于显示低速血流的存在,因此可以观察组织器官和病灶区域的血流灌注情况。

4. 弹性超声　主要反映组织的硬度变化,利用组织在相同压力下的变形能力或剪切波速判断组织的硬度,协助二维超声诊断。

5. 超声内镜技术　消化道黏膜下肿瘤生长在消化道壁内,内镜是不能对其进行定性定位诊断的。超声探头位于内镜前端,可同时进行电子内镜和超声检查。因超声探头距病变部位很近,且不受胃肠道气体影响,能将黏膜下病变及其邻近器官断层图像清晰显示。

根据人体不同组织界面的回声强度,在超声图像上通常分为:强回声、高回声、等回声、低回声、无回声(或弱回声)。病灶中回声的强度和病灶的组织结构有一定关系,因此超声可以观察组织和病灶的物理性质,区别囊性和实性结构。

在肿瘤的诊断中主要观察的指标包括:

(1) 位置和形态:观察人体脏器正常或病理的形态、位置及其内部各种正常结构或病理结构。

(2) 液性结构:超声为无回声(或弱回声)声像图,加大增益其后方或后壁回声增强。

(3) 实质占位病变:各种脏器不同的占位性病变,其回声可以有高回声、等回声、低回声。超声观察占位病变在该脏器内的位置、形态、大小、内部结构、边缘包膜及其与周围脏器的关系来鉴别肿瘤良、恶性。

(4) 钙化:病灶显示为强回声,呈点状、条状、斑块状,可伴有声影。

(5) 纤维化病变:组织纤维化与正常软组织相比,声阻抗增高。呈点状、线状、网状或结节状高回声。

(6) 管腔阻塞性病变:超声可观察到阻塞部位以上管腔扩张及阻塞部位病变,如胆总管或胰头病变、肠梗阻等。

二、各脏器超声诊断的主要病变及声像图特征

(一) 眼部

用 7~15 MHz 高频探头。

1. 视网膜母细胞瘤　在眼底前方或玻璃体无回声区内壁出现成堆的高回声,形态不规则或球形、半球形。

2. 脉络膜黑色素瘤　在玻璃体区呈现密集高回声区,形态不规则或蘑菇形,突入玻璃体内。

(二) 甲状腺

用 7~15 MHz 高频探头。

1. 结节性甲状腺肿　多发的结节状中等回声,分布不均匀,形态可增大,但无异常丰富的血流图。

2. 甲状腺腺瘤　在甲状腺内探见圆形或椭圆形轮廓清晰的中等回声或稍高回声,分布均匀。有时内部伴不规则的无回声。常可见肿块周围血管围绕,内部血流稀少。

3. 甲状腺癌　往往肿块呈中等回声或低回声,形态欠规则或不规则,边界不清且不整齐,毛糙或成角,蟹足样向外浸润。内部回声不均匀,常伴有散在细点状钙化回声,并有血管伸入。

(三) 颈部淋巴结

用 7~15 MHz 高频探头。

1. 淋巴结炎　淋巴结增大,形态规则,呈两端稍尖的长圆形的低回声,长/短径比值≥2。淋巴结内皮髓质均匀性分布,多数淋巴结结构清晰,淋巴结门居中。

2. 淋巴瘤　淋巴结增大,长/短径比值<2,近圆形,边缘整齐,边界清晰。内部回声均匀减低,结构失常,皮质不均匀增宽,淋巴门偏离中心。有时多个淋巴结集聚在一起呈分叶状。血流丰富,呈不规则的树枝状或紊乱形。

3. 转移癌　与淋巴瘤有相似之处,多个肿大淋巴结可相互融合粘连,边界不清,形态不规则,内部回声增强,分布不均匀。

（四）乳腺

用 7~15 MHz 高频探头。

1. 小叶增生　乳腺组织的回声增高、增密，结构紊乱，与周围正常组织无明显分界，乳腺组织的厚薄不匀。有时可见散在分布的短小导管轻度扩张，但未见异常的血流或钙化。

2. 纤维腺瘤　边界清楚，包膜整齐，内部呈均匀的低回声或中等回声，血流不明显，两侧壁有声影，后方改变不明显。常呈圆形或椭圆形。

3. 导管内乳头状瘤　可见扩张的导管，无回声，内见乳头状的高回声是典型的超声表现。

4. 癌　轮廓不规则，蟹足样向外浸润，内部回声较低，有时强弱不一，分布紊乱，后壁回声减低。常有细颗粒状或沙粒状散在分布或丛状分布的钙化及丰富血流。常伴周围导管扩张，肿块较大者常与皮肤和胸大肌粘连而无明显边界。

（五）肝脏

用 3.0~5.0 MHz 探头。

1. 肝硬化　肝形态失常或缩小，肝表面高低不平，呈锯齿样。肝内回声增强、增多，呈条索状、结节状。有时胆管系扭曲扩张，门静脉增宽。

2. 肝囊肿　在肝内呈一个或多个边界清晰、光滑的无回声，后方回声增强。

3. 肝血管瘤　边界清楚的低或高回声区，轮廓多整齐。高回声者一般无彩色血流进入。低回声者常可探见呈海绵状的细小蜂窝暗区，可见点状彩色血流。

4. 原发性肝癌　大多呈高回声团块，部分是低至中等回声。巨块型有时有压迫肝内血管现象；结节型为多个圆形低或高回声，呈斑块状及小结节状不规则弥漫分布中等回声，多为弥漫性肝癌。

5. 转移性肝癌　呈单个或多个圆形，靶环型或牛眼状的高回声或低回声。也有无回声或多房无回声或混合型。多数边界较清。

（六）胆囊

检查前保持空腹。用 3.5 MHz 探头。

1. 良性肿瘤　呈乳头状、圆形或半圆形中等回声，自胆囊壁向胆囊腔突起，有时有蒂，如各种息肉和腺瘤，一般<10 mm。

2. 胆囊癌　胆囊内强弱不一、密度分布不均匀的团块状低回声或中等回声，形态不规则，与胆囊壁相连。也可呈局限性或弥漫性胆壁不规则增厚。

3. 胆总管癌　近端各级胆管内径有不同程度增宽，胆总管显示中断或狭窄处呈现不规则外突的软组织高回声或中等回声。

（七）胰腺

检查前保持空腹，用 3.0~5.0 MHz 探头。

1. 癌　胰腺局部呈不规则增大，癌肿区呈分布不均匀的低回声或中等回声，或高回声与低回声混合存在。当癌肿有坏死液化时可出现小区无回声。癌肿往往形态不规则，边界模糊，呈蟹足样向外浸润。胰头癌可见主胰管及胆系扩张。在晚期患者中可显示胰腺周围及腹主动脉旁肿大的淋巴结转移。

2. 胰岛细胞瘤　边界清楚,常是椭圆形,回声分布不均匀,小部分可出现低回声区。

3. 壶腹部癌　中至高回声团块,形态较小。胆总管一侧边缘常不规则,呈杯口状凹陷或弧形凸起,胆总管、胆囊、肝胆管、主胰管均可有不同程度扩张。

（八）腹腔和腹膜后

空腹,用 3.0~5.0 MHz 探头。

1. 胃肠道癌(包括胃肠淋巴瘤)　典型的"假肾征",为周边微弱的低回声,中间为强烈回声,形似肾脏回声。胃肠平滑肌瘤往往是圆球状或分叶状且较均匀的低回声,边界清。平滑肌肉瘤多呈分叶状或不规则,回声较低,分布不均匀。间质瘤常呈不规则的实质性低回声。

2. 腹膜后肿瘤　轮廓一般较清楚,呈圆形、椭圆形、分叶状或不规则形。内部回声呈透声性较好的无回声、低回声区。

（九）肾脏

用 3.0~5.0 MHz 探头。

1. 肾囊肿　单个或多个无回声区,轮廓清楚,呈圆形或椭圆形。

2. 肾错构瘤(血管平滑肌脂肪瘤)　呈圆形的密集高回声,边界清晰。较大的肿瘤衰减较明显,远侧回声较低。

3. 肾癌　位于皮质区,多为圆形或椭圆形,分叶状,有球体感。内部为不均匀分布的低回声。

4. 肾盂癌　肾盂回声分离,内有边缘不规则低回声。

5. 肾母细胞瘤　肾外形扩大,肿瘤区低回声、不规则高回声或局限性无回声混合存在。

（十）肾上腺

用 3.0~5.0 MHz 探头。

1. 嗜铬细胞瘤　肾上腺区有明显边界的圆形或椭圆形低至中回声,内部分布尚均匀。有时伴有圆形或椭圆形的液化无回声。彩超显示有一定的血流分布。

2. 神经母细胞瘤　边界清楚,分叶状或不规则、不平整、内部回声强弱不等,分布不均匀,与肾上极紧紧相贴。

3. 腺瘤　在肾上腺的一侧,有包膜的低回声。

4. 腺癌　往往高、中、低回声混合存在。形态圆形或不规则,有时较难鉴别是否来源于肾脏。

（十一）膀胱

检查前 1~2 小时饮水 500~800 mL,待膀胱充盈时检查。选用 3.0~5.0 MHz 探头。

1. 膀胱结石及异物　膀胱区内出现高强回声伴声影,形态类似原异物或结石。侧动身体可移动。血块形态为不规则扁形,呈低至中回声。

2. 膀胱肿瘤　在膀胱壁隆起较强回声,形态可有乳头状或菜花状。单个或多个。

如侵犯全层则膀胱壁中断,并同周围组织粘连、无边界。

(十二) 前列腺

检查前饮水 500～800 mL,待膀胱适度充盈时检查。用 3.5 MHz 探头经腹探查,也可用 7.0～7.5 MHz 直肠探头经直肠探查。

1. 前列腺增生　形态明显前后径增大,常可向膀胱侧凸起,呈饱满的球形,包膜完整。内部回声和正常前列腺相似。

2. 前列腺癌　局限性增大,轮廓不规则,左右不对称,边界不整齐。有时凸向膀胱或破坏膀胱壁并伸入膀胱腔。肿瘤区呈不规则增强或减弱回声,分布不均匀,有血流显示。

(十三) 子宫及卵巢

经腹探查,探查前 1～2 小时饮水 500～800 mL,待膀胱充盈后探查。选 3.0～5.0 MHz 探头,也可选用 5.0～9.0 MHz 阴道探头经阴道探查。

1. 子宫平滑肌瘤　子宫增大,形态上常有局限性增厚或外突的低回声,有时为螺旋状中等回声,玻璃样变时出现相应的无回声。有钙化时出现相应的强回声伴声影,肌瘤边界有的较模糊,呈圆形或椭圆形,单个或多个均较常见。

2. 子宫体癌(内膜癌)　宫体不规则增大,宫腔内膜回声较高,分布不均匀,且不规则增厚。晚期宫体肌层或浆膜层可出现不规则的浸润性低回声区。侵犯盆腔内其他脏器时,宫旁可探及回声稍低的混合性肿块,与子宫分界不清。病灶内血流丰富。

3. 宫颈癌　早期超声不易显示。宫体下端的宫颈区出现不规则的低回声或高回声。

4. 恶性葡萄胎　子宫形态不规则增大,内膜回声模糊不清,结构紊乱,肌层厚薄不均,回声强弱不等,呈蜂窝状。血流丰富。

5. 卵巢囊肿　卵巢区出现圆形或椭圆形无回声,囊壁回声清晰光滑,后方回声增强。

6. 卵巢子宫内膜异位囊肿(巧克力囊肿)　多见子宫后方或两侧不规则的无回声,壁厚,内壁欠光滑,内有不均匀的散在光点随体位移动。有时囊内出现团块状回声。有单囊型、多囊型、囊实相间杂乱回声型。

7. 卵巢囊性肿瘤　轮廓光滑的圆形肿块,内部为单房或大小不等的多房无回声伴回声较强的乳头状突起。

8. 卵巢畸胎瘤　声像图上除显现一般卵巢囊肿特征外,尚具有下列特异征象:①脂液分层;②面团征;③瀑布征;④多囊征;⑤杂乱结构征;⑥线条征。良、恶性鉴别在声像图上常较难。恶性往往形态不规则,内部结构紊乱,实质部分较多,血流较丰富。

9. 卵泡膜细胞瘤　多呈圆形,边界清晰,包膜完整。内部往往是非常均匀低弱的回声,近似无回声。容易与囊肿混淆。

10. 卵巢癌　各种卵巢癌早期均轮廓明显,常呈圆形或椭圆形,不易与良性鉴别。晚期均形态不规则,向四周浸润。内部回声无规则,有低回声、中等回声、高回声,还有无回声,分布紊乱、不均匀。肿瘤内部血流丰富。

第四节　肿瘤的放射性核素诊断

放射性核素显像是将放射性药物引入体内后,以脏器内、外或正常组织与病变组织之间对放射性药物摄取的差别为基础,利用 SPECT、PET 等显像设备获得脏器或病变的影像,从而进行诊断的一种方法。

放射性药物大多通过静脉注射或口服引入体内,操作简便,是一种无创性的检查手段。同时由于使用显像的药物剂量极微,受检者不良反应率和辐射吸收剂量远低于X线检查,是一种非常安全的方法。放射性核素显像能反映脏器、组织或病变的血流、功能、代谢和受体等方面信息,有利于疾病的无创性早期诊断、疗效评价、分期和再分期等。某些脏器、组织或病变能特异地摄取特定显像剂,如用放射性核素标记配体进行的受体显像,放射性核素标记的单克隆抗体进行肿瘤放射免疫显像等,这种显像具有较高的特异性,能准确反映活体内受体表达情况,是体内受体功能测定的最佳方法。

利用图像融合技术,将 CT 或 MRI 提供的解剖结构信息与核医学 SPECT 或 PET提供的功能和代谢信息进行准确融合,重建得到精确定位和定性病灶的高质量图像,即为大家熟知的 SPECT/CT、PET/CT、PET/MR 显像。

一、放射性药物和显像仪器

(一) 放射性核素

核医学诊断主要使用产生 γ 射线的放射性核素。单光子放射性核素在衰变时释放单个、单一方向的 γ 光子,如^{99m}Tc(锝)。正电子放射性核素在衰变时释放正电子,后者在组织中发生湮没辐射,产生一对能量均为 511 keV 但辐射方向接近 180° 的 γ 光子,因此又称为双光子放射性核素,如^{18}F(氟)、^{11}C(碳)、^{68}Ga(镓)、^{64}Cu(铜)等。半衰期极短的正电子放射性核素需要配备医用回旋加速器当场生产,再用自动化学合成装置制备成放射性药物。

核医学内放射治疗使用长半衰期的 β$^-$、α 或低能 γ 射线核素,利用射线在病变组织产生的电离辐射生物效应发挥治疗作用。

(二) 放射性药物

指含有放射性核素的供医学诊断和治疗的一类特殊药物,包括诊断型放射性药物和治疗型放射性药物。诊断型放射性药物又称示踪剂或分子影像探针,是通过一定途径引入体内获得靶器官或组织的影像或功能参数的发射 γ/β$^+$ 射线的放射性核素或其标记化合物。治疗型放射性药物是指在病变组织产生电离辐射生物效应、抑制或破坏病变组织而起到治疗作用的发射 β/α 射线的放射性核素或其标记化合物。已商品化或已报道用于人体的放射性药物见表 7 - 2。

表7-2 常用放射性核素及其放射性药物

名称	半衰期	产生的主要射线和能量	来源	放射性药物举例	用途
^{99m}Tc 锝	6.02 h	γ线,140 keV	^{99}Mo-^{99m}Tc 发生器	^{99m}Tc-MDP ^{99m}Tc-MIBI ^{99m}Tc-RBC 等	ECT 显像
^{68}Ga 镓	68 min	β$^+$线,1.899 MeV (湮没辐射:γ 511 KeV) γ线,1.08 MeV	^{68}Ge-^{68}Ga 发生器	^{68}Ga-TATE ^{68}Ga-PSMA11	PET 显像
^{125}I 碘	60.1 d	X线,27~35 KeV γ线,35.5 keV	核反应堆	^{125}I 籽源	实体瘤近距离内放射治疗
^{131}I 碘	8.04 d	β$^-$线,606 keV、334 keV γ线,364 keV、637 keV	核反应堆	Na^{131}I ^{131}I-MIBG ^{131}I-单抗	内放射治疗及 ECT 显像
^{153}Sm 钐	46.3 h	β$^-$线,810 keV、702 keV、632 KeV γ线,103 KeV	核反应堆	^{153}Sm-EDTMP	骨转移的内放射治疗及 ECT 显像
^{89}Sr 锶	50.6 d	β$^-$线,1.46 MeV	核反应堆	^{89}SrCl	骨转移的内放射治疗
^{177}Lu 镥	6.65 d	β$^-$线,497 keV、384 keV、176 KeV γ线,113 KeV、208 KeV	核反应堆	^{177}Lu-DOTA-TATE	神经内分泌肿瘤的内放射治疗
^{223}Ra 镭	11.43 d	α线,5.77 MeV	核反应堆	^{223}RaCl$_2$	前列腺癌骨转移的内放射治疗
^{18}F 氟	109.6 min	β$^+$线,0.64 MeV (湮没辐射:γ 511 KeV)	回旋加速器	^{18}F-FDG ^{18}F-FMISO ^{18}F-FLT ^{18}F-FES	PET 显像
^{11}C 碳	20.3 min	β$^+$线,0.97 MeV (湮没辐射:γ 511 KeV)	回旋加速器	^{11}C-胆碱 ^{11}C-乙酸盐	PET 显像
^{90}Y 钇	64 h	β$^-$线,2.27 MeV	^{90}Sr-^{90}Y 发生器	^{90}Y-树脂微球	肝癌的内放射治疗
^{64}Cu 铜	12.7 h	β$^+$线,0.653 MeV (湮没辐射:γ 511 KeV) β$^-$线,0.579 MeV	回旋加速器	^{64}Cu-ATSM ^{64}Cu-TATE	PET 显像

^{18}F-FDG(2-Fluorine-18-Fluoro-2-deoxy-D-glucose,2-^{18}氟-2-脱氧-D-葡萄糖)是葡萄糖的类似物,是目前临床最常用的肿瘤广谱 PET 显像剂。^{18}F-FDG 进入体内后被肿瘤细胞膜上的葡萄糖转运蛋白当作葡萄糖摄取至细胞内,在细胞内的己糖激酶(hexokinase)作用下磷酸化,生成 6-磷酸-^{18}氟-2-脱氧葡萄糖(^{18}F-FDG-6P),由于与天然的葡萄糖结构不同(2-位碳原子上的羟基被^{18}F 取代),^{18}F-FDG-6P 不能进行后续的代谢,同时^{18}F-FDG-6P 不能通过细胞膜流出而滞留于细胞内。

肿瘤细胞与正常组织细胞具有不同的糖代谢机制,即使在有氧环境中,肿瘤也主要通过糖酵解方式供能。肿瘤细胞膜上的葡萄糖转运蛋白表达增高,葡萄糖的摄取能力增加,同时肿瘤细胞内己糖激酶水平升高,葡萄糖磷酸化加快,因此^{18}F-FDG-6P 大量滞留于肿瘤细胞内,通过 PET 体外成像可以显示病灶的异常放射性浓聚,表示该部位葡萄糖代谢增强,从而提示肿瘤病变。一次注射^{18}F-FDG,PET/CT 或 PET/MRI 全身检查可观察全身情况,对肿瘤的诊断、临床分期、疗效评价及复发监测等具有非常重要的应用价值。

(三) 显像仪器

核医学设备大致分为两类:一类针对单光子药物,称为单光子发射计算机体层摄影(single photon emission computed tomography, SPECT);另一类针对正电子药物,称为正电子发射体层摄影(PET)。这两种设备都可以和 CT 结合,从而形成 SPECT/CT 和PET/CT, PET 还可以和 MRI 结合形成 PET/MRI。另外,还有一些针对某个脏器的专用设备,如 D-SPECT 针对心脏显像、乳腺 PET 针对乳腺显像。

1. SPECT/CT   SPECT,适用于发射单光子的放射性药物,可以定位并定量药物在体内的分布,是核医学中最常见的设备。其以旋转 γ 照相机为基础,加上计算机控制及图像重建技术构成。通常有 2 个探头,装在可旋转的机架上,采用投影采集,当探头不动时采集平面静态或动态影像,当探头沿机架围绕被显像物体旋转时(一般可分为固定角度旋转和连续旋转),可实现断层影像采集,数据采集后经重建算法重建出药物在体内的投影图或 3D 影像。采集模式分为局部静态或动态平面采集,还可实现局部平面动态采集、门控采集、多种模式联合采集及多核素-多能峰成像。

SPECT 的显像原理为 γ 光子顺着准直器到达晶体,在晶体中产生闪烁光,经过光导到达光电倍增管,经光电倍增管将光信号转换为电信号并放大,随后由后续电子器件处理,最终重建出放射性分布影像。当前的 SPECT 设备大多数同时装有多排螺旋 CT,它们使用同一检查床,形成 SPECT/CT 多模式显像设备,利用 CT 数据对 SPECT 的数据进行衰减校正,同时提供 CT 解剖信息和图像融合定位,明显提高了核医学图像的质量,丰富了检查信息。随着技术的进步,当前各大公司分别推出了具有定量功能的 SPECT/CT 设备,使得 SPECT/CT 像 PET/CT 一样具有定量 SUV 值的功能。此外,对于特定显像,例如骨扫描和心肌显像,各大公司也推出了相应技术优化传统显像质量。

2. PET/CT   PET 用于定位定量正电子放射性药物在体内的分布,其探头与SPECT 完全不同,探头晶体不再是一块平板大晶体,而是由若干个探测器模块组成,将各模块拼接成环形排列形成探头,每个模块由长窄形闪烁晶体棒构成,晶体棒的后端装配有正电子灵敏型光电探测器。除了后端与光电探测器的耦合外,晶体表面通常覆盖有一个非常薄的反射层,使得各晶体间是光学隔离的。不同厂家、不同型号的 PET 设备所用的晶体材料不同,晶体尺寸、小晶块的数量及排列方式也有差异。大多数小晶体块表面大小在 $0.8×0.8～3×3$ mm,厚度在 $5～20$ mm。早期 PET 采用 BGO 晶体,现在大部分使用 LSO、LYSO、BaF2、LuAP、LGSO、GSO 等晶体,也有使用叠层闪烁晶体的设备。由于采用环形探测器,因此 PET 采集信号不需要旋转探头,数据的采集可以使用

2D 或 3D 模式采集,2D 模式时一般会在 PET 环间伸出隔板,但现在已经基本被淘汰,现在绝大多数均采用 3D 模式采集。CT 用于对 PET 数据进行衰减校正(体内的 γ 光子射出体外后有衰减)及解剖定位。在改善图像质量方面,现在的大多数 PET/CT 均采用飞行时间(time of flight,TOF)和点扩散函数(point spread function,PSF)技术,TOF 技术可在计数率不变的情况下提高图像质量和改进定量能力,但并不提高设备的空间分辨率,主要是改善图像的信噪比,这对于肥胖患者更加重要,在这些患者中,由于射线衰减的增加和散射率的增高,导致采集的计数偏低,从而导致图像质量明显下降,TOF 技术的应用显著改善了这些患者的图像质量。此外,信噪比的提高还可以减少图像采集时间和给药剂量,最新技术可以实现 214 ps 的时间分辨率,从而带来 PET 图像信噪比 6 倍的提高。PSF 是成像系统对点源或点对象的响应,主要可使斜入射的符合线定位更加准确,宏观上即可提高对点源形状的复原能力,明显改善图像质量。

除上述常用的技术外,现各大厂商都有自身的特色技术,如有的采用大矩阵技术、连续移床技术一次完成区域化多模式连续扫描;有的采用超长扫描轴向视野,使得单床位情况下完成从头到脚的全身 PET 扫描,因此大大减少药物注射量和缩短采集时间,在药代动力学及辐射剂量学研究上有非常大的优势;有的采用新型器件实现超级迭代技术,获得信噪比提升 2 倍的图像效果和更精准的标准摄取值(standard uptake value,SUV);还有的使用数字光导技术提升空间分辨率和灵敏度,使用数字门控技术,从而摆脱呼吸门控触发器硬件的限制,实现快速、高质量和易操作的采集过程。AI 技术也被多个厂家应用到其产品的图像采集和重建过程中。当前,PET 发展的趋势为弃用传统的光电倍增管(photomultiplier,PMT),选用硅光电倍增管(SiPM)实现高灵敏度和缩短采集时间。

3. PET/MR　CT 软组织分辨率低于 MRI 且对人体有电离辐射,如果可以使用 MRI 代替 CT 从而与 PET 结合形成 PET/MRI,则可以实现高分辨率软组织成像和无 CT 电离辐射。但 MRI 与 PET 的结合有许多技术难题。首先,传统的 MRI 不能像 CT 一样对 PET 数据进行衰减校正;其次,PET 与 MRI 设备的电磁兼容也是一个比较难的问题。不过,随着技术的进步,这两个问题都得到了很好的解决,近年来,商业一体化的 PET/MRI 已成功应用于临床。与 PET/CT 相比,MRI 主要在软组织成像方面优势明显,又没有 CT 带来的电离辐射,且 MRI 可多序列多参数成像,集成一体的 PET/MR 系统又可以在两种模式下同时采集数据,这样减少了总的数据采集时间,但整体的采集时间相较于 PET/CT 仍较长。对于 PET/CT 的扫描,各大公司也纷纷推出了独特的技术。例如,零回波(zero echo time,ZTE)成像技术,可获得媲美 CT 的 PET/MR 精准衰减校正;基于 MR 的衰减校正(MR based attenuation correction,MRAC)技术,可以提升体部 PET 的精度,使得骨转移病变、骨骼周边病变的发现与精准诊断有了质的提升,同时可提升 PET/MR 的 SUV 值精确度和可重复性。PET 与 MR 协同采集技术的发展,极大地提升了 PET 图像运动校正的能力,使采集可在脱离门控硬件的情况下降低呼吸运动伪影。压缩感知技术则可缩短 PET/MRI 采集和重建时间。

4. 乳腺专用 PET　全身 PET 通常用于大视野全身成像,但空间分辨率和灵敏度比较低,不太适合单器官微小肿瘤的检查和定位,如乳腺。对于乳腺诊断,逐渐发展出乳腺专用 PET,其 PET 探测环孔径小,从而提高了空间分辨率,使得小病灶也能清楚显示,乳腺专用 PET 作为乳腺影像检查的重要部分已被逐渐应用到临床中。

5. 心脏专用 SPECT　传统的 SPECT 必须使用晶体将高能的 γ 射线转化成低能的可见光,最后送入处理电路进行处理,如果有材料可以直接将较低能的 γ 射线转化成电信号,就可以减少中间损失。当前,随着技术的进步,出现了直接转换探测器,γ 射线与直接转换探测器相互作用,直接产生电信号,无须传统晶体和光电倍增管,相对于闪烁照相机,直接转换探测器的优点之一就是能相对容易地直接获得高空间分辨率,通常其能量分辨率也优于间接转换探测器,最常用的材料便是碲锌镉(cadmium zinc telluride,CdZnTe)。利用 CZT 做成的探头,研发出了心脏专用 SPECT 仪,采用 CZT 晶体取代传统晶体,无须光电倍增管,可提供更高空间分辨率及采集灵敏度,从而缩短采集时间,降低注射药物剂量。探头被设计成 C 形,更适合心脏的显像。但目前 CZT 探测器只适合显像 ^{99m}Tc 等较低能量的核素。

二、常见肿瘤的核医学显像

(一) 骨骼肿瘤

临床实践发现,骨骼是仅次于肺和肝脏的恶性肿瘤转移高发部位,骨转移性肿瘤发病率明显高于原发骨肿瘤。核素骨显像是肿瘤骨转移的首选筛查方法。

1. ^{99m}Tc-MDP　显像 ^{99m} 锝(^{99m}Tc)标记的亚甲基二磷酸(^{99m}Tc-methylene-diphosphonic acid,^{99m}Tc-MDP)是目前应用最广泛的骨显像剂。^{99m}Tc-MDP 通过化学吸附方式与骨骼中的羟基磷灰石晶体和骨胶原结合,使骨组织积聚放射性而显像,反映骨骼无机盐代谢转换活跃程度和骨骼血供情况,据此诊断骨骼病变情况。^{99m}Tc-MDP 全身骨显像和局部 SPECT/CT 检查是当前临床常用的肿瘤骨转移诊断方式,SPECT/CT 融合显像弥补了全身平面显像的缺陷,能对病灶精准定位和形态学观察,进而帮助定性诊断,并且能降低骨盐代谢不活跃病灶的漏诊率。

2. ^{18}F-NaF　PET/CT 显像 ^{18} 氟化钠(^{18}F-NaF)是一种 PET 药物,主要用于诊断成骨性反应活跃的骨病变。^{18}F-NaF 与羟基磷灰石晶体中的羟基发生交换生成氟代磷灰石,化学吸附于骨组织中,正常骨骼摄取 ^{18}F-NaF 是 ^{99m}Tc-MDP 的 2 倍以上,同时 ^{18}F-NaF 能更迅速地从血池中清除。由于药物本身的特性及 PET/CT 的优势,相比于 ^{99m}Tc-MDP SPECT/CT,^{18}F-NaF PET 具有更高的靶本底比值(target to background ratio)、高空间分辨率、高灵敏度和高特异性的特点,能更早发现 SPECT/CT 不能探测到的病灶。

3. ^{18}F-FDG　PET/CT 显像 ^{18}F-FDG 是广谱肿瘤显像剂,反映肿瘤细胞的糖代谢,^{18}F-FDG PET/CT 可显示体内所有脏器和组织的转移病灶,肿瘤细胞浸润骨骼时导致糖代谢变化与骨显像中骨矿物盐代谢转换过程不同,故检测骨转移时特异性较高,还可显示尚未导致成骨或溶骨反应的骨转移。相对来说,^{18}F-FDG PET/CT 对溶骨性转移灶检查效能较好,骨显像对成骨性病变检查效能较好。

（二）胸部肿瘤

1. ^{18}F-FDG 检查　用于肺部孤立性结节定性、恶性肿瘤临床分期、肺不张区域肿块定位、辅助适形放疗、疗效评估、诊断残留和复发。另可鉴别肾上腺结节性质和骨转移灶。假阴性主要见于病灶过小、低代谢的类癌和部分细支气管肺泡癌，假阳性最多见于活动性肺结核，其他有嗜酸性肉芽肿、结节病、肺炎、肺脓疡、炎性假瘤。

2. 其他核素检查　^{11}C-蛋氨酸显像评价肺门淋巴结转移的灵敏度、特异性、准确性、阳性预测值（positive predictive value，PPV）和阴性预测值（negtive predictive value，NPV）与 ^{18}F-FDG 结果相近，但原发灶定性准确性稍低。^{11}C-胆碱显像对肺癌脑转移检出率明显高于 ^{18}F-FDG，但肺内、胸膜和纵隔转移灶比 ^{18}F-FDG 发现的少。

^{18}F-硝基咪唑丙醇（^{18}F-fluoromisonidazole，^{18}F-FMISO）显像可指导肺癌放疗、评价肺癌患者放化疗后的治疗效果及预后。大部分非小细胞肺癌（NSCLC）患者放疗前存在乏氧，且肿瘤体积越大乏氧程度越高，而且乏氧程度越高的患者对放疗的抵抗性越明显，疗效较差。放疗前行 ^{18}F-FMISO PET/CT 显像可早期预测 NSCLC 患者疗效。

（三）脑肿瘤

脑原发肿瘤及转移瘤均高代谢 FDG，但由于正常脑组织也高代谢 FDG。因此，^{18}F-FDG PET/CT 在颅内占位的辅助定位、性质鉴别、肿瘤治疗后疗效预测及监测中仍有很大挑战。为了克服 ^{18}F-FDG 的局限性，氨基酸显像剂被开发用来实现肿瘤的高靶本比，而且其在炎症性病变中不摄取或低摄取，可以用于鉴别肿瘤和炎症组织，如 ^{11}C-甲硫氨酸（蛋氨酸）。但由于 ^{11}C 的半衰期较短，不利于临床应用，后相继开发了 ^{18}F-DOPA 和 ^{18}F-FET 显像剂用于脑肿瘤显像。目前主要用于肿瘤的定位、良恶性鉴别、放疗靶区的勾画、治疗后监测及治疗后疗效预后评估。近期新开发的 ^{68}Ga-PSMA 和 ^{68}Ga-FAPI 显像剂对于脑肿瘤的定位、诊断也具有一定的临床价值。

（四）头颈部肿瘤

1. 甲状腺癌（carcinoma of thyroid，TC）

（1）单光子显像：^{99m}TcO$_4^-$ 和 ^{131}I 可用于甲状腺显像，根据其放射性分布情况，可分为"冷结节"（缺损）、"热结节"（浓聚）、"温结节"（轻度摄取）。"冷结节"可见于癌、腺瘤（80%）、囊肿、脓肿、出血等；"热结节"多见于功能自主性腺瘤（单发占多数）、结节性甲状腺肿（多发为主）；"温结节"可见于腺瘤、结节性甲状腺肿、慢性淋巴细胞性甲状腺炎。此外，^{131}I 显像还可用于分化型 TC 术后转移灶的寻找、残甲判断，并用以协助核素治疗剂量的制定和疗效评估。

（2）正电子显像：^{18}F-FDG PET 或 PET/CT 鉴别甲状腺结节良、恶性的灵敏度和特异度分别为 89% 和 55%。^{18}F-FDG PET 对于细针穿刺细胞学检查病理不能确诊的甲状腺结节鉴别的汇总灵敏度和特异度分别为 95% 和 48%。甲状腺结节 PET 显像表现为阴性，即 SUV≤5，那么肿瘤为恶性的可能性较低，阴性预测值可达 94%。其作为一项非侵袭性的检查，可降低患者误切甲状腺的概率。^{18}F-FDG PET 还可用于指导核素治疗患者个体化治疗决策的制定，如果 ^{18}F-FDG PET/CT 显像表现为高摄取灶，那么一般表现为对 ^{131}I 低摄取，与转移病灶无 ^{18}F-FDG 摄取的患者相比 3 年死亡率明显升高。只有少数文献报道甲状腺癌转移病灶对 ^{131}I 和 ^{18}F-FDG 同时有摄取的现象,表明转移病灶呈现分化良好的与去分化的肿瘤细胞共同存在的状态。

2. **头颈部鳞癌** HNSCC 是头颈部肿瘤中最常见的病理类型,其发生远处脏器转移的概率虽然仅为 4%~25%,但远处转移是 HNSCC 的主要死因,一旦探测到远处脏器转移,期望存活时间仅有 4.4~7.3 个月。一系列的荟萃分析提示, ^{18}F-FDG PET/CT 在 HNSCC 中灵敏度为 48.3%~89.3%,特异度为 86.2%~98.0%,且可通过对代谢活性进行定量分析,对 HNSCC 进行早期疗效预测,并据此协助临床个体化治疗决策的制定。此外,16.3% 的头颈部肿瘤具有发生第二原发肿瘤的倾向,其是治疗失败及分期低的 HNSCC 患者死亡的主要原因。 ^{18}F-FDG PET/CT 探测第二原发肿瘤的灵敏度和阳性预测值分别为 91% 和 69%,故有望早期发现异常,为后续治疗提供最佳机会。

3. **鼻咽癌**(nasopharyngeal carcinoma,NPC) 虽然 NPC 对放化疗较敏感,但仍有 7%~13% 的患者治疗后有残余病灶持续存在。因此,早期发现残留和复发病灶对预后具有非常重要的意义。荟萃分析数据提示, ^{18}F-FDG PET/CT、 ^{201}TI/^{99m}Tc-SPECT 和 MRI 的灵敏度和特异度分别为 90% 和 93%、85% 和 81%、77% 和 76%,故在早期探测残余和复发病灶方面, ^{18}F-FDG PET/CT 更具优势。虽然 TNM 和 CT 都可用于 NPC 的预后预测,但由于肿瘤的放射敏感性(radiosensitivity)不同,单纯依赖 TNM 和 CT 并不能精确反映放疗结果。 ^{18}F-FDG PET/CT 可从分子水平反映肿瘤的功能改变,其相关指标,如 SUV_{mean}、SUV_{max}、MTV 和异质性指数等能够更早期、更准确地反映疗效变化。

4. **腮腺肿瘤** ^{99m}TcO$_4^-$ 适宜诊断沃辛瘤(Warthin tumor)等腮腺良性肿瘤,评价腮腺功能。几乎所有沃辛瘤呈"温"或"热"结节表现,酸刺激后瘤内放射性滞留则呈典型的"热"结节,但嗜酸性粒细胞瘤、嗜酸性腺瘤及腮裂囊肿也可为"热"结节。良、恶性混合瘤,一般均为"凉"或"冷"结节,但后者血流灌注增加。尽管 ^{18}F-FDG PET/CT 在腮腺恶性肿瘤的分期、分级及疗效监测中的价值显著高于 CT 等传统影像学检查,但腮腺肿瘤病理类型众多,某些低级别的恶性肿瘤仅表现为 FDG 代谢轻度升高,较易被腮腺本身的生理性摄取所掩盖;而混合瘤、嗜酸细胞瘤和沃辛瘤等良性病变亦可表现为 FDG 的高代谢,因此 ^{18}F-FDG PET/CT 显像在腮腺肿瘤良、恶性鉴别诊断中的价值存在争议。但其在术后患者的随访中有一定的积极意义。尤其是在区域淋巴结转移的诊断中,可较 CT、MRI 等传统影像学检查有更高的诊断效能;在复发、远处转移及其他病灶的检出中也有一定的优势。

(五) 乳腺癌

1. **^{18}F-FDG 检查** ^{18}F-FDG PET/CT 对原发性乳腺癌的诊断灵敏度为 68%~96%,特异度为 84%~97%,与乳腺钼靶、超声和 MRI 比较并无显著优势。其主要用于乳腺癌腋窝、内乳淋巴结和远处转移的探测、辅助分期和疗效预测。对乳房硅胶植入整形、致密乳房或穿刺不成功者的乳腺肿块鉴别诊断有一定价值。根据美国国家综合癌症网络(National Comprehensive Cancer Network,NCCN)、欧洲肿瘤医学学会(European Society for Medical Oncology,ESMO)等指南建议, ^{18}F-FDG PET/CT 显像并不适用于早期(Ⅰ、Ⅱ期)和可手术的Ⅲ期乳腺癌患者术前的常规诊断;推荐将其用于 CT 或 MRI

上提示可疑病灶的局部晚期乳腺癌患者,尤其是伴有腋下淋巴结转移者。

2. 雌激素受体(ER)显像 鉴于 ER 的表达在乳腺癌的诊断、治疗决策制定和疗效预测等多个环节中有重要意义,基于 ER 的^{18}F-FES PET/CT 显像有望提高乳腺癌的诊断水平,并为个体化治疗提供参考,符合当前"精准医学"的理念。^{18}F-FES PET/CT 显像可用于以下情况:①提高病灶的检出率,改变治疗决策;②不明来源转移灶鉴别;③肿瘤异质性监测;④疗效预测;⑤药代动力学观察。

3. HER2 显像 目前靶向 HER2 的 PET 分子显像探针主要包括抗体、抗体片段、纳米抗体和亲和体显像等。

4. 乏氧显像 ^{18}F-MISO 是一种放射性氟标记的硝基咪唑化合物。进入细胞后,在酶的作用下,有效基团(—NO$_2$)发生还原。在具有正常氧水平的细胞中,还原基团可重新被氧化为原有物质;而在乏氧细胞中,不能发生再氧化而滞留在组织中。可通过该显像了解肿瘤乏氧区域,指导个体化治疗。

5. 其他正电子显像剂 ①^{18}F-FLT 增殖显像:可用于乳腺癌治疗前的分期和对化疗敏感性进行早期预测;②孕激素受体显像:联合^{18}F-FFNP 与^{18}F-FES PET/CT 显像,可在体内对乳腺癌孕激素受体和 ER 的表达进行动态、无创地观察,有望进一步提高诊断和疗效预测的价值;③雄激素受体(androgen receptor,AR)显像:AR 是乳腺癌中表达最多的类固醇激素受体,其在 $75\%\sim95\%$ 的 ER 阳性和 $10\%\sim35\%$ 的三阴性乳腺癌患者中同样存在高表达。源于双氢睾酮(dihydrotestosterone, DHT)的^{18}F-5α-二氢睾酮(^{18}F-FDHT)是靶向 AR 的正电子显像剂。FDHT-PET 可以定量 AR 的相对水平,并在抗雄激素治疗后用作药效学成像生物标记物,以提供有关药物靶向、剂量优化及相关反应的信息。

6. ^{99m}Tc-MIBI 显像 可有效补充乳腺摄片的不足,且对乳腺辐射剂量小,已被公认在提高乳腺癌诊断特异性、改善灵敏度方面起到极其重要的作用。其适应证为:①X 线乳腺摄片及超声等检查结果不能确定时的肿块定性;②高危人群的乳腺癌筛检;③乳腺癌辅助分期。

（六）肝癌

1. 原发性肝癌 包括肝细胞肝癌、胆管细胞癌及混合型肝癌,其侵袭性高、预后差。由于肝内己糖激酶水平较高,磷酸化后的^{18}F-FDG 被脱磷酸化后运出肿瘤细胞,导致部分肝细胞肝癌低代谢^{18}F-FDG,因此其诊断灵敏度较低,但是联合^{11}C-乙酸可显著提高肝癌诊断的灵敏度。目前主要用于原发肝癌的肿瘤辅助分期、疗效评价等。另外,^{68}Ga-PSMA、^{68}Ga-FAPI 新型探针在原发肝癌的诊断、分期及临床治疗决策的制定中均具有重要意义。

2. 转移性肝癌 是肝脏最常见的恶性肿瘤之一,包括邻近肿瘤侵犯、血道转移等。大部分转移性肝癌均为^{18}F-FDG 代谢增高,因此^{18}F-FDG PET/CT 主要用于肝脏病灶的鉴别、转移病灶的定位及治疗后疗效评估等。

3. SPECT 显像剂 ^{99m}Tc-植酸钠可用于直观显示肝脏形态、大小、功能、位置,并作为其他显像的对照。^{99m}Tc-自体红细胞血池显像适于诊断肝脏血管瘤、鉴别肝占位性质。^{99m}Tc-依替菲宁等肝胆显像适用于诊断分化较好、体积较小、甲胎蛋白阴性的肝细胞肝癌。

(七) 胰腺肿瘤

^{18}F-FDG 检查用于胰腺肿块定性,结合病史、各种影像和血清 CA19-9 水平,进行双时相检查及计算滞留指数,对鉴别急、慢性胰腺炎,炎性假瘤,脓肿,安置引流管和手术,胆汁淤积所致肉芽肿等有一定的帮助。在鉴别诊断方面,^{18}F-FDG 可以发现自身免疫性胰腺炎(autoimmune pancreatitis,AIP)的涎腺、颌下淋巴结、前列腺等更多的胰腺外改变,从而有助于胰腺癌与 AIP 的鉴别。在胰腺癌分期方面,^{18}F-FDG 可灵敏地发现胰腺外尤其是肝脏的转移灶,鉴别胰腺内多灶性病变和胰腺外淋巴结转移。此外,治疗前 SUV、MTV 和病灶糖酵解总量(TLG)是预测胰腺癌患者生存期及无进展生存期的独立有效指标。

(八) 结直肠癌

1. ^{18}F-FDG 检查　主要应用于结直肠癌复发及远处转移的监测,尤其是术后出现 CEA 增高的患者。此外,在术前检查提示为至少Ⅲ期肿瘤以了解有无远处转移、病情复杂且常规检查无法明确诊断时,也可行 FDG PET/CT 综合评估。尤其在肝转移切除术前用 FDG PET/CT 排除潜在的肝外转移,可避免 10%～30% 的患者接受不必要的手术。在直肠癌的新辅助治疗中,FDG PET/CT 联合 MR 可提高新辅助放化疗的准确性,灵敏度和特异度分别为 100% 和 94%。FDG 代谢增高灶可由恶性肿瘤造成,亦可由急性结直肠炎、克罗恩病(Crohn disease)、溃疡性结肠炎、腺瘤、增生性息肉等良性疾病引起,且肠道存在生理性放射性摄取,最常见于回盲部及直肠、乙状结肠交界部。

2. ^{68}Ga-FAPI　结直肠癌的肿瘤间质细胞内成纤维细胞激活蛋白(fibroblast activation protein,FAP)中等表达。FAPI 显像不存在肠道生理性摄取,为肠道病灶及肠表面腹膜显像提供了良好的本底。相比于 FDG 显像,FAPI 具有更高的病灶检出率及靶本比。由于结直肠黏液腺癌及印戒细胞癌细胞内黏液成分较多,其转移灶往往表现为 FDG 低代谢,FAPI 在结直肠黏液腺癌及印戒细胞癌的显像中具有独特优势,尤其在腹膜转移的显像中灵敏度可达 100%。

(九) 泌尿及男性生殖系统肿瘤

1. ^{18}F-FDG 检查　不推荐常规肿瘤的 PET 显像剂^{18}F-FDG PET/CT 或 PET/MRI 作为前列腺癌初诊分期的检查手段,晚期转移性去势抵抗性前列腺癌(metastatic castration resistant prostate cancer,mCRPC)或前列腺癌神经内分泌分化可考虑使用^{18}F-FDG PET/CT 协助评估肿瘤负荷与活性。

^{18}F-FDG PET/CT 诊断肾细胞癌的灵敏度为 86%,特异度为 88%。^{18}F-FDG PET/CT 显像有助于预测肾细胞癌的转移、复发及评估其靶向和免疫治疗效果。肾母细胞瘤的^{18}F-FDG 阳性率高达 100%,诊断价值高于肾细胞癌。PET/CT 同机图像融合检查可减少肾内尿滞留之放射性的干扰,判断肾脏恶性肿瘤转移的正确性高于 CT,可改变 35% 以上患者的治疗方案,并可用于疗效随访。检查膀胱恶性肿瘤时可采取多饮水、反复排尿,最后憋尿检查的方法,可在有效降低膀胱放射性干扰的同时,增加病灶的检出。

诊断卵巢癌原发灶的灵敏度、特异度、PPV 和 NPV 分别为 89%、92%、94% 和 85%，诊断复发灶的灵敏度、特异度更高，可正确分期，避免不必要的二次手术探查。对睾丸恶性肿瘤的分期、再分期准确度高于 CT，可用于判断疗效。

2. 其他核素检查　骨骼是前列腺癌最常见的远处转移部位，^{99m}Tc-MDP SPECT（全身核素骨扫描）是临床评价骨转移最常用的方法，可比常规 X 线片提早 3~6 个月发现骨转移灶，结合 SPECT/CT 断层显像，其灵敏度和特异度可达 80%。

前列腺特异性膜抗原（PSMA）是一种在前列腺上皮细胞分泌的糖蛋白。PSMA-PET/CT 能够显著提高转移病灶的诊断准确率，使其优于传统的影像学检测如 MRI、CT、骨 ECT 等，在初始分期及生化复发中价值显著。^{11}C-乙酸盐和 ^{11}C-胆碱因不经泌尿系统排泄可清晰显示前列腺癌原发灶和局部转移灶，对远处转移灶检出也优于 FDG。新型放射性示踪剂（^{11}C-乙酸盐、^{11}C-胆碱、^{18}F-氟代脱氧胸腺嘧啶核苷、^{89}Zr-贝伐单抗、^{18}F-NaF、^{68}Ga-FAPI、^{68}Ga-PSMA）有望推动肾细胞癌的诊断和治疗策略，以改善肾细胞癌患者的预后。

（十）淋巴瘤

^{18}F-FDG PET/CT 检查可用于淋巴瘤的分期、再分期、疗效评价及预后预测。侵袭性淋巴瘤中 ^{18}F-FDG PET/CT 显像有非常高的灵敏度和特异度。2021 年，中国临床肿瘤学会（Chinese Society of Clinical Oncology，CSCO）将淋巴瘤 ^{18}F-FDG PET/CT 指南从淋巴瘤指南中摘出并另立成册，彰显出 ^{18}F-FDG PET/CT 在淋巴瘤诊疗中的重要性。指南中对不同类型淋巴瘤运用 PET/CT 进行诊断和分期、治疗中评估和治疗后评估做了各级推荐。目前最广泛应用的淋巴瘤分期是 2014 年 Lugano 分期标准，霍奇金淋巴瘤（HL）疗效评估常用 Deauville 五分法，NHL 疗效评估常用 Lugano 标准，指南还新增了对免疫治疗效果评估的 LYRIC 标准。^{18}F-FDG 检查对评估预后、指导个体化治疗也具有重要价值，研究显示，PET/CT 是独立于 IPI 评分的预后因素。

（十一）恶性黑色素瘤

恶性黑色素瘤 PET/CT 显示为 ^{18}F-FDG 高代谢病灶，诊断灵敏度、特异度可达 92%、90%，可弥补 CT 对皮肤或皮下病灶诊断灵敏度较差的不足。假阴性见于小而扁平的病灶，假阳性主要见于体内的生理性或非特异性浓聚。此外，在判断术后有无复发时，应注意除外局部伤口或瘢痕的放射性干扰。^{18}F-FDG PET/CT 可对黑色素瘤准确地分期和再分期，通过一次检查就能全面评价局部复发、淋巴结转移及远处器官转移；可指导肿瘤病灶活跃区域的穿刺活检和放疗生物靶区勾画，并进行疗效评价。目前，^{18}F-FDG PET/CT 在黑色素瘤的影像分期及 ⅡB~Ⅳ 期皮肤肢端黑色素瘤的随访中，均为二级推荐。

（十二）内分泌肿瘤显像

1. 生长抑素类似物（somatostatin analogue，SSA）　约 80% 的神经内分泌肿瘤细胞膜表面表达生长抑素受体（somatostatin receptor，SSTR），故核素标记的 SSA 可特异性地与生长抑素受体结合而显像，可广泛应用于神经内分泌肿瘤的诊断及受体状态的判断。最早的 SSA 类示踪剂为 ^{111} 铟（In）-喷曲肽，后改用 ^{99m}Tc-HYNIC-TOC，但由于

SPECT/CT 分辨率的限制及显像时间较长,目前已淘汰。目前临床上主流的示踪剂为 ^{68}Ga-SSA,包括 ^{68}Ga-DOTATATE、^{68}Ga-DOTATOC、^{68}Ga-DOTANOC。对于 G_1、G_2 的神经内分泌瘤(neuroendocrine tumor,NET),尤其在胃、肠、胰 NET 中,其诊断灵敏度及特异度均高于 95%,可用于 NET 的定性诊断、临床分期、病理分级及指导治疗决策的制定。而在 G_3 的 NET 及神经内分泌癌(neuroendocrine carcinoma,NEC)患者中,仅有 50% 左右的显像阳性率。

2. ^{18}F-FDG   FDG PET/CT 对增殖活跃的 G_2、G_3 的 NET 和 NEC 具有较高的诊断灵敏度,肿瘤 FDG 代谢越高,提示 Ki-67 增殖指数越高、侵袭性越强,有助于指导临床治疗决策的制定。另有一项为期十年的多中心研究显示,FDG PET/CT 对患者预后的预测甚至高于病理肿瘤分级。由于 10%~20% 的神经内分泌肿瘤患者可合并第二原发,故 FDG PET/CT 可用于甄别病灶的起源

3. ^{18}F-DOPA ^{18}F-DOPA 主要靶向儿茶酚胺代谢,NET 大部分高表达氨基酸脱羧酶(amino-acid decarboxylase,AADC),故上调氨基酸转运蛋白的表达。DOPA 显像主要用于 SSTR 低表达的神经内分泌瘤或神经外胚层肿瘤,有助于甲状腺髓样癌、中肠神经内分泌瘤、神经母细胞瘤、嗜铬细胞瘤及副神经节瘤的病灶定性。诊断灵敏度可高达 100%。

4. ^{68}Ga-exendin-4   仅 50% 的胰岛素瘤表达 SSTR,故 ^{68}Ga-SSA 显像往往会存在假阴性,^{68}Ga-exendin-4 是胰高血糖素样肽-1(glucagon-like peptide-1)的类似物,在胰岛素瘤的探测中具有卓越的优势。

5. SSTR 拮抗剂(^{68}Ga-JR-11、^{68}Ga-NODAGA-LM3)   生长抑素受体拮抗剂近年来在临床上已开展大量研究,具有肝脏本底低的优势,能检出更多的肝转移灶。且与 ^{68}Ga-DOTATATE PET/CT 相比具有更高的诊断灵敏度。

6. 放射性核素肽受体介导治疗(peptide receptor radionuclide therapy,PRRT)   PRRT 特指针对生长抑素受体高表达的不可切除的或转移性的神经内分泌肿瘤的核素治疗。主要借助肿瘤细胞表面高表达的肽类受体与放射性核素标记的肽类特异性结合,将放射性核素靶向至肿瘤组织,同时释放高能量的 β 射线,最终杀灭肿瘤细胞。目前 ^{177}Lu-DOTATATE 已被美国食品药品监督管理局批准用于神经内分泌肿瘤的治疗。因前体同为 DOTATATE,可实现诊疗一体化,并且 ^{177}Lu 同时发射适于治疗的 β 射线和适于显像的 γ 射线。目前,PRRT 主要用于药物治疗失败的进展期神经内分泌瘤且功能影像显示 SSTR 高表达。NETTER-1 随机对照研究奠定了 PRRT 的地位,其在中肠 NET 患者中位无进展生存期(progression free survival,PFS)显著高于长效奥曲肽治疗组,客观缓解率(objective remission rate,ORR)为 18%。目前国内仅个别单位小规模开展 PRRT,尚处于起步阶段。

(十三) 软组织肉瘤

软组织肉瘤包含 50 多种亚型,其中高级别亚型糖代谢旺盛,^{18}F-FDG 呈高摄取。因此,^{18}F-FDG PET/CT 可用于这类患者的分期、再分期、疗效评估及预后预测等。与传统影像学(CT 或 MRI)相比,^{18}F-FDG PET/CT 可以改变约 16% 患者的治疗前分期及约

30％患者的复发再分期。较高的常规代谢参数(SUV$_{max}$、MTV 与 TLG)值预示预后较差。

(十四) 淋巴显像

显像原理:放射性核素标记的胶体或大分子,注入皮下组织间隙,其主要通过淋巴系统吸收转运,可依次显示淋巴管及各级引流区淋巴结影像。

1. 前哨淋巴结(SLN)探测　多用于肿块较小、临床未见淋巴结转移的早期恶性黑色素瘤和乳腺癌患者。SLN 是恶性肿瘤淋巴结转移的第一站,可在瘤周或瘤体上方皮下注射核素探针后用微型 γ 探测仪在术中直接定位找到,对其进行活检(SLNB)、仔细病理分析,可预测淋巴结转移情况,SLN 病理检查阴性时,淋巴结转移的可能性较小,可以避免不必要的淋巴结清扫术。目前常用的核素探针有^{99m}Tc-SC、^{99m}Tc-纳米胶体、^{99m}Tc-植酸钠等。

2. 淋巴引流观察　根据检查部位和范围不同,选择各部位淋巴回流起点的皮下、黏膜下、组织间隙、器官被膜下等注射显像剂,可鉴别诊断各种乳糜症,了解淋巴阻塞部位,观察治疗效果。常用^{99m}Tc-DX。

(十五) 妇科肿瘤

^{18}F-FDG PET/CT 检查可用于妇科肿瘤的诊断、分级、分期、疗效评价和诊断复发。未绝经女性生殖系统 FDG 摄取情况受生理周期影响。在宫颈癌的诊断中,对腺癌的诊断率明显低于鳞癌。PET/CT 诊断早期宫颈癌淋巴结转移的灵敏度、特异度分别为82％、98％,有助于早期宫颈癌年轻患者保育手术的制定。最新的 PET/CT 列线图显示,SCCA 联合 PET/CT 可提高早期宫颈鳞癌盆腔淋巴结转移的诊断准确率。在卵巢恶性肿瘤方面,除少部分黏液性肿瘤外,几乎所有的恶性肿瘤都表现为 FDG 代谢增高,但转移灶不尽相同。透明细胞癌、黏液腺癌、颗粒细胞瘤转移灶可表现为 FDG 低代谢。通过术前^{18}F-FDG PET/CT 显像可有效评价晚期卵巢癌患者腹盆腔肿瘤负荷,筛选满意减瘤术患者,给予患者个体化治疗。在宫体癌的显像中,应注意假阳性病灶和假阴性病灶的表现。假阳性主要见于未绝经患者子宫内膜生理性摄取、高代谢子宫肌瘤等,假阴性见于高分化肉瘤。

(十六) 胃肿瘤

1. ^{18}F-FDG 检查　^{18}F-FDG PET/CT 主要用于胃恶性肿瘤原发与转移灶的诊断、分期、术后复发与瘢痕改变的鉴别及疗效分析。与其他检查相比,FDG 检查能检测出更多病灶,^{18}F-FDG PET/CT 对胃癌原发灶检测灵敏度为84.32％,对胃癌局部淋巴结转移的检测灵敏度为94.29％,对胃癌远处组织或器官转移的检测灵敏度为86.67％。但应注意鉴别胃壁的生理性摄取。胃炎和内窥镜检查所致的创伤可引起 FDG 检查假阳性。

2. 其他核素检查　尽管^{18}F-FDG PET/CT 在胃癌诊断中具有重要作用,但是特殊病理类型的胃癌-胃印戒细胞癌和黏液腺癌由于细胞/组织内含有大量黏液,而低摄取或不摄取^{18}F-FDG,因此^{18}F-FDG PET/CT 在此病理类型胃癌中常呈假阴性。新型肿瘤显像剂^{68}Ga-FAPI PET/CT 在胃印戒细胞癌和黏液腺癌中的诊断价值高于^{18}F-FDG PET/CT。此外,随着核医学新探针的不断发展,靶向胃癌 HER2 的新探针也已进入临床试验。对于判断胃癌原发灶及转移灶是否表达 HER2、表达程度及检测 HER2 表达异质性具有一定的作用。另外,靶向 PD-1/PD-L1 PET/CT 显像剂目前处于临床前研究阶段。这些新探针可弥补^{18}F-FDG PET/CT 在胃癌应用中的不足,有望为胃癌患者精准诊断及个体化治疗提供临床帮助。

(十七) 其他核素显像

^{68}Ga、^{18}F 标记的 FAPI 显像能够显示肿瘤组织的主要成分——肿瘤相关成纤维细胞,是一种广谱的肿瘤显像剂,能够和目前临床最常用的肿瘤显像剂 FDG 形成互补,可用于葡萄糖低代谢的肿瘤及炎症的鉴别。^{68}Ga、^{18}F 标记的 HER2 显像可用于 HER2 受体阳性肿瘤的显像,对于 HER2 靶向治疗的疗效预测及评估有较高价值。^{68}Ga、^{18}F 标记的颗粒酶显像能够动态定量反映细胞毒性淋巴细胞释放的颗粒酶,从而间接评估免疫治疗的效果,有望对肿瘤免疫治疗管理起到指导作用。^{99m}Tc、^{68}Ga 标记的 Duramycin 凋亡显像能早期、无创、动态地观察治疗后细胞凋亡发生的情况,对于肿瘤治疗效果的监测、临床个体化治疗方案的制定和调整、预后的判断及新药的研发等都有十分重要的意义。^{99m}Tc、^{18}F 标记 RGD 显像能显示肿瘤新生血管。

(十八) 核素治疗

1. ^{131}I 分化型甲状腺癌(DTC) 其起源于甲状腺滤泡上皮细胞,超过 90％的甲状腺癌为 DTC。^{131}I 是治疗 DTC 的重要手段之一,目前在临床中,^{131}I 治疗主要被选择性用于部分已经完成甲状腺全切/近全切手术的 DTC 患者。采用^{131}I 治疗可以清除 DTC 手术后残留的甲状腺组织,可以清除手术后影像学无法证实的可能存在的转移或残留病灶,可以治疗手术后已知存在的无法手术切除的局部或远处 DTC 转移灶。

2. ^{223}Ra ^{223}Ra 是一种发射 α 粒子的放射性药物,用于治疗伴症状性骨转移且无已知内脏转移的 mCRPC 患者。相比于 β 粒子,α 粒子杀伤能力更强,但射程更短(<100 μm),在保证对肿瘤细胞杀伤作用的同时,对周围正常组织特别是骨髓的影响更小,ALSYMPCA 研究结果显示,与对照组相比,^{223}Ra 显著改善了 mCRPC 患者的总生存期,降低了 30％的死亡风险。

3. PSMA 靶向放射配体疗法(PSMA radio-ligand therapy,PRLT) 以 PSMA 为靶点的核素诊疗一体化在转移性前列腺癌中具有一定的价值。通常先通过^{68}Ga-PSMA PET/CT 病灶活性定位,然后使用治疗性核素(如^{177}Lu、^{90}Y、^{225}Ac 等)标记 PSMA 进行核素内放疗。Ⅲ期 VISION 临床研究表明,在 mCRPC 的标准治疗中加入^{177}Lu-PSMA 治疗,可以延长患者的总生存期。

第五节 肿瘤的内镜诊断

一、概述

内镜检查是肿瘤诊断和治疗中的重要技术手段,在消化系统肿瘤中应用尤为广泛。内镜发展经历了由硬质内镜到纤维内镜,再到当前电子内镜的时代。目前常用的电子内镜包括白光内镜、化学染色内镜、放大内镜，以及电子染色内镜如智能电子分光技术（Fujinon intelligent chromoendoscopy，FICE）、窄带成像技术（narrow band imaging，NBI）、蓝激光成像技术（blue laser imaging，BLI）、联动成像技术（linked color imaging，LCI）、智能电子染色内镜（I-Scan）等，还包括十二指肠镜、超声内镜、共聚焦激光内镜和胶囊内镜等功能内镜。内镜在肿瘤诊疗中的应用包括早癌筛查、肿瘤诊断和分期、病灶活检、肿瘤治疗，以及肿瘤治疗后随访的全流程管理。

二、内镜在肿瘤诊断中的功能

（一）白光内镜

通过白光内镜可以直接对消化道管腔进行整体观察，并对发现的病灶进行诊断性观察。整体观察包括内腔扩张是否正常、管腔收缩和蠕动状况、皱襞形态、萎缩性胃炎评估（范围、程度等）、是否存在幽门螺杆菌感染等。病灶诊断性观察包括对病灶的范围、边界、表面血管纹理和结构特征、色调变化、有否隆起或浸润性改变等。如果病灶表现为溃疡，需着重观察溃疡表面苔的性状，有无渗血、出血，溃疡周围黏膜有无增生僵硬，溃疡边缘有无虫蚀状、黏膜是否中断。

（二）化学染色内镜

化学染色内镜是在白光内镜检查的基础上，将色素染料喷洒至需要观察的黏膜表面，使病灶与周边正常黏膜对比更加明显。该技术有助于病变的辨认及活检的准确性，并可对早癌的边缘和范围进行较准确地判断，提高内镜下黏膜切除的完整性。化学染色内镜使用的染料主要有靛胭脂、亚甲蓝（美蓝）、醋酸等，必要时可以混合使用（如醋酸＋靛胭脂等）。

（三）电子染色内镜

电子染色内镜包括 NBI、FICE、BLI、LCI、和 I-Scan 等，可以不喷洒染色剂显示黏膜浅表微血管形态，并且能在普通白光和电子染色之间反复切换对比观察，操作更为简便。

窄带成像术是采用窄带滤光器对不同波长的光进行限定，只允许波长分别为605 nm、540 nm 和 415 nm 的红、绿、蓝色 3 种窄带光波。消化道黏膜色素成分血红素，能特异性吸收绿光、蓝光，从而增强黏膜上皮和黏膜下血管的对比度及清晰度。由日本学者八尾建史提出的 VS 分类系统，V 代表微血管结构，S 代表黏膜表面微结构。因其能准确区分早期胃癌和良性病变，目前已被广大学者认可和接受。FICE 通过分光技术在400～600 nm 范围内选择任意波长的红、蓝、绿三色光组合来观察黏膜结构，与窄带成像技术一样，具有染色的效果。蓝激光成像技术和联动成像技术可以将特定短波长光（410 nm）与白光相结合，在观察黏膜表面时，保障视野光亮度的前提下凸显黏膜表面微血管和微结构特征。I-Scan 除了有传统的对比增强和表面增强模式外，还可分别强调微血管形态和黏膜腺管形态。

（四）放大内镜

放大内镜可将黏膜放大几十倍甚至几百倍后观察腺体表面小凹结构和微血管网形态特征的细微变化。当与电子染色内镜联合使用时，黏膜特征显示得更为清楚，可鉴别病变的良恶性,判断病变的边界和范围,对于下咽癌、食管癌、胃癌、十二指肠癌、大肠癌的早期筛查和诊断均有非常高的价值。

近年研发的细胞显像电子内镜是可以实现520倍超放大的光学成像系统,染色后可以直接观察病灶的细胞核。与普通放大内镜相比,它的超放大能力允许对病变进行细胞层面观察,其判断结果与组织病理具有良好的一致性。

(五) 超声内镜

超声内镜是将超声探头安装于内镜的顶端,当内镜进入腔道后,既可直接观察黏膜表面的病变形态,又可进行超声扫描,获得管壁各层的组织学特点及毗邻脏器、组织结构的超声影像。超声波在空气中传导不良,所以在含气的器官内必须充以水或其他介质。超声内镜浸入其中才能获得清晰的超声图像。利用超声内镜个性化、实时动态扫查和多种超声图像增强技术,可清晰观察病灶的浸润深度、协助判断是否有淋巴结转移,为肿瘤的确诊和分期提供依据。

(六) 十二指肠镜

十二指肠镜属于侧视镜,主要用于十二指肠和胆胰疾病的诊疗。利用十二指肠镜可以进行内镜逆行胰胆管造影术(endoscopic retrograde cholangiopancreatography, ERCP),指经十二指肠乳头开口处插管和注射对比剂,在X线透视下对胰胆管进行检查,同时还可进行各种治疗性操作如乳头括约肌切开术、胆胰管支架置入、SpyGlass腔内观察等。

(七) 激光共聚焦显微内镜

激光共聚焦显微内镜通过488 nm的氩离子激发光,使注入有荧光对比剂的被测组织发射荧光,最终聚合成图像。共聚焦内镜检查时因其放大1 000倍的图像可清晰显示细胞、亚细胞及断层显示病变细微结构,做出实时组织学诊断,而被称为"光学活检"。

(八) 胶囊内镜

胶囊内镜检查是一种非侵入性检查,通过口服内置有高速摄像头与信号传输装置的智能胶囊,借助消化道的蠕动,使之在消化腔内运动并进行高速拍摄,最后由医师对存储的图像进行分析解读。目前,胶囊内镜已作为小肠疾病诊断的首选方法。

三、肿瘤的内镜活检

(一) 活检钳咬检

活检是获取人体一部分组织的操作,有筛查的作用,但也合并出血、穿孔及感染等风险。内镜检查对发现的疑有病变的部位,通过内镜嵌道置入活检钳进行多方位多块活检,送检组织病理以明确病变的性质,如良、恶性溃疡的鉴别,对癌前期病变程度进行明确判断,肉眼无法鉴别的早期癌的确诊,腺瘤癌变的诊断,不同癌的分化程度的确定,均需通过活检病理明确诊断。

(二) 细胞刷刷检

对早期病变活检加细胞刷涂片及在狭窄管腔采取细胞刷涂片有利于提高诊断的准确率。狭窄部位有时无法伸入活检钳,但能伸入细胞刷进行涂片有助于明确狭窄处病变性质,活检后,再行细胞刷涂片有利于提高肿瘤病理诊断的准确率。因为活检钳钳夹活检的局限性,如不能有效钳取组织可能无法获得阳性结果,而细胞刷检是对钳夹活检较好的补充措施。细胞刷检后得到的样本可用以制成刷片,或置入液基检查液中漂洗,进行液基细胞学检查。

(三) 放大内镜靶向活检

常规内镜活检可由于检查医师经验不足、取材局限等因素,导致活检病理与内镜切除术后病理诊断的不一致。近年来,随着放大内镜的开展,医师可以对病灶表面的微结构和微血管进行放大精细观察,对发现的异常部位实现靶向精准活检。放大内镜靶向活检诊断早期胃癌的准确率显著高于白光内镜(73.1% *vs* 53.7%),利用放大内镜靶向活检可以更靠近病变核心部位取材,从而减少活检取材数目,减少操作的并发症风险。

(四) 内镜下黏膜切除活检

包括圈套器直接切除和内镜下黏膜切除术,可获取大片黏膜病变或治疗黏膜病变。不仅获取组织较深,而且来自深层的组织面积也较大。但缺点是创面较大,易发生出血、穿孔等并发症。

(五) 超声内镜引导下细针穿刺

超声内镜引导下细针穿刺(endoscopic ultrasonography-guided fine needle aspiration,EUS-FNA)自应用于临床以来,已成为消化道及邻近器官病变诊治的重要依据,不仅可以获取细胞或组织以确定病变的性质,还可以鉴别淋巴结和其他器官的转移病灶,对病变进行准确分期,从而有助于治疗方案的选择。操作时,在纵轴超声内镜的实时探查下,将病变置于视野内,安装固定穿刺针,用内镜的抬钳器调整进针方向,将穿刺针刺入病变后,获取病理标本。利用穿刺获取的标本,可以实现细胞病理、组织病理和基因组学等检测。

(六) SpyGlass 胆道活检

胆道肿瘤的病理诊断一直是临床上的困难问题,多数依靠 ERCP 下细胞刷检和 X 线下活检,但因其无法直视下操作而易发生出血、穿孔等并发症,其灵敏度为 45%~60%。随着经口胆道子镜光纤直视系统(SpyGlass)的开发,可实现观察胆道,高清、高分辨率显示病变,并精准指导活检,对于胆管良恶性狭窄的鉴别诊断具有重要意义。

四、肿瘤的内镜治疗

随着内镜技术和器械的发展,内镜治疗以其安全、有效、微创等优势成为肿瘤治疗的重要组成部分。目前,肿瘤内镜治疗的主要项目包括:①消化道上皮起源的良性肿瘤或早期癌的内镜下切除;②部分胃肠道黏膜下良性肿瘤的内镜下切除;③胆胰肿瘤的治疗;④肿瘤内、外科治疗中出血、瘘等并发症的处理;⑤消化道恶性梗阻的治疗等。以下对常见的内镜治疗技术进行介绍。

(一) 肿瘤切除术

1. 内镜黏膜切除术(endoscopic mucosal resection,EMR)　是对扁平隆起性病变

(早期胃肠癌、扁平腺瘤)和广基无蒂息肉经内镜下措施(注射和吸引)使病变与肌层分离,然后圈套或电切的技术。

2. 内镜黏膜下剥离术(endoscopic submucosal dissection,ESD)　主要针对早期消化道癌和癌前病变,将其与下方的黏膜下层逐步剥离,以达到将病灶完整切除的目的。

3. 内镜黏膜下挖除术(endoscopic submucosal excavation,ESE)　随着ESD操作技术的成熟和闭合技术的发展,国内学者将切除层面开放至固有肌层肿瘤,由此形成了ESE技术。

4. 内镜下全层切除术(endoscopic full-thickness resection,EFTR)　是一种主动穿孔的内镜下肿瘤切除术,主要针对固有肌层深层病变,与浆膜紧密联系,须将肿瘤连同消化道管壁全层切除。

5. 隧道法内镜黏膜下肿物切除术(submucosal tunneling endoscopic resection,STER)　是在经口内镜食管下括约肌切开术(peroral endoscopic myotomy,POEM)的基础上发展起来的一项技术,可以治疗食管、贲门、胃及直肠等部位的固有肌层肿瘤。

(二)肿瘤化学消融术

利用内镜技术穿刺肿瘤,在其内部注射化学物质(如无水乙醇、聚桂醇、化疗药物等),使局部组织细胞脱水、坏死、崩解,从而达到肿瘤的化学消融。

1. 晚期消化道恶性肿瘤的瘤体内注射　对于晚期消化道肿瘤,在内镜直视下向肿块中置入含有化疗药物的缓释粒子,抑制肿块生长,可缓解临床症状。

2. EUS引导下实体肿瘤消融　利用EUS-FNA技术可以穿刺消化道及邻近器官病变,实现瘤体内注射消融治疗,其中胰腺癌的注射治疗是典型代表。胰腺癌起病隐匿,就诊时多数已失去手术机会,除化疗外,瘤体内局部注射治疗是延长生存期、改善患者生活质量的重要手段。目前研究报道的注射物质包括无水酒精、化疗药物、免疫治疗药物、溶瘤病毒等。

3. EUS引导下囊性肿瘤消融　胰腺囊肿属于常见的胰腺占位性病变。超声内镜引导下可以实现对胰腺囊肿内部注射无水乙醇、聚桂醇等,对囊壁上皮进行消融治疗。此外,对于胰腺假性囊肿也可以通过EUS引导下穿刺,收集囊液进行实验室检查和进一步囊肿引流治疗。

4. EUS引导下腹腔神经丛/节阻滞术　在EUS引导下定位腹腔神经丛/节,注射无水酒精,实现腹腔神经丛/节的永久性化学消融,是治疗胰腺癌疼痛的有效方法。

(三)肿瘤射频消融术

射频消融术(radiofrequency ablation,RFA)是通过射频电流产生凝固坏死而消除病变的一种内镜微创治疗技术。

1. 消化道平坦型病变RFA　RFA最早获批应用于治疗巴雷特(Barrett)食管合并异型增生。近年来,其治疗范围进一步拓展至平坦型消化道早期癌及其癌前病变。

2. 恶性胆管梗阻RFA　对于恶性胆管狭窄患者,传统的治疗方案普遍预后不佳,胆管ERFA是一种具有前景的辅助治疗方案,可以有效提高胆管支架通畅时间和总生存期。

3. EUS 引导 RFA　利用 EUS 引导定位肿瘤和穿刺建立通道,置入射频消融导管实现对胰腺癌、胰腺神经内分泌肿瘤、部分胰腺囊性肿瘤的精准消融,尽可能地提高治疗有效性及减少对周围组织的损伤。

4. 腹腔神经节 RFA　有研究表明,超声内镜引导下对腹腔神经节进行 RFA 的镇痛效果比穿刺化学消融方法更佳,且能明显改善患者的情绪和消化道症状。

(四) 肿瘤的粒子治疗

放射性粒子组织间种植治疗肿瘤是将放射性核素直接种植到肿瘤内或者肿瘤周围,通过放射性核素持续释放射线达到杀伤肿瘤的目的。EUS 引导下粒子治疗腹部肿瘤的优势包括:①可以避开血管、胰管等重要结构;②粒子空间分布更均匀;③便于对一般状况差、无法手术患者的治疗。上海长海医院金震东等报道了一项前瞻性单中心随机对照研究表明,EUS 引导下放射性粒子组织间放疗联合吉西他滨化疗治疗不能手术切除的胰腺癌,在临床受益疗效及客观肿瘤疗效方面较单纯吉西他滨化疗有明显优势,并且粒子治疗组在疼痛、KPS 评分及体重方面有明显改善。

(五) 肿瘤消化道相关并发症的内镜治疗

1. 内镜支架置入术　是利用内镜在梗阻或狭窄的腔道内放置支架以重建腔道畅通功能的技术。适用于食管癌性狭窄或梗阻、贲门癌性狭窄、幽门及十二指肠恶性梗阻、结直肠癌性梗阻、良恶性胆胰管狭窄,以及胆胰内引流、吻合口瘘、食管气管瘘等。对于晚期癌性梗阻或狭窄的患者,此术属于姑息性手术。

2. EUS 引导胆管引流术(EUS guided biliary drainage, EUS-BD)　ERCP 下胆管支架置入术是临床治疗胆管梗阻的最佳方法,但仍有部分患者由于各种因素不能完成经十二指肠乳头的胆管插管和支架置入。2001 年,国外学者首次尝试 EUS-BD 获得成功,至此成为当前胆管梗阻引流的又一重要途径。EUS-BD 分为经肝内胆管和肝外胆管路径两种方式。荟萃分析表明,EUS-BD 的总成功率为 90%～94%,不良事件发生率为16%～23%,且肝内、外两种引流方式的成功率和临床缓解率无明显统计学差异。

3. EUS 引导胰管引流术(EUS-guided pancreatic drainage, EUS-PD)　临床上通过ERCP 进行胰管梗阻减压可以使 60%～80% 的患者症状达到缓解。以往对于 ERCP 失败或无法行 ERCP 的患者,只有接受外科手术或保守治疗。近年来,EUS 引导下穿刺胰管进行支架引流给患者带来了新的希望。

4. EUS 引导胃空肠吻合术　传统的胃空肠吻合术是处置恶性胃出口梗阻的标准姑息性手术。近年来,在 EUS 引导下经胃穿刺空肠建立通道,从而置入金属支架解除梗阻症状成为可替代传统胃空肠吻合术的选择。

第六节　肿瘤标志物和相关临床检验

肿瘤标志物(tumor biomarker, TBM)是存在于肿瘤细胞内或细胞膜表面的物质,由肿瘤细胞表达分泌,或由机体对肿瘤发生免疫反应而产生,可存在于体液(含血液)或组织中。肿瘤标志物最早是由赫伯曼(Herberman)于 1978 年在美国"人类免疫及肿瘤免疫诊断会"上提出的;次年,在英国第七届肿瘤发生生物学和医学会议上被广泛认可,并应用于临床。1975 年,科勒(Kohler)和米尔斯坦(Milstein)创建了单克隆抗体制备技术,此后基于免疫学技术的蛋白类肿瘤标志物成为主要检测靶标。近年来,由于 PCR、杂交芯片、高通量测序等技术的飞速发展,分子标志物逐渐受到临床重视,特别是以循环肿瘤细胞(circulating tumor cell,CTC)、循环肿瘤 DNA(circulating tumor DNA,ctDNA)、外泌体为"三驾马车"的液体活检得以蓬勃发展,并开始应用于临床。此外,基于免疫学、生物化学、分子生物学、细胞工程学相应新技术的发展,人们对肿瘤细胞膜结构及功能有了新的认识,发现了一系列蛋白质、特异性酶、受体、肿瘤相关基因等分子标志物,可作为新的肿瘤标志物。

同一种肿瘤可含有一种或多种肿瘤标志物,而不同肿瘤或同种肿瘤的不同组织类型,既可有相同的肿瘤标志物,也可有不同的肿瘤标志物。因此,可选择几种特异性高的肿瘤标志物联合测定某一肿瘤,有助于提高阳性率。近年来,肿瘤标志物联合检测的回归模型,因其灵敏度高、特异性好,在临床得到广泛应用。例如,罗马(ROMA)指数是通过联合 HE4、CA125 检测及年龄等因素,用于评估术前有盆腔包块的女性罹患卵巢癌的风险。

肿瘤标志物的分类和命名复杂,尚未统一,目前常用的肿瘤标志物分为蛋白质类、糖类、酶类、激素类、病毒类,以及 CTC、ctDNA、循环肿瘤 RNA(circulating tumor RNA,ctRNA)、细胞外囊泡(extracellular vesicle,EV)和外泌体等分子标志物。

一、肿瘤标志物的分类

(一) 传统肿瘤标志物

1. 蛋白质类

(1) 甲胎蛋白(AFP):AFP 是原发性肝细胞肝癌的最灵敏、最特异的肿瘤标志物,可用于原发性肝癌的鉴别诊断。睾丸、卵巢、腹膜后恶性畸胎瘤,消化道肿瘤如胃癌,尤其是伴有肝转移,AFP 亦有增高。卵巢内胚窦癌的 AFP 也明显升高。AFP 还可用于鉴别绒癌与妊娠。

(2) 癌胚抗原(CEA):CEA 属于非器官特异性肿瘤相关抗原,分泌 CEA 的肿瘤细胞大多位于管腔脏器,如消化道、呼吸道、泌尿道等,血清 CEA 显著升高见于结肠癌、直肠癌、胃癌和肺癌。乳腺癌、膀胱癌和卵巢癌患者血清 CEA 含量亦可增高,但 70% 为转移性癌。

(3) 前列腺特异性抗原(PSA):正常人血清中 PSA 含量甚微,升高仅见于前列腺癌、前列腺良性增生及相邻泌尿生殖组织炎症,对前列腺癌的检出率大大高于直肠指检。PSA 不具备肿瘤特异性,检测游离态 PSA(f-PSA)与 PSA 的比值,可鉴别诊断前列腺癌与前列腺良性增生,特别是对前列腺癌的早期诊断更具有临床意义。血清前列腺特异性抗原同源异构体 2(p2PSA)及其衍生指标‰p2PSA 和前列腺健康指数(prostate health index,PHI)具有更高的灵敏度和特异度。

（4）鳞状上皮癌抗原（SCC）：SCC 对子宫颈癌有较高的诊断价值，定期检测有助于监控宫颈癌患者的病情。SCC 是肺鳞状上皮细胞癌的首选标志物。SCC 在食管鳞癌、阴茎鳞癌，以及喉、咽、舌、软腭的被覆上皮癌患者中均可增高。

（5）β2-微球蛋白（β2-MG）：β2-MG 在肿瘤检测中是一项灵敏的指标，尤其在各类白血病、霍奇金病、多发性骨髓瘤的诊断中是一个有价值的诊断指标。在肺癌、乳腺癌、消化道癌及子宫颈癌中也可见增高。血清 β2-MG 还有助于鉴别良、恶性口腔肿瘤。脑脊液中 β2-MG 的检测对脑膜性白血病的诊断具有特别的意义。

（6）细胞角蛋白 19 片段抗原 21-1（cytokeratin 19 fragment antigen 21-1，CYFRA21-1）：CYFRA21-1 含量在 NSCLC 患者血清中明显增高，对 SCLC 的检出率为 21%，而对鳞癌的检出阳性率可达 70%，腺癌检出阳性率为 63%，大细胞肺癌为 75%，其特异度高于 CEA 和 SCC。此外，CYFRA21-1 也可用来筛查膀胱癌及鉴别乳腺癌和乳腺良性疾病。

（7）铁蛋白（SF）：76% 原发性肝癌患者 SF 明显升高，与 AFP 联合检测可明显提高阳性检出率，可达 95.6%。血液疾病和恶性淋巴瘤等均可引起 SF 增高。另外，胃癌、直肠癌、食道癌、乳腺癌等转移至骨髓、肝、淋巴腺、脾脏后，SF 水平也显著增加。

（8）本周蛋白（Bence-Jones protein）：又称为凝溶蛋白，是多发性骨髓瘤的经典标志物，肾病时也呈阳性。在健康人群中，本周蛋白呈阴性。

（9）人附睾蛋白 4（human epididymis protein 4，HE4）：卵巢癌患者血清中 HE4 水平明显升高，且 HE4 水平及灵敏度与肿瘤分期、分化程度及淋巴结转移与否呈正相关。HE4 与 CA125 联合检测可提高卵巢癌辅助诊断的灵敏度和特异度。

（10）尿核基质蛋白（nuclear matrix protein 22，NMP22）：NMP22 可构成细胞核内部框架，与 DNA 复制、RNA 合成、激素合成有关，在膀胱肿瘤细胞中表达增高。因此，对尿液中肿瘤细胞释放出的核有丝分裂器蛋白 NMP22 进行检测，可用于膀胱癌诊断和疗效观察。阳性结果也可见于某些泌尿道良性疾病患者，应予以鉴别。

（11）胃蛋白酶原Ⅰ型/Ⅱ型（PGⅠ/PGⅡ）：胃蛋白酶原是胃蛋白酶的前体，根据其生化性质和免疫原性将其分为 2 个亚群，即 PGⅠ与 PGⅡ。血清 PGⅠ和 PGⅡ反映胃黏膜腺体和细胞的数量，也间接反映胃黏膜不同部位的分泌功能。PGⅠ是检测胃泌酸腺细胞功能的指针，胃酸分泌增多，PGⅠ升高；分泌减少或胃黏膜腺体萎缩，PGⅠ降低。PGⅡ与胃底黏膜病变的相关性较大，其升高与胃底腺管萎缩、胃上皮化生或假幽门腺化生、异型增殖有关。因此，PGⅠ/Ⅱ比值进行性降低与胃黏膜萎缩进展相关。

2. 糖类抗原　糖类抗原（carbohydrate antigen，CA）是从肿瘤组织或某些肿瘤细胞株中分离出来的含糖复合物，糖类抗原多用单克隆抗体检测，有的还同时使用两种不同位点的单抗做成双位点固相酶免疫试剂，以提高其特异性。

（1）CA125：CA125 对卵巢上皮腺癌有重要诊断价值，是卵巢癌最敏感的指标。当卵巢癌复发时，临床确诊前几个月便可呈现 CA125 增高，尤其是卵巢癌发生远处转移时血清 CA125 更明显升高。但早期卵巢癌的 CA125 水平并不升高。血清 CA125 在其他妇科恶性肿瘤、胃肠道恶性肿瘤、肺癌、乳腺癌患者中也可见升高。

(2) CA50:结肠、直肠、胃、胰腺等组织发生癌变时,CA50 可发生不同程度的升高,其中阳性率较高的有胰腺癌、胆管癌,可达 90%,是判断预后、监测病情的有用指标。另外,恶性胸腔积液、腹水中有较高的阳性检出率。

(3) CA19-9:大约 85% 的胰腺癌、胆管癌患者 CA19-9 阳性,可用来鉴别胰腺癌和胰腺炎。胰腺癌根治性手术后,血清 CA19-9 水平迅速降至正常范围,如术后血清 CA19-9 降低后再升高,往往提示肿瘤复发或远处转移。CA19-9 对结肠癌、胃癌也有较高的灵敏度,达 55% 左右。

(4) CA72-4:CA72-4 对胃癌有较高的灵敏度(59%),特异度可达 100%,若与 CEA 联合检测可提高灵敏度。CA72-4 在卵巢癌、结肠癌、胰腺癌和非小细胞肺癌中也可增高。

(5) CA15-3:最早发现于乳腺癌细胞,也存在于多种腺癌内。当乳腺癌发生肝转移尤其是骨转移时,CA15-3 含量会显著升高,对乳腺癌的动态随访及判断复发转移有一定价值。

3. 酶类　在正常细胞癌变过程中,与细胞分化或增殖有关的组织特异性酶或同工酶活性降低或消失,并同时出现胚胎型同工酶或异位酶升高。恶性肿瘤患者的酶活力变化可能与下列因素有关:①肿瘤组织本身可产生异常含量的酶;②肿瘤的存在使机体某些组织诱导并生成大量的酶;③肿瘤细胞通透性增高,导致肿瘤细胞内的酶类进入血流;④肿瘤组织压迫管腔而使某些酶反流入血;⑤因各器官功能不良导致各种酶的灭活和排泄障碍。

肿瘤组织中同工酶谱的三大主要类型为:①胚胎型同工酶,肿瘤组织中胚胎型同工酶明显增加,使同工酶谱退回到胚胎时未分化组织类型,此变化与恶性肿瘤发展成正比;②胎盘型同工酶,肿瘤组织中也可表达胎盘中的同工酶,目前发现肿瘤组织中异常表达的胚胎型和胎盘型同工酶达 20 余种;③异位型同工酶,是指肿瘤组织异常表达了其他成年组织的同工酶类型。

(1) 神经元特异性烯醇化酶(neuron-specific enolase,NSE):NSE 存在于神经组织和神经内分泌组织中,在与这些组织起源有关的肿瘤中,特别是小细胞肺癌中有过量表达,血清中含量明显升高,其诊断灵敏度达 80%,特异度达 80%~90%。NSE 也是神经母细胞瘤的标志物,灵敏度超过 90%。

(2) γ-谷氨酰转肽酶(γ-GT):血清中 γ-GT 主要来自肝脏,具有癌胚抗原的性质,胎儿 γ-GT 活性高于成人 30 倍,随年龄增长,该酶活性下降。但是当肝癌或肿瘤肝转移时,癌细胞逆向分化,γ-GT 合成增多,又因癌细胞本身因素和周围炎症刺激使肝细胞膜通透性增加,导致血清中 γ-GT 明显升高。当癌肿切除时,γ-GT 迅速下降至正常,复发时又开始上升,所以血清 γ-GT 动态观察对判断疗效、癌术后有无复发及预后情况有重要参考价值。胰腺癌、胆管肿瘤血清中 γ-GT 亦显著增加。

(3) 碱性磷酸酶(alkaline phosphatase,AKP)及其同工酶:AKP 广泛存在于身体各组织中。主要有 3 种类型:肝型、胎盘(晚期)型和肠型。骨骼和肝脏的原发性和继发性癌肿时,血清 AKP 增高。原发性肝癌患者如伴胆道阻塞或肝细胞增生时,AKP 常升高,转移性肝癌时有 78% 的患者 AKP 高于正常值。AKP 有 6 个同工酶,其中 AKP2～AKP5 分别来自肝、骨、胎盘和小肠,属于正常的 AKP 同工酶。AKP1 和 AKP6 仅在病理情况下出现。肝癌时 AKP1、AKP2 含量上升（尤其是转移性肝癌）。骨累及时 AKP3 含量上升。AKP4 出现于妊娠末期、重症晚期和癌症（如成骨肉瘤、甲状旁腺癌、骨转移癌等）。某些肿瘤，如肺癌、乳腺癌、消化系统和泌尿生殖系统的恶性肿瘤，患者血清中会出现一种由癌组织产生的异常 AKP 同工酶，即胎盘（晚期）型 AKP 同工酶。

（4）乳酸脱氢酶（LDH）及其同工酶：根据电泳迁移率的大小，LDH 可分为 5 种同工酶，它们由两种亚单位（H 型和 M 型）组成。肿瘤组织中的 LDH 一般以 M 型为主。恶性肿瘤患者血清 LDH 的活力明显上升。原发性卵巢癌患者血清 LDH 总活力及 LDH1 和 LDH2 含量增高，转移性卵巢癌常不增高。肝癌、胃癌时 LDH5 增加，白血病时 LDH3 增加。LDH 活性及同工酶检测对某些肿瘤的预后有参考价值，恶性淋巴瘤患者 LDH 明显升高时往往提示预后较差。此外，恶性肿瘤发生中枢神经系统累及时常可测出脑脊液 LDH 活力升高。例如，转移到胸、腹膜者，胸腔积液和腹水中 LDH 的活力也有不同程度的升高。

4. 激素类　激素是一类由特异的内分泌腺体或散在的内分泌细胞所产生的生物活性物质。所以，激素是这类细胞功能的特异性标志物，当这类细胞出现异常增生时，激素的分泌量也发生异常。而且，在恶性肿瘤患者中，发现原来在正常情况下不形成激素的非内分泌腺体或非内分泌细胞也分泌了一种分子结构与正常激素相似的激素，只不过是所分泌的部位、细胞不同，通常称为"异位激素"或"异源性激素"。一般情况下，不同类型的恶性肿瘤可分泌不同种类的异源性激素，而同种肿瘤细胞可分泌一种或多种不同的异源性激素。一种异源性激素可由一种或多种肿瘤细胞所分泌，常见的可分泌异源性激素的恶性肿瘤如肺未分化小细胞癌、神经外胚层肿瘤及类癌等。

（1）儿茶酚胺类激素：包括肾上腺素（E）、去甲肾上腺素（NE）和多巴胺（DA）等，它们既是激素又是神经递质。其中，3-甲氧基肾上腺素（metanephrine）是分泌型嗜铬细胞瘤的主要标志物。香草基扁桃酸（vanillylmandelic acid，VMA）可作为嗜铬细胞瘤的诊断首选标志物，且约有 70% 的神经母细胞瘤患者 VMA 增高。在神经母细胞瘤、儿童交感神经肿瘤中，常选用高香草酸（HVA）作为诊断和随访的一种主要标志物。

（2）人绒毛膜促性腺激素（human chorionic gonadotrophin，HCG）：HCG 是由胎盘滋养层细胞分泌的糖蛋白类激素，有 α、β 两个亚基。在葡萄胎、绒毛膜上皮癌患者尿中，HCG 含量超过 600 kU/L。绒毛膜上皮癌在 1～5 mm 大小时，HCG 的放射免疫测定即可确诊。HCG 测定还可用于早期诊断宫外孕，准确性高，无假阳性。

（3）胃泌素前体释放肽（ProGRP）：是脑肠激的一种，是小细胞肺癌增殖因子胃泌素释放肽的前体。在小细胞肺癌中，ProGRP 的阳性率为 65%，而非小细胞肺癌中的阳性率仅为 3.7%，因此，ProGRP 对小细胞肺癌的阳性率和特异性均较高，是鉴别不同类型肺癌的重要标志物。

（4）降钙素（calcitonin，CT）：是由甲状腺滤泡旁细胞（C 细胞）合成和分泌的一种单链多肽激素。甲状腺髓样癌患者的 CT 升高，CT 的半衰期较短，可作为观察临床疗效的标志物。肺癌、乳腺癌、胃肠道癌及嗜铬细胞瘤患者可因高血钙或异位分泌，使得血清 CT 增加。

5. 病毒类

(1) EB 病毒(EBV):是由爱泼斯坦(Epstein)和巴尔(Barr)从非洲儿童恶性淋巴瘤细胞中发现的一种人类疱疹病毒。与 EB 病毒相关的抗原有衣壳抗原(viral capsid antigen,VCA)、膜抗原(membrane antigen,MA)、早期抗原(early antigen,EA)、核抗原(Epstein-Barr viral nuclear antiger,EBNA)等。VCA-IgA 抗体对鼻咽癌的诊断特异性最高,对鉴定头颈部原因不明的淋巴结肿块等有积极意义。EA-IgA 抗体对鼻咽癌具有早期诊断价值。EB 病毒与伯基特淋巴瘤也有密切关系,伯基特淋巴瘤患者在发病前 7～22 个月便可检出 EB 病毒抗体。同时,活动性 EBV 相关肿瘤患者具有高水平 EBV-DNA 载量;EBV-DNA 已被推荐为鼻咽癌早期筛查的常规项目,与鼻咽癌放疗效果密切相关,是判断鼻咽癌治疗后肿瘤复发和进展的理想标志物。

(2) 单纯疱疹病毒 2 型(HSV-2):有生殖道单纯疱疹病毒感染的妇女比正常妇女发生宫颈癌的危险高 6 倍,宫颈癌患者血清中 HSV-2 的各种特异性抗体都显著高于正常人,用免疫荧光技术从宫颈癌的脱落细胞中可检测出 HSV-2 抗原。

(3) 人乳头瘤病毒(HPV):HPV 属于乳多孔病毒科乳头瘤空泡病毒 A 属,能引起人体皮肤黏膜的鳞状上皮增殖。症状表现为寻常疣、生殖器疣(尖锐湿疣)等。黏膜高危型 HPV16、18、30、31、33、35、53、39 型与宫颈癌密切相关,及早防治非常重要。

(4) 肝炎病毒:慢性乙型肝炎病毒(HBV)及丙型肝炎病毒感染和肝癌有着密切关系。肝炎病毒感染可引起慢性肝炎,继而可发展成肝硬化,甚至肝癌。我国 HBV 感染是肝癌发生的主要因素,肝癌患者血清中检出 HBV 的阳性率可达 70%～90%。慢性 HBV 感染者在接受化疗后会发生再激活,尤以淋巴瘤再激活率最高,临床上需要实时监测 HBV-DNA 水平,提早积极干预。

我国常见恶性肿瘤的标志物检测的选择见表 7-3。

表 7-3 我国常见恶性肿瘤的标志物检测的选择

类型	首选指标	辅助指标
肺癌		
非小细胞肺癌	CYFRA21-1、CEA、SCC	CA125
小细胞肺癌	ProGRP、NSE	
乳腺癌	CA15-3、HER2	CEA、CA125
胃癌	CA72-4	CA242、CA19-9、CEA、PGⅠ/Ⅱ
食管癌	CEA、SCC	
结直肠癌	CEA、CA19-9	CA242
原发性肝癌	AFP、PIVKAⅡ	HBV、HCV
胰腺癌	CA19-9	CEA、CA125
卵巢癌	CA125、HE4	CEA、ROMA
宫颈癌	SCC	CEA

续　表

类型	首选指标	辅助指标
绒毛膜癌	HCG	
生殖细胞癌	HCG、AFP	
鼻咽癌	VCA-IgA、RTA	EBV
膀胱癌	NMP22	CYFRA21-1
前列腺癌	PSA/fPSA、p2PSA	
甲状腺癌	TG、CT（髓样癌）	CEA
恶性黑色素瘤	S100	

（二）分子标志物

液体活检能够非侵入性地反映体内肿瘤状态，为肿瘤的早期诊断、个体化治疗监测及预后判断提供有力依据。液体活检作为近年来兴起的技术手段，为精准化肿瘤管理提供了便利。根据肿瘤相关物质的类型，液体活检涵盖了 CTC、ctDNA、EV 和 ctRNA 等检测靶标。目前，已有多项液体活检产品获准进入临床，更有许多转化研究蓬勃开展。基于这些组分的液体活检可以反映恶性肿瘤存在的定性信息；也能反映肿瘤负荷的定量信息和肿瘤异质性的基因组、转录组、蛋白质组等定性信息；为肿瘤诊断、靶向药物使用及预后分析提供有力依据。

1. CTC　CTC 被定义为从原发性肿瘤或转移性肿瘤灶中脱落到血液循环中的肿瘤细胞。CTC 携带有关肿瘤进展和转移的重要信息，经过血液系统播散后可能在远处形成新的癌症转移灶。大量研究表明，肿瘤细胞在进入外周血循环的过程中会发生上皮间质转化（epithelial mesenchymal transition，EMT），故 CTC 存在不同类型，包括上皮细胞表型、间质细胞表型和上皮细胞与间质细胞混合表型。其中，间质细胞表型 CTC 具有更强的转移潜能。目前，临床上 CTC 最主要的用途是复发风险评估、预后预测及疗效监测。对转移肿瘤患者进行预后评估是目前 CTC 临床应用最广泛的领域。肿瘤的复发转移与 CTC 密切相关，监测 CTC 可早于常规影像学检查手段预估肿瘤复发风险。采用叶酸受体免疫磁珠负向筛选联合靶向荧光定量 PCR 方法（国械注准 20163400061），能够定量检测人全血中叶酸受体阳性的肿瘤细胞，可用于早期肺癌的辅助诊断及非小细胞肺癌患者的疗效监测。同时，CTC 检测可作为影像学及临床评分体系的补充，对患者的治疗应答做出评价。

2. ctDNA　ctDNA 是指外周血和其他体液中的 DNA 短双链片段，长度为 150～200 bp。其中，来自肿瘤细胞分泌的 ctDNA 被称为血液游离 DNA（cell free DNA，cfDNA）的一部分。ctDNA 具有丰富的信息，包括浓度、片段长度、基因突变、表观遗传修饰及拷贝数变异等，可反映肿瘤特征及负荷。

（1）ctDNA 基因突变信息：目前常见的 ctDNA 突变主要有 *P53*、*HER2*、*BRCA*、*RAS*、*TERT*、*CTNNB1*、*APC*、*PTEN*、*RB*、*AXIN*、*EGFR*、*FGFR*、*MET*、*VHL* 等，可通过 WGS、数字 PCR 等灵敏检测技术，从复杂外周血背景中对其进行精确定量检

测,进而应用于肿瘤的诊断、预后评估及疗效监测。此外,基于体细胞拷贝数畸变(copy number aberration,CNA)的 ctDNA 模型已被证明可用于包括肝癌在内的多种实体肿瘤的精确诊断与预后评估。值得关注的是,ctDNA 检测目前已被认为是多种临床靶向治疗药物应用的必备伴随诊断工具,例如,ctDNA 的 *BRCA* 检测可用于卵巢癌 PARP 抑制剂的伴随诊断;ctDNA 的 *EGFR* 突变检测用于肺癌 EGFR 抑制剂的伴随诊断;*HER2* 突变检测用于乳腺癌曲妥珠单抗的伴随诊断、ctDNA 的 *RAS* 突变检测用于胰腺癌、结直肠癌的 RAS 抑制剂的伴随诊断,具有指导用药、预警耐药的重要作用。

(2) ctDNA 甲基化变异:DNA 甲基化是研究较多的表观遗传学改变。肿瘤发生的早期阶段,就会出现肿瘤抑制基因的高度甲基化,导致基因沉默,从而促进肿瘤的发展。目前临床较为常用的 ctDNA 甲基化检测主要包括 Septin9 与 SDC-2 两种靶标,可用于包括结直肠癌、肝癌等在内的多种实体肿瘤的早期诊断与预后评估。开发多靶标甲基化检测模型成为未来 ctDNA 甲基化检测研究领域的重要议题。

3. ctRNA　ctRNA 是指由肿瘤释放进入外周循环的一类 RNA 分子,其检测在肿瘤早筛和疗效评估等方面具有重要作用,目前常用的 ctRNA 包括微小 RNA(microRNA,miRNA)、长链非编码 RNA(long noncoding RNA,lncRNA)和环状 RNA(circular RNA,circRNA)等。

(1) miRNA:miRNA 是含有 19~25 个核苷酸的小分子 RNA,在物种间高度保守,参与转录后水平调节基因表达调控,因此与多种肿瘤的发生、发展密切相关。目前已有多种 miRNA 被报道可用于恶性肿瘤的诊断与预后评估。例如,miR-135a 应用于结直肠癌诊断;miR-155 应用于非小细胞肺癌的诊断;以及 miR-200c 应用于淋巴瘤的诊断等。但是,单一 miRNA 的实际灵敏度与特异度并不十分理想。目前,临床多采用多种 miRNA 联合的方式。例如在肝癌中,研究者发现由 miR-122、miR-192、miR-21、miR-223、miR-26a、miR-27a 和 miR-801 组成的 7 种 miRNA 组合可对肝癌作出精确诊断,已广泛应用于临床肝癌的诊疗管理。

(2) lncRNA:lncRNA 是一类包含 200 个核苷酸以上长度的非编码 RNA,可直接或间接靶向作用于 mRNA,从而对基因表达进行转录后调控。lncRNA 的表达和改变也与肿瘤发生、发展及肿瘤免疫反应等密切相关。目前,已有许多 lncRNA 被报道应用于肿瘤诊断,包括 lncRNA X91348、FOXD2-AS1、ST8SIA6-AS1、Linc00152、SCARNA10、CASC9、BCYRN1 和 NEAT 等。但是,仍需与其他 ctRNA 或者传统蛋白标志物联合使用,以期达到更好的临床效能。

(3) circRNA:circRNA 是近年来人类发现的一类新兴非编码 RNA,呈封闭环状结构,不具有 5′端帽子和 3′端 poly(A)尾。circRNA 在多种恶性肿瘤的起始、发生、发展、转移及复发过程中起关键作用。包括 circ_104075、circ_0001445、circ_000224、circ_SMARCA5、circ_FOXP1、circ_0027089、circ_0005397 和 circ_0001821 在内的多种 circRNA 均被报道对于肿瘤诊断及预后评估具有较好的作用。

4. 细胞外囊泡和外泌体　细胞外囊泡(EV)是细胞在各种生理病理条件下释放的

膜状颗粒,可作为细胞间信息传递的载体,主要包括 10~100 nm 的外泌体(exosome)和 100~1 000 nm 的微囊泡。EV 中同时包裹了稳定存在的大片段 DNA、RNA 和蛋白质,能获得肿瘤来源的定性、定量信息。目前最常见的检测靶标是外泌体 miRNA。此外,随着质谱技术的逐渐应用,外泌体蛋白检测也逐渐成为一种可靠的外泌体检测靶标。2019 年 FDA 批准了外泌体液体活检产品 ExoDx Prostate IntelliScore(EPI),可通过检测尿液中外泌体 RNA 的 3 个基因指标,得出前列腺癌危险程度相关评分,可辅助医师对被检者是否患有前列腺癌进行判断。

5. 融合基因

(1) *ALK* 融合基因:间变性淋巴瘤激酶(anaplastic lymphoma kinase,ALK)基因定位于 2 号染色体的短臂上,在多种肿瘤中发现有 *ALK* 基因突变,常见为基因融合。如间变性大细胞淋巴瘤(ALCL)中普遍存在的 *NPM-ALK* 融合;NSCLC 中常出现的 *ALK-EML4* 融合;炎性肌纤维母细胞瘤(inflammatory myofibroblastic tumor,IMT)的 *TPM3-ALK*、*TPM4-ALK* 融合等。

(2) *RAS* 融合基因:RAS 家族包含 3 个人类基因 *HRAS*、*NRAS* 和 *KRAS*,分别定位在 11、12 和 1 号染色体上。其中 *KRAS* 影响最大,融合突变时,可使细胞内信号转导紊乱,导致细胞持续生长而癌变。

6. MRD 相关标志物　　MRD,意为"minimal residual disease"(微小残留病灶)或"measurable residual disease"(可测量残留病灶)或"molecular residue disease"(分子残留病灶),主要指在治疗后体内持续存在的低于常规检测限的残留肿瘤细胞或者相关分子标志物。研究表明,肿瘤治疗后仍存在于患者体内,但影像学方法无法检出的残留肿瘤细胞或者微小病灶,属于肿瘤进展的隐匿阶段。残留的癌细胞数量可能很少,暂时不会引起任何体征或症状,但它们可能导致未来肿瘤的进展或复发转移。通过比影像学更灵敏的手段[流式细胞术(FCM)或 NGS 测序]可检测到的肿瘤细胞/肿瘤细胞来源的分子异常,代表着实体瘤的持续存在和临床进展可能。

二、肿瘤标志物的检测

(一) 血清学水平

1. 免疫酶标技术　　是将抗原抗体特异性反应和酶的高效催化作用相结合的免疫学技术,分为酶免疫组织化学技术和酶免疫测定技术。固相酶免疫测定全名为酶联免疫吸附试验(enzyme linked immunosorbent assay,ELISA),主要用于测定液体标本中的微量物质。酶免疫测定具有高度的特异性和敏感性,试剂稳定,无放射性危害。

2. 发光免疫技术　　该技术可分为两大类。一是用发光物质标记抗原或抗体的发光免疫分析法;二是用于判断细胞免疫和体液免疫功能的细胞化学发光。常见的发光体系有生物发光、电化学发光和化学发光,尤以后两者最为常见。该技术结合了发光检测的高灵敏度和免疫分析的高特异度,目前已广泛应用于蛋白质类、激素类等检测。

3. 免疫荧光技术　　利用荧光素标记的抗体,使之与涂片或组织切片标本中的抗原呈特异性结合,用一个高发光效率的点光源,经过滤色板发出的紫外光,激发与标本结合的荧光素使受检物产生荧光,借荧光显微镜观察。本法既有免疫学的特异度和灵敏度,又有显微镜精确性和直观性的优点,缺点是荧光容易消失,且有非特异性荧光的干扰。近年来发展起来的还有时间分辨荧光免疫测定和均相荧光免疫测定等。

4. 放射免疫技术 以放射性核素作为标记物,具有高灵敏度、高特异度的超微量分析方法,缺点是放射性核素标记物半衰期短、实验室需特殊防护和污物处理措施。该法一般分为三类,最经典的是以放射性核素标记的抗原和受检标本中的抗原与抗体竞争结合的放射免疫测定(radioimmunoassay,RIA)。其次是免疫放射分析(immunoradiometric assay,IRMA)和固相放射免疫测定(solid-phase radioimmunoassay)。

(二) 组织学水平

1. 免疫组织化学法 应用免疫学原理,通过特异的抗原抗体反应,在组织原位显示抗原成分,主要用于基因-蛋白质水平表达的研究。显示物有酶、荧光素及胶体金。

2. 原位分子杂交 是固相杂交的另一种形式,杂交中的一种 DNA 处在未经抽提的染色体上,并在原来位置上被变性成单链,再和探针进行分子杂交。在原位杂交中使用的探针必须用比活度(specific activity)高的同位素标记。杂交的结果可用放射自显影来显示,出现银粒的地方就是与探针互补的顺序所在的位置。

(三) 细胞学水平

FCM 是对细胞核细胞器的结构和某些功能进行定量检测,并利用细胞表面特异性标志对特定细胞亚群进行分析和分选的先进技术方法。结合后期发展的微量样本多重蛋白定量技术(cytometric bead array,CBA)技术,FCM 还可以检测肿瘤患者各种体液中的肿瘤标志物。FCM 检测白血病和淋巴瘤标志物(CD 系列)可用于肿瘤诊断和鉴别诊断;FCM 通过对肿瘤细胞 DNA 倍体分类,可探讨肿瘤细胞生物学特性;FCM 对肿瘤细胞的细胞周期、增殖活性、细胞凋亡水平和细胞分化情况分析,可探讨肿瘤细胞动力学标志的特征;FCM 对肿瘤细胞各种基因如癌基因中的 *Ras* 基因族等,抑癌基因 *p53* 等,与肿瘤转移相关的基因 *CD44S* 等,细胞凋亡相关基因 *caspases-3* 等,以及肿瘤相关抗原细胞角蛋白(cytokeratin,CK)等的检测和分析,可探讨肿瘤细胞基因表达特征;免疫细胞与肿瘤细胞免疫检查点 PD-1、PD-L1 表达水平,可了解免疫逃逸情况,指导临床免疫靶向治疗。

(四) 分子生物学水平

1. 实时荧光定量聚合酶链反应(real-time fluorescence quantitative PCR)技术 是一种极为简单、灵敏、高效、特异和快速地在体外扩增 DNA 的技术。除了临床常规病毒核酸、基因甲基化检测外,目前检测的主要标记基因还有 CK19 mRNA,用于上皮性恶性肿瘤;N-myc mRNA,用于神经母细胞瘤;CEA mRNA,用于结直肠癌、胃癌、胰腺癌、乳腺癌等 CEA 分泌性肿瘤;AFP mRNA,用于肝细胞癌微转移的检测。

2. 数字 PCR(digital PCR,dPCR)技术 是一种核酸分子绝对定量技术。它通过将反应体系离散化,使得每个靶标分子在一个单元内独立扩增,降低了背景信号干扰,实现了单个靶标分子的高灵敏度绝对定量。数字 PCR 技术的出现有望满足低拷贝数新型肿瘤核酸标志物检测的需求。

3. 荧光原位杂交(FISH)技术 是利用荧光标记的特异核酸探针与细胞内相应的

靶 DNA 分子或 RNA 分子杂交,通过在荧光显微镜或共聚焦激光扫描仪下观察荧光信号,来确定与特异探针杂交后被染色的细胞或细胞器的形态和分布,或者是结合了荧光探针的 DNA 区域或 RNA 分子在染色体或其他细胞器中的定位。利用 FISH 技术可以准确检测 HER2 状态,用于判断患者是否适用抗 HER2 靶向治疗。

4. 基因芯片(genechip)　又称生物芯片,是基于杂交测序方法,通过一组已知序列的核酸探针杂交进行核酸序列测定。利用该项技术结合显微切割,可用于分析乳腺癌不同部位肿瘤细胞之间基因表达差异。

5. 测序技术

(1) 一代测序技术:又称 Sanger 法测序或双脱氧末端终止法测序,利用双脱氧核苷酸会终止 PCR 的原理,用于 DNA 序列分析。在肿瘤突变基因的检测和肿瘤个体化治疗中,明确致病基因位点,检测单基因遗传病。此外,可用于微生物和真菌分类学鉴定、HLA 分型、病毒分型等。

(2) 二代测序技术:二代测序(next generation sequencing,NGS)又称大规模平行测序、下一代测序等,能够同时对上百万甚至数十亿个 DNA 分子进行测序,实现了大规模、高通量测序的目标。目前在临床肿瘤实践中,NGS 主要应用于驱动基因测序,发现未知基因变异。在疾病初诊时用于分子靶点分析,在治疗疾病进程中用于监测及针对耐药分子机制,是肿瘤精准诊疗的重要环节。

(3) 三代测序技术:三代测序克服了二代测序读长短的问题,以纳米孔测序技术(nanopore sequencing)为代表,通过人工合成的一种膜上布满经改造的穿膜孔跨膜通道蛋白(Reader 蛋白,直径为 $1\sim3\,nm$ 的纳米孔)的多聚合物膜(生物膜,具有非常高的电阻)浸在离子溶液中,以单分子 DNA(RNA)通过生物纳米孔的电流变化推测碱基组成而进行测序的高通量检测技术。已有研究表明,纳米孔测序可准确检测内源性 CpG 甲基化,也能够对染色质可及性位点进行外源标记;此外,一种利用基于纳米孔的 DNA 计算技术检测 miRNA 表达模式的方法也被开发。这将为癌症等疾病的检测和治疗提供新的理论依据。

6. 质谱技术　质谱(mass spectrum,MS)通过电离样本中各组分电离,生成不同荷质比的离子,经电场作用形成离子束进入质量分析器,不同质荷比的离子聚焦在不同的点上,得到质谱图,从而确定其质量,进而进行组分的定性分析,谱峰强度与化合物含量有关,据此进行定量分析。质谱分为多种类型,包括气相色谱 - 质谱联用仪(gas chromatography-MS,GC-MS)、液相色谱 - 串联质谱联用技术(liquid chromatograph-MS/MS,LC-MS/MS)、串联质谱(MS-MS)、基质辅助激光解析电离飞行时间质谱(matrix-assisted laser desorption/ionization time-of-flight MS,MALDI-TOF MS)等。可获得蛋白质组表达谱、蛋白质翻译后修饰、定量差异蛋白表达谱及蛋白质相互作用信息,应用于蛋白标志物发现、功能蛋白和多肽的挖掘、信号通路和分子机制研究等。核酸质谱技术以 MALDI-TOF MS 作为基础,涵盖了 PCR 技术的灵敏度、芯片技术的高通量和质谱技术的高精确度特点,应用于单核苷酸多态性、基因融合、DNA 甲基化及高通量检测,可对患者的基因突变状态进行快速检测。

三、肿瘤相关临床检验

1. 隐血试验　粪便隐血试验对消化道出血的诊断有重要价值,现常作为消化道恶性肿瘤早期诊断的一个筛选指标,也可作为良、恶性出血的一种鉴别。阳性还见于肠结核、溃疡性结肠炎、结肠息肉、钩虫病、肾出血热综合征等。

2. 红细胞沉降率(血沉)　血沉加快对发展速度较快的恶性肿瘤具有提示价值。术后或放、化疗有效时,血沉可减慢;肿瘤复发或出现转移时,血沉可再加快。血沉还可用于良、恶性肿瘤的鉴别诊断。

3. 骨髓细胞学检查　骨髓是人体重要的造血器官,各种血液疾病会导致血细胞量和质的改变,骨髓检查可确诊白血病和多发性骨髓瘤及其细胞类型。结合细胞分化程度,可在初诊时确定白血病属于急性还是慢性。

4. 细胞因子测定　细胞因子种类繁多,但仅少数在临床应用,主要有白细胞介素(IL)和肿瘤坏死因子(TNF)。IL-2 是 IL 中具有重要生物活性的细胞因子,对机体的免疫反应、炎症反应有重要作用,在肿瘤治疗中被广泛应用。TNF 是免疫调节系统中的重要组成部分,在免疫识别、补体效应及整个免疫反应的基因调节中起重要作用,不仅对肿瘤细胞具有细胞毒性和生长抑制作用,而且能够诱导 IL-1、IL-6、IL-8、IFN-γ 的产生。TNF 检测主要用于抗感染,对观察肿瘤和白血病治疗效果也有一定的参考价值。IFN 是最早用于临床的生物制品,临床应用最多的是抗肿瘤和抗感染治疗。

(胡夕春　李海明　顾雅佳　常　才　周世崇　黄雅芳　宋少莉　刘建强　卢仁泉　郭　林)

推荐阅读

[1] 樊代明. 整合肿瘤学[M]. 北京:科学出版社,2021.

[2] 任卫东,常才. 超声诊断学[M]. 3 版. 北京:人民卫生出版社,2013.

[3] 曹雪涛. 医学免疫学[M]. 7 版. 北京:人民卫生出版社,2018.

[4] MB AMIN, SB EDGE, FL GREENE, et al. AJCC cancer staging manual [M]. 8th ed. New York: Springer, 2017.

参考文献

[1] 曾天翼,宋少莉,吕力琅. 一体化 PET/MR 技术的发展及临床应用[J]. 肿瘤影像学,2019,28(04):276 - 282.

[2] BROSKI S M, YOUNG J R, KENDI A T, et al. Skeletal metastasis evaluation: value and impact of PET/computed tomography on diagnosis, management and prognosis [J]. PET Clin, 2019,14(1):103 - 120.

[3] EAST J E, VLEUGELS J L, ROELANDT P, et al. Advanced endoscopic imaging: European Society of Gastrointestinal Endoscopy (ESGE) technology review [J]. Endoscopy, 2016,48(11):1029 - 1045.

［4］ EL-GALALY T C, GORMSEN L C, HUTCHINGS M. PET/CT for staging: past, present, and future ［J］. Semin Nucl Med, 2018,48(1):4-16.

［5］ ENGBERSEN M P, VAN DRIEL W, LAMBREGTS D, et al. The role of CT, PET-CT, and MRI in ovarian cancer ［J］. Br J Radiol, 2021, 94 (1125):20210117.

［6］ FAROLFI A, CALDERONI L, MATTANA F, et al. Current and emerging clinical applications of PSMA PET diagnostic imaging for prostate cancer ［J］. J Nucl Med, 2021,62(5):596-604.

［7］ FINK J R, MUZI M, PECK M, et al. Multimodality brain tumor imaging: MR imaging, PET, and PET/MR imaging ［J］. J Nucl Med, 2015,6(10):1554-1561.

［8］ FORTUNATI E, ARGALIA G, ZANONI L, et al. New PET radiotracers for the imaging of neuroendocrine neoplasms ［J］. Curr Treat Options Oncol, 2022, 23(5):703-720.

［9］ JIN Z, DU Y, LI Z, et al. Endoscopic ultrasonography-guided interstitial implantation of iodine 125-seeds combined with chemotherapy in the treatment of unresectable pancreatic carcinoma: a prospective pilot study ［J］. Endoscopy, 2008,40(4):314-320.

［10］ LLOP J, LAMMERS T. Nanoparticles for cancer diagnosis, radionuclide therapy and theranostics ［J］. ACS Nano, 2021,15(11):16974-16981.

［11］ MING Y, WU N, QIAN T, et al. Progress and future trends in PET/CT and PET/MRI molecular imaging approaches for breast cancer ［J］. Front Oncol, 2020,10:1301.

［12］ OWENS C, HINDOCHA S, LEE R, et al. The lung cancers: staging and response, CT, ^{18}F-FDG PET/CT, MRI, DWI: review and new perspectives ［J］. Br J Radiol, 2023,96(1148):20220339.

［13］ PIMENTEL-NUNES P, LIBANIO D, BASTIAANSEN B A J, et al. Endoscopic submucosal dissection for superficial gastrointestinal lesions: European Society of Gastrointestinal Endoscopy (ESGE) Guideline-Update 2022 ［J］. Endoscopy, 2022,54(6):591-622.

［14］ PU Y, WANG C, ZHAO S, et al. The clinical application of ^{18}F-FDG PET/CT in pancreatic cancer: a narrative review ［J］. Transl Cancer Res, 2021,10(7):3560-3575.

［15］ ULANER G A. 16α-^{18}F-fluoro-17β-Fluoroestradiol (FES): clinical applications for patients with breast cancer ［J］. Semin Nucl Med, 2022,52(5):574-583.

［16］ VAN WANROOIJ R L J, BRONSWIJK M, KUNDA R, et al. Therapeutic endoscopic ultrasound: European Society of Gastrointestinal Endoscopy (ESGE) technical review [J]. Endoscopy，2022,54(3):310-332.

[17] VAZ S C，OLIVEIRA F，HERRMANN K，et al. Nuclear medicine and molecular imaging advances in the 21st century [J]. Br J Radiol，2020,93 (1110):20200095.

[18] WANG K，ZHU J，XING L，et al. Assessment of efficacy and safety of EUS-guided biliary drainage: a systematic review [J]. Gastrointest Endosc，2016,83 (6):1218-1227.

[19] WEBER W. CLINICAL PET/MR [J]. Recent Results Cancer Res，2020,216: 747-764.

[20] WONG W L. PET-CT for staging and detection of recurrence of head and neck cancer [J]. Semin Nucl Med，2021,51(1):13-25.

[21] XIE C，VARDHANABHUTI V. PET/CT: nasopharyngeal cancers [J]. PET Clin，2022,17(2):285-296.

[22] YAO K，TAKAKI Y，MATSUI T，et al. Clinical application of magnification endoscopy and narrow-band imaging in the upper gastrointestinal tract: new imaging techniques for detecting and characterizing gastrointestinal neoplasia [J]. Gastrointest Endosc Clin N Am，2008,18(3):415-433.

[23] ZANONI L，BEZZI D，NANNI C，et al. PET/CT in non-Hodgkin lymphoma: an update [J]. Semin Nucl Med，2023,53(3):320-351.

第八章 肿瘤外科治疗

第一节 概 述

一、肿瘤外科的定义

肿瘤外科是外科学的独立分支,是专门处理包括胃肠道、呼吸道、泌尿生殖系统、内分泌系统及间质来源的多种实体肿瘤及其他恶性肿瘤的学科,约60%的实体肿瘤均需外科治疗。肿瘤外科医师除需对癌症的诊治全面了解外,还应掌握每个脏器的外科手术技巧,并掌握包括放疗、化疗和生物治疗在内的其他肿瘤治疗方法的基本内容。除此之外,还需了解肿瘤的预防、诊断、康复及随访,并积极参与国内外各类临床试验研究。

二、肿瘤外科的发展历史

随着外科学的发展,肿瘤治疗的技术也得以发展进步,目前肿瘤外科已在外科领域独树一帜,成为不可缺少的专业之一。追溯肿瘤外科的发展史,是前人不断总结治疗经验的过程。19世纪中后叶,外科医师已经开始对胃癌、喉癌、甲状腺癌等癌种进行手术治疗,但尚未形成肿瘤手术的规范及概念。1890年,美国的霍尔斯特德(Halsted)创立了乳腺癌根治术,这是肿瘤外科历史上的重要里程碑,它确立了肿瘤外科的基本手术原则,即将肿瘤连同周围软组织整块切除,并进行区域淋巴结清扫。1906年,奥地利沃特海姆(Wertheim)实施了首例宫颈癌根治术;1908年,迈尔斯(Miles)提出直肠癌腹会阴根治术;1935年,惠普尔(Whipple)建立了胰腺癌根治术。这些标志性手术方式的建立不断推动着肿瘤外科学的发展,至20世纪50年代,肿瘤外科手术基本成形,并在世界各地得以开展。

无论国内外,肿瘤外科均是从外科学发展而来的。随着麻醉、输血等技术手段及抗生素使用技术的不断成熟,我国的外科学也获得了快速发展。20世纪40年代后期,沈克非、黄家驷、吴阶平、方先之、裘法祖等著名的外科专家已经开始施行肿瘤治疗手术。例如,吴英恺于1940年在北平协和医院成功进行我国首例食管癌切除胸内食管胃吻合术;张纪正于1941年在天津成功进行我国第一例肺癌全肺切除术。此后,推动我国肿瘤外科专业发展的重要先驱人物是金显宅和李月云两位教授,他们在美国纪念斯隆-凯特琳癌症中心(Memorial Sloan-Kettering Cancer Center,MSKCC)学成回国后,将国外先进的肿瘤外科理念引入中国。金显宅于1941年在天津完成了国内首例"舌癌根治性联合切除术"，并在国内首先推广乳腺癌及头颈部肿瘤的临床诊断、病理诊断与手术治疗。李月云于 1946 年回到上海后，在当时的上海中山医院建立肿瘤外科，开展乳腺癌及盆腔肿瘤手术，后又创立了上海第一医学院附属肿瘤医院，下分头颈部、胸部及腹部肿瘤外科，积极开展甲状腺癌、乳腺癌和直肠癌的扩大根治手术。这两位教授为我国肿瘤外科学的发展做出了突出贡献，被认为是我国肿瘤外科的奠基人。

经过近 80 年的不断推广及普及，肿瘤外科不但从人员及规模上得以发展，治疗手段也从单纯的外科扩大手术演变为改良及规范性手术，并结合综合治疗不断提高患者的生存率及生存质量。因此，在以往根治术的基础上，近代肿瘤外科的治疗新理念是，最大限度切除肿瘤，尽最大努力保护机体及器官功能，达到提高生存率及生存质量的目的。

三、肿瘤外科医师的责任与义务

肿瘤外科医师除需具有普通外科学及肿瘤学的专业知识及技术外，还应具备以下能力。

（1）全面了解影像学、病理学诊断的基本内容及各种诊断新方法。

（2）明确外科治疗的指征及适应证，掌握各种外科手术类型的利弊及选择。

（3）了解及制定肿瘤的整体治疗方案，进一步提供化疗、放疗、免疫及内分泌治疗的各种辅助治疗方案。

（4）坚持及完善随诊计划，建立完整的病历资料，注重近年所提倡的"循证医学"的应用。

（5）参与肿瘤的预防工作，包括肿瘤的流行病学统计、防癌知识科普宣传等。

（6）积极投身肿瘤学基础研究，包括分子生物学、免疫学、基因治疗等相关研究领域，并将新知识合理应用至临床实践中。

▎第二节　肿瘤外科的特点

一、与组织病理学密切结合

肿瘤外科与组织病理学的密切结合体现在以下 3 个方面：①在制定肿瘤治疗计划前，要依据患者病史、体格检查、影像学、内镜及病理学检查结果做出诊断，其中以组织病理学检查最为重要，是肿瘤诊断的"金标准"；②在手术中，有时需要依靠术中冷冻病理切片来判断肿瘤的良、恶性，从而决定手术种类及切除范围，这是肿瘤外科不同于一般外科的一大特点；③在切除肿瘤后，往往还需要根据切除标本的石蜡组织切片最终确定肿瘤的性质、侵袭范围并检查手术切缘，从而为后续治疗提供重要依据。

组织病理学在肿瘤诊断中有着重要地位，但一些肿瘤的诊断也不能仅仅依赖组织病理学，还需要结合分子病理及其他检测信息。例如，有些软组织肉瘤常难以分类，并难以与恶性黑色素瘤及其他肉瘤鉴别。目前，多通过免疫组织化学检测的结果判断组织来源,帮助临床医师做出正确诊断。此外,肉瘤的诊断还依赖分子遗传学技术,比如滑膜肉瘤在遗传学上具有特异性的 t(X;18)(p11;q11)染色体易位,并产生 *SYT-SSX* 融合基因。因此,临床医师要时刻了解病理学科的发展,与病理科医师密切配合,在诊断时如有疑问,可从临床角度提出自己的疑问并与病理科医师共同讨论,只有这样才能实现肿瘤疾病的准确诊断。

二、肿瘤外科的"无瘤原则"

肿瘤外科必须遵循"无瘤操作"的原则,防止医源性播散。无瘤操作可视为肿瘤外科的精髓,也是最重要的原则,不恰当的手术操作可导致癌细胞的医源性播散,造成局部复发或远处转移。严格遵循"无瘤操作"的原则,包括以下 11 个要点。

(1) 术前检查要轻柔,防止粗暴检查,减少检查次数,如肢体肿瘤需要尽量减少肢体的活动及过度触摸,防止肿瘤播散。

(2) 肿瘤活检术与根治术间隔时间越短越好,在有条件的单位能一次性完成活检与治疗则更为理想,应积极提倡术中快速冷冻病理检查。

(3) 恶性肿瘤手术尽量减少局部麻醉,因为局麻后可造成局部组织水肿,影响解剖层次。另外,局麻可使局部组织压力增高,增加肿瘤细胞播散的风险。此外,除抗癌药物外,不应向肿瘤内注射其他药物。

(4) 手术探查的顺序应由远及近,注意动作轻柔。例如,腹腔内肿瘤的探查需要从远处器官开始,按照由远及近的顺序,最后探查肿瘤及转移灶,要防止挤压肿瘤病灶。

(5) "不暴露、不接触"的隔离技术。创面及切缘应用纱布垫保护,对于伴有溃疡已破溃的及侵犯胃肠道浆膜者,术中应用纱布或无菌薄膜覆盖,或经生物胶喷洒覆盖,肠道肿瘤离断后的远、近两端肠管应用橡胶套或手套予以包裹,以减少术中肿瘤细胞的脱落、种植。

(6) 手术时应多采用锐性分离,少用钝性分离。锐性分离解剖较为清楚,特别是用电刀可使小的淋巴管或血管封闭,减少癌细胞进入脉管的机会,同时具有杀灭癌细胞的功能。而钝性分离则容易引起肿瘤的播散,切除的彻底性也差。

(7) 处理血管时应尽量先结扎静脉,再结扎动脉,这样可以减少术中瘤细胞进入血液循环的概率,减少肿瘤血行转移的机会。

(8) 手术操作也应从肿瘤周围的正常组织向中央区解剖,切忌切入肿瘤内部。淋巴结的清扫也应由远及近,这样可以减少因术中挤压而导致肿瘤细胞沿淋巴管向更远的淋巴结转移,并且尽量做到肿瘤和淋巴结整块切除。

(9) 切除范围要充分,可适当切除病变周围一定范围的正常组织,如软组织肉瘤应在正常组织中进行切除,而不应将肿瘤剔除。

(10) 肿瘤标本切除离体后,应更换手套及器械,创面或体腔内须用大量无菌盐水冲洗,也可用氮芥、顺铂或碘伏水冲洗,以减少创面或体腔肿瘤细胞残存的可能。

(11) 肿瘤手术后,创面或体腔内搁置引流管引流也能减少肿瘤细胞种植或复发的机会。

以上是肿瘤外科"无瘤操作"的基本要点。临床医师若要做到严格遵守"无瘤操作",需要接受长期的临床培养并亲身实践。

三、肿瘤外科与肿瘤多学科综合治疗

近年来,人们逐渐认识到肿瘤是一类以"局部肿块病变"为主的"全身性"疾病,手术切除局部肿块仍然是实体肿瘤的主要治疗手段,而放疗、化疗、内分泌治疗、分子靶向治疗和中医中药治疗则是治疗肿瘤重要的辅助手段。肿瘤综合治疗的概念就是根据患者的身体状况、肿瘤的病理类型及侵犯范围,将外科治疗与其他辅助治疗手段进行有效结合,以提高治疗效果。

肿瘤的辅助治疗方式可以根据其与外科手术治疗联合方式分为术前新辅助治疗及术后辅助治疗。新辅助治疗即在根治性手术前进行的抗肿瘤治疗,可以采用各种治疗手段,包括化疗、放疗、内分泌治疗、靶向治疗和免疫治疗等。通过新辅助治疗,可以使肿瘤缩小,有时甚至可以达到显微镜下肿瘤完全消失的效果。新辅助治疗在缩小及控制病变的基础上,达到提高根治性手术切除率的效果,使某些不能手术切除的病例变得可以切除,同时有利于最大限度地保留正常组织。NSABP B-18 研究证实新辅助化疗使 80% 的乳腺癌患者肿瘤缩小,36% 的患者达到临床完全缓解,进而使肿瘤切除率提高了 12%。尤其是对于 >5.1 cm 的肿瘤,新辅助化疗大大提高了可手术率。同时,在淋巴结阳性的患者中,32% 的患者可以达到淋巴结病理完全缓解,增加了患者豁免腋窝淋巴结清扫的机会。伊马替尼是世界上第一个成功应用于临床的靶向治疗药物,目前也用于潜在的可切除的胃肠道间质瘤患者的新辅助治疗。前瞻性 II 期临床试验证实术前服用 2~6 个月的伊马替尼可以使肿瘤体积缩小,提高 R_0 切除率,缩小切除范围,还可使部分患者获得腹腔镜微创手术的机会。放疗也是新辅助治疗中的重要手段,新辅助放疗广泛用于直肠癌的治疗。21 世纪初,德国的 CAO/ARO/AIO-94 研究首次报道了长程放疗联合同步氟尿嘧啶化疗后进行直肠全系膜切除术,可以显著降低肿瘤分期、改善局部控制率,并且增加患者保肛的可能性。随后的 EORTC 22921 研究和 FFCD 9203 研究进一步验证了该新辅助治疗模式的有效性,使术前同步放化疗成为中低位局部晚期直肠癌的标准治疗策略。

术后辅助治疗是在手术后给予的治疗,目的是进一步巩固增强手术的治疗效果,尽可能消灭体内残留的微小癌细胞灶,降低肿瘤的复发转移率。以结肠癌为例,对于具有高危因素的结肠癌患者常采取术后辅助化疗,MOSAIC 研究证明奥沙利铂联合 5-氟尿嘧啶和亚叶酸钙(FOLFOX)的化疗方案可以显著延长患者的无病生存期(disease-free survival, DFS),而 XELOXA 研究也证实了奥沙利铂联合卡培他滨(XELOX)方案在 III 期结肠癌患者辅助治疗中的疗效,以 FOLFOX6 和 XELOX 为基础的化疗方案也因此成为目前 III 期结肠癌患者术后的标准治疗策略。术后放疗也是常用的辅助治疗手段,典型例子是乳腺癌保乳根治术后的辅助放疗。NSABP B-06 研究经过长达 20 年的随访,证实接受保乳手术联合全乳放疗患者的预后与全乳房切除组患者差异无统计学意义,同时术后放疗显著降低了保乳术后的肿瘤复发。这一研究结果证实了保乳手术的安全性及

可行性,也肯定了术后放疗的必要性。早期乳腺癌临床试验协作组的一项荟萃分析也证明,术后放疗将保乳手术后 10 年的任意复发风险从 35.0% 降至 19.3%,将术后 15 年的乳腺癌相关死亡率从 25.2% 降至 21.4%。随着靶向治疗的不断发展,也有越来越多的靶向药物逐渐用于肿瘤的辅助治疗。ADJUVANT 临床研究首次比较了靶向 EGFR 药物吉非替尼和化疗在 EGFR 突变及 Ⅱ～ⅢA 期 NSCLC 患者辅助治疗中的疗效,证明吉非替尼相较于化疗将患者的中位 DFS 延长了约 10 个月。2020 年,ADAURA 研究最新数据公布,证明了第三代 EGFR-TKI 奥希替尼对比安慰剂显著延长了中位 DFS,降低了 80% 的疾病复发或死亡风险,且 IB 期患者同样能够获益。这一结果也使奥希替尼成为首个获批用于早期 EGFR 突变阳性的 NSCLC 切除术后辅助治疗的靶向药物。

总而言之,外科手术是肿瘤综合治疗的核心环节,而放疗和化疗则发挥着重要的辅助治疗作用。为保证患者的综合治疗方式选择,应进行包括各科医师的治疗前讨论及会诊,充分发挥各专科的优势,特别是软组织肿瘤、肺癌、胰腺癌、胃癌、肠癌、乳腺癌、复发性肿瘤更应力争做到此点。目前,国内外均提倡 MDT 的作用,尤其是对于复杂的病例,经过多学科综合治疗的讨论可以避免很多弯路,采用正确的治疗方案,进而提高患者的生存率及生存质量。

四、肿瘤外科与肿瘤诊疗指南及个体化治疗

规范化和个体化是肿瘤外科发展的重要趋势。随着肿瘤综合治疗理念的不断发展和深化,肿瘤疾病的治疗不单单再仅有外科治疗一种选择,如何在外科治疗与其他治疗手段之间进行选择或组合成为临床医师面临的新难题,有时可能会出现各学科"各自为政"的局面,如食管中段癌的患者如果至外科就诊,可能被要求手术,如至放疗科就诊,则可能被要求优先放疗。这种困境使得肿瘤治疗的各学科意识到循证医学和规范治疗的重要性,因此许多学术团体开始根据临床资料、临床试验结果结合临床经验,编写指南供各科医师参考。目前最流行的是 NCCN 指南及 ESMO 指南,代表了当今国际潮流的两大流派,每年都会由专家委员会成员对这两项指南进行更新及修改。肿瘤诊疗指南的出现和推广极大地促进了肿瘤诊疗的规范化,使患者获益更多。例如,根据胃癌的诊疗指南,在术前经 CT、超声内镜等检查后,认为是 T_2 以上肿瘤就可考虑术前化疗,这改变了以往即使有淋巴结广泛转移,也要提倡手术切除为主导的治疗方式,通过术前化疗,待肿瘤缩小,肿瘤淋巴结消退后再行手术,术后再继续化疗,这样的治疗模式可提高患者 10%～20% 的生存率。基于循证医学的肿瘤诊疗指南被越来越多的外科医师所认可,使肿瘤外科治疗水平在原有基础上有所提高。

肿瘤诊疗指南对规范肿瘤诊断和治疗的确发挥了重要作用,但在临床工作中,有些患者具有特殊性,并不一定适合完全按照指南进行治疗。比如胃癌出现轻微出血及梗阻,是先采用术前化疗,待病灶缩小后手术,还是先手术再化疗,一直是当代外科医师争论的焦点,至今也难以决定。实际上,要根据患者全身情况、局部状况、个人意愿、获益可能性等制定个体化治疗方案,即使术前化疗,也需进行个体化设计,这需要多学科团队的讨论,充分发表意见后决定。个体化治疗是肿瘤治疗的最高境界,也是我们的努力方向。

第三节　肿瘤外科的手术分类及应用

根据手术目的及患者疾病特点的不同,肿瘤外科的手术主要可分为以下几类。

一、诊断性手术

诊断性手术主要指以获得病理诊断所需组织样本为目的的手术。合理的诊断性手术可以避免不必要的弯路。对肿大淋巴结进行活检时,多主张将整个淋巴结完整切除。对于小的肿瘤,不必先取活检,后行治疗,往往活检及手术均一期完成,只有在肿瘤较大及风险性较高的情况下,可以行切取活检明确病理性质。在切取活检时,要获取足够的标本,一般至少需要 1 cm×1 cm 大小,同时避免造成机械性损伤。活检需在病变和正常组织交界处取材,以便病理学家能够观察到从正常过渡到异常的变化过程。黑色素瘤的活检更要慎重,因活检过程易造成其播散,故应做切除活检。

二、原发肿瘤切除与根治性手术

原发肿瘤根治性手术的原则是将原发肿瘤广泛或彻底切除,同时连同周围区域淋巴结做整块切除。19 世纪末霍尔斯特德(Halsted)创建的乳腺癌根治术是将原发灶,即全乳腺和胸大(小)肌,连同腋窝淋巴结和脂肪组织做整块切除。这种根治性手术的原则同样适用于胃、肠、食管癌根治术等。无远处转移的原发肿瘤理论上均可行根治术。

原发肿瘤根治性手术的切除范围应根据病变的大小、受累的部位、肿瘤的生物学特性及病理类型确定。有时肿瘤侵及邻近脏器,常需行联合脏器切除。如胃癌累及的肝左叶、胰、脾等脏器可一并切除。腹膜后软组织肉瘤累及的肾脏、结肠等也需联合切除。施行此手术的疗效明显高于勉强剥离肿瘤组织。恶性黑色素瘤则应根据病变的大小及深度决定手术切除范围、区域淋巴结的治疗策略及后续植皮方案。而对于如皮肤基底细胞癌的治疗,因其很少发生淋巴/血道转移,局部切除即可,不必行区域淋巴结清扫。根治性手术的目标虽然为"治愈",但 50% 以上的病例术后仍可能复发及发生转移。复发转移的时间除与外科手术的彻底性有关外,还与肿瘤生物学特性相关。一般认为,高度恶性的肿瘤,多易在术后 1～2 年内复发转移;而恶性程度较低、生长缓慢的癌肿,如甲状腺癌、乳腺癌的复发转移出现较晚,有时术后 10 年才发生复发或转移。因此临床多以患者的 5 年或 10 年生存率衡量根治性手术的治疗效果。对于临床医师而言,需要依据不同类型肿瘤的复发时间窗特点制定合理的随访计划。

三、淋巴结清扫与根治性手术

淋巴结清扫是根治性手术的重要方面,同时也是肿瘤外科手术的重要手段。除对放疗敏感的肿瘤,如鼻咽癌、精原细胞瘤等可用放射治疗淋巴引流区外,其余大部分肿瘤均须行淋巴结清扫术。淋巴结清扫在肿瘤诊治中的作用包括:①通过清除远处转移的淋巴结,减少转移淋巴结残留而提高疗效;②根据淋巴结的病理检查结果,便于明确临床及病理分期,并决定日后是否需要进一步放疗或化疗。淋巴结清扫的范围依据解剖及淋巴结引流途径可分为第 1、2、3 站淋巴结清扫。如何选择不同范围的清扫,则需要根据不同癌肿的表现、分期和生物学特性决定。例如,胃癌需清扫至第 2、3 站淋巴结,而早期胃癌有时清扫至第 1 站即已足够;胃平滑肌肉瘤则清扫至第 2 站即足以达到治疗目的。

随着对淋巴结转移规律的深入认识,近年来提出了前哨淋巴结活检技术。通过此方法,可做到有的放矢地选择治疗。癌细胞随引流区的淋巴管首先引流到一个或少数特定区域的淋巴结,即前哨淋巴结,然后再经该淋巴结进入下一站淋巴结。如果这些淋巴结无转移,则该区域发生的肿瘤转移到其他淋巴结的可能性很小,理论上不必进一步扩大手术及清扫范围;若前哨淋巴结有转移,则其他淋巴结转移的危险性也很大,需扩大手术范围以准确了解区域淋巴结的转移情况并控制局部复发。近年来,还有通过放射免疫方法,术中使用 γ 射线探测仪检测有无淋巴转移,目前已在乳腺癌、胃癌、肠癌及恶性黑色素瘤的治疗中应用,此方法虽尚未完善,但是为今后规范淋巴结清扫范围奠定了基础。

四、保全组织和器官功能的肿瘤根治术

从 20 世纪 50 年代起,肿瘤外科单纯切除肿瘤器官,力求生存的观点逐渐开始发生转变,有学者提出在根治肿瘤的同时,尽量保存机体功能和外形。其中最显著的进展是乳腺癌的保乳手术,以往认为患乳腺癌必须切除整个乳房,但现在通过局部区域性切除加上放、化疗的治疗手段,实现了既保留乳房、又达到根治的目的。目前已有大量循证医学证据证实保乳手术联合全乳放疗的有效性与安全性,NSABP B-06 临床研究纳入 1851 例Ⅰ、Ⅱ期乳腺癌患者,并随机划分为全乳切除术、保乳手术与保乳手术联合全乳放疗组,经 20 年的随访,结果显示保乳手术联合放疗组与全乳切除患者具有相近的 DFS 和 OS。同期进行的 Milan Ⅰ 研究同样得出了保乳手术联合全乳放疗组患者与全乳切除患者 OS 无显著差异的结论。我国于 20 世纪 90 年代起开始尝试保乳治疗,据中国抗癌协会 2018 年统计数据显示,目前全国范围内保乳手术已占所有乳腺癌手术的 22%。

基于乳腺癌保乳手术成功的范例,其他器官脏器的保全功能手术也在不断发展。例如,肺癌的全肺切除改为肺叶或肺段切除术;肝癌的不规则肝切除代替了以往的规则性切除,更加适合中国肝硬化病例的肝代偿机能,其疗效也不低于肝规则性半肝切除术;直肠癌的保肛手术也逐渐增多,以往认为难以保肛的病例,经努力也可进行保留肛门的手术,而直肠肛管经腹会阴联合切除术的人工肛门术式逐渐减少;肾癌也可用肾部分切除代替全肾切除术;四肢软组织肉瘤及骨肉瘤通过动脉热灌注及某些新的治疗手段,结合手术及综合治疗,使得保肢手术成功率增加,5 年生存率也由截肢的 20% 上升至目前保肢的 65% 左右。以上治疗模式的变化均是新的手术观点及概念在不断实践和总结的基础上获得的成功。

五、姑息性手术

姑息性手术指当肿瘤范围较广、无法完整切除或已有转移而不能做根治性手术时，以减轻患者症状，缓解痛苦为目的的手术。某些消化道癌肿，不论转移是否存在，均主张姑息性切除，以利于减少肿瘤负荷，缓解梗阻及出血等近期危及生命的情况。复旦大学附属肿瘤医院对 34 例直肠癌肝转移的病例行姑息性切除后应用综合治疗，使其中 2 例患者的生存期达到 8 年以上。减积手术(debulking operation)是姑息性手术的常见方式，临床上卵巢癌、伯基特淋巴瘤、纤维瘤病等均适合进行减积手术，根据中国抗癌协会 2021 年颁布的指南，卵巢癌减积手术可分为两种：①初始肿瘤细胞减灭术(primary debulking surgery，PDS)，适用于临床拟诊断为中晚期(部分 Ⅱ 期、Ⅲ 期、Ⅳ 期)的卵巢恶性肿瘤患者；②中间性肿瘤细胞减灭术(internal debulking surgery，IDS)，适用于经新辅助化疗后病灶达到完全缓解、部分缓解的晚期患者。存在远处转移并非手术绝对禁忌证，尤其是原发灶已控制，转移灶为单个，而全身情况较好的病例，均可考虑转移灶切除，例如肺转移的病变，先期给予全身治疗后，观察一段时间可考虑手术。将肺单个病灶切除或多个病灶冷冻后，仍可维持患者长期生存。

姑息性手术对各种肿瘤的疗效不同，软组织肉瘤 3 年生存率约为 26%，睾丸癌 5 年生存率约为 31%，乳腺癌约为 20%；结肠癌肝转移经手术切除后，5 年生存率可达 25% 以上；接受初始肿瘤细胞减灭术的晚期卵巢癌患者无进展生存期优于接受新辅助化疗的晚期患者。可见，对某些癌肿而言，姑息性手术对提高生存率具有重要的意义。姑息性外科的适应证应掌握以下几点：①强调外科的安全性，不增加患者的新痛苦；②应在放、化疗能够实行的情况下应用；③解除患者影响生活质量的症状；④达到提高生存率的目的。

六、肿瘤外科微创治疗

微创外科是指通过微小创伤或微小入路，采用特殊工具完成对人体内病变的切除、修复或重建等外科操作，其特点是对患者的手术创伤小于传统的外科手术。肿瘤外科手术从广泛根治术逐渐进入微创外科时代，胸腔镜或腹腔镜手术从治疗良性疾病开始，现在已能有选择性地用于恶性肿瘤的治疗。既往认为微创手术不适合癌症治疗的观点已相对减弱。腹腔镜技术是微创外科发展最为成熟也是最核心的技术，在近 40 年得到了广泛、深入的发展，腹部外科中的胆囊切除术、胰十二指肠根治术、胃癌根治术、结直肠癌根治术等均可用腹腔镜完成。随着微创观念的深入，腹腔镜手术逐渐被越来越多的外科医师所青睐。2006 年 NCCN 发布的结肠癌临床实践指南已推荐腹腔镜技术用于结肠癌根治术。而在我国，目前已开展的腹腔镜外科手术多达几十种，病例数也已超过百万。国内一项多中心临床研究的结果提示，接受腹腔镜手术或开放式手术的局部进展期胃癌患者，其 3 年和 5 年生存率均无显著性差异。纳入 11 项随机对照临床试验结果的荟萃分析同样认为，采取腹腔镜手术或开放式手术的横结肠癌患者术后生存及术后并发症发生率无显著区别，但腹腔镜手术极大地减少了患者的住院时长。除腹腔镜外，肺癌的胸腔镜治疗也是微创外科治疗恶性肿瘤的范例之一,国内指南推荐ⅠA至ⅡB期的NSCLC患者可行微创技术(胸腔镜下)的解剖性肺叶切除与淋巴结清扫,而对于ⅢA、ⅢB期的可手术患者,则不推荐行胸腔镜下手术。复旦大学附属肿瘤医院胸外科的一项回顾性分析共纳入了1083名接受微创胸腔镜手术或胸腔镜下小叶切除术的早期肺癌患者,结果显示,胸腔镜下手术显著减少了患者的术后导管引流量、住院时长及术后并发症。

七、其他外科治疗新技术

肿瘤外科各种新生的治疗手段不断问世。例如,冷冻方法应用治疗恶性肿瘤已有近30年历史,利用超低温快速冷冻,使癌细胞遭受不可逆的破坏。冷冻外科常用于控制浅表肿瘤的出血、感染、坏死,而对深部的肿瘤如直肠癌、前列腺癌、膀胱癌、肺癌的治疗也已广泛应用于临床。复旦大学附属肿瘤医院曾用冷冻疗法治疗转移性肺癌,有些病例可存活5年以上。复旦大学附属中山医院用冷冻疗法治疗235例原发性肝癌,患者5年生存率可达39.8%。激光治疗具有能量密度高、定位准确等特点,经适当聚焦后,可对病灶做“无血”切除或汽化切除术。激光配置相应的光导纤维后,可通过内窥镜做肿瘤治疗手术。例如,可应用ND∶YAG激光,将石英的光纤维通过内镜的钳通孔送入至距早期胃癌0.5~1.0 cm处,对准病变处快速照射,达到治疗肿瘤的目的。通过激光治疗食管癌导致的梗阻疗效也较佳。近几年也有通过内镜下微波凝固治疗早期胃癌者,同样还可治疗结肠腺瘤。前哨淋巴结活检是近年来乳腺癌外科治疗研究领域的热点,在腋窝淋巴结阴性的乳腺癌患者中,用前哨淋巴结活检替代常规的腋窝淋巴结清扫,将使乳腺癌手术更加合理及个性化。在乳腺癌新辅助化疗开始前进行前哨淋巴结活检,能避免新辅助化疗对乳腺癌分期的影响。前哨淋巴结活检的研究结果有助于进一步阐明乳腺癌的淋巴引流途径,而越来越多的淋巴结微转移癌的发现,也有助于对淋巴结微转移癌的生物学意义进行进一步研究。

(邵志敏　蔡三军)

参考文献

[1] ANDRÉ T, BONI C, MOUNEDJI-BOUDIAF L, et al. Oxaliplatin, fluorouracil, and leucovorin as adjuvant treatment for colon cancer [J]. N Engl J Med, 2004,350(23):2343-2351.

[2] ATHANASIOU C D, ROBINSON J, YIASEMIDOU M, et al. Laparoscopic vs open approach for transverse colon cancer. A systematic review and meta-analysis of short and long term outcomes [J]. Int J Surg, 2017,41:78-85.

[3] BOSSET J F, CALAIS G, MINEUR L, et al. Enhanced tumorocidal effect of chemotherapy with preoperative radiotherapy for rectal cancer: preliminary results — EORTC 22921 [J]. J Clin Oncol, 2005,23(24):5620-5627.

[4] DARBY S, MCGALE P, CORREA C, et al. Effect of radiotherapy after breast-

conserving surgery on 10-year recurrence and 15-year breast cancer death: meta-analysis of individual patient data for 10,801 women in 17 randomised trials [J]. Lancet, 2011,378(9804):1707 – 1716.

[5] FENG Z, WEN H, LI R, et al. Comparison of survival between primary debulking surgery versus neoadjuvant chemotherapy for ovarian cancers in a personalized treatment cohort [J]. Front Oncol, 2020,10:632195.

[6] FISHER B, ANDERSON S, BRYANT J, et al. Twenty-year follow-up of a randomized trial comparing total mastectomy, lumpectomy, and lumpectomy plus irradiation for the treatment of invasive breast cancer [J]. N Engl J Med, 2002,347(16):1233 – 1241.

[7] FISHER B, BROWN A, MAMOUNAS E, et al. Effect of preoperative chemotherapy on local-regional disease in women with operable breast cancer: findings from National Surgical Adjuvant Breast and Bowel Project B-18 [J]. J Clin Oncol, 1997,15(7):2483 – 2493.

[8] GÉRARD J P, CONROY T, BONNETAIN F, et al. Preoperative radiotherapy with or without concurrent fluorouracil and leucovorin in T3-4 rectal cancers: results of FFCD 9203 [J]. J Clin Oncol, 2006,24(28):4620 – 4625.

[9] HUANG C, LIU H, HU Y, et al. Laparoscopic vs open distal gastrectomy for locally advanced gastric cancer: five-year outcomes from the CLASS-01 randomized clinical trial [J]. JAMA Surg, 2022,157(1):9 – 17.

[10] RASTOGI P, ANDERSON S J, BEAR H D, et al. Preoperative chemotherapy: updates of National Surgical Adjuvant Breast and Bowel Project Protocols B-18 and B-27 [J]. J Clin Oncol, 2008,26(5):778 – 785.

[11] RUTKOWSKI P, GRONCHI A, HOHENBERGER P, et al. Neoadjuvant imatinib in locally advanced gastrointestinal stromal tumors (GIST): the EORTC STBSG experience [J]. Ann Surg Oncol, 2013,20(9):2937 – 2943.

[12] SAUER R, LIERSCH T, MERKEL S, et al. Preoperative versus postoperative chemoradiotherapy for locally advanced rectal cancer: results of the German CAO/ARO/AIO-94 randomized phase III trial after a median follow-up of 11 years [J]. J Clin Oncol, 2012,30(16):1926 – 1933.

[13] SCHMOLL H J, TABERNERO J, MAROUN J, et al. Capecitabine plus oxaliplatin compared with fluorouracil/folinic acid as adjuvant therapy for stage III colon cancer: final results of the NO16968 randomized controlled phase III trial [J]. J Clin Oncol, 2015,33(32):3733 – 3740.

[14] VERONESI U, CASCINELLI N, MARIANI L, et al. Twenty-year follow-up of a randomized study comparing breast-conserving surgery with radical mastectomy for early breast cancer [J]. N Engl J Med, 2002,347(16):1227 – 1232.

［15］ WANG D, ZHANG Q, BLANKE C D, et al. Phase Ⅱ trial of neoadjuvant/adjuvant imatinib mesylate for advanced primary and metastatic/recurrent operable gastrointestinal stromal tumors: long-term follow-up results of Radiation Therapy Oncology Group 0132 ［J］. Ann Surg Oncol, 2012, 19(4): 1074 - 1080.

［16］ WU Y L, TSUBOI M, HE J, et al. Osimertinib in resected EGFR-mutated non-small-cell lung cancer ［J］. N Engl J Med, 2020, 383(18): 1711 - 1723.

［17］ YU J, HUANG C, SUN Y, et al. Effect of laparoscopic vs open distal gastrectomy on 3-year disease-free survival in patients with locally advanced gastric cancer: the CLASS-01 randomized clinical trial ［J］. JAMA, 2019, 321 (20): 1983 - 1992.

［18］ ZHAO Y, LI G, ZHANG Y, et al. Comparison of outcomes between muscle-sparing thoracotomy and video-assisted thoracic surgery in patients with cT1 N0 M0 lung cancer ［J］. J Thorac Cardiovasc Surg, 2017, 154(4): 1420 - 1429. e1.

［19］ ZHONG W Z, WANG Q, MAO W M, et al. Gefitinib versus vinorelbine plus cisplatin as adjuvant treatment for stage Ⅱ-ⅢA (N1-N2) EGFR-mutant NSCLC (ADJUVANT/CTONG1104): a randomised, open-label, phase 3 study ［J］. Lancet Oncol, 2018, 19(1): 139 - 148.

第九章 肿瘤的化学和分子靶向治疗

▌第一节 肿瘤药物治疗的发展历史

恶性肿瘤的化学治疗始于 20 世纪 40 年代。1946 年,耶鲁大学的吉尔曼(Gilman)将氮芥用于治疗恶性淋巴瘤,获得短暂的疗效,开启了近代肿瘤化疗的开端。1948 年,法布尔(Farber)用抗叶酸剂氨甲蝶呤治疗急性淋巴细胞白血病,自此正式揭开了现代癌症化疗的序幕。

20 世纪 50 年代,继氮芥应用后不久,随着抗癌药物的研究开发,烷化剂、抗代谢类药物、叶酸还原酶抑制剂、抗嘧啶类及抗嘌呤类药物等相继被合成并用于治疗。在同一时期,氨甲蝶呤被首次应用于绒毛膜上皮细胞癌并获得成功,使人们对化疗树立了信心。

截至 20 世纪 60 年代,部分常用化疗药物如长春花碱(长春碱)(vinblastine,VLB)、阿霉素(adriamycin,ADM)、阿糖胞苷(cytarabine,Ara-C)、博来霉素(bleomycin,BLM)、顺铂(cisplatin,DDP)等已先后问世。此外,细胞动力学和抗癌药物药代动力学研究取得了显著进展。儿童急性淋巴细胞白血病、霍奇金淋巴瘤通过联合化疗多数已能被治愈,且证明了联合化疗优于单药治疗,并开始探索其他实体肿瘤的联合化疗方案。20 世纪 70 年代,肿瘤的化疗联合治疗更趋成熟。20 世纪 80 年代之后,科学家开始进行肿瘤耐药机制的探索,生物反应调节剂、免疫治疗及基因治疗与化学治疗的联合应用研究。20 世纪 90 年代初,粒细胞集落刺激因子(G-CSF)应用于临床,减少了联合化疗的主要剂量限制性毒性中性粒细胞减少的发生,使化疗的剂量强度得以提高。此后,大剂量化疗加 G-CSF 支持的外周血干细胞移植技术,不仅应用于血液系统恶性肿瘤,也应用于部分化疗敏感的实体瘤。

化学治疗在肿瘤综合治疗中处于基础地位,已能治愈部分化疗敏感的肿瘤如急性淋巴细胞白血病、绒毛膜上皮细胞癌、睾丸肿瘤等,并可延长乳腺癌等对化疗较敏感肿瘤患者的生存期,但其存在较强的副作用,无法精准打击肿瘤,因此寻找高效、低毒的抗肿瘤药物成为当今的研究热点。随着分子生物学的发展,以及从细胞受体和增殖调控的分子水平对肿瘤发病机制的进一步认识,更多肿瘤相关基因及产物被挖掘,最终靶向药物应运而生。1997 年,FDA 批准了全球首个肿瘤靶向治疗药物利妥昔单抗,用于 CD20 阳性的非霍奇金淋巴瘤,自此拉开了分子靶向治疗的序幕。2002 年,以 HER2 为靶点,用于 HER2 阳性转移性乳腺癌的人源化单克隆抗体曲妥珠单抗在中国获批上市,开启了我国肿瘤靶向治疗的新时代。21世纪以来,靶向治疗药物的发展突飞猛进,一个又一个基因靶点被攻克,更多疗效更佳、副作用更小的药物也都在如火如荼地开发研制中,部分已经过临床试验成功获批上市。与传统的抗癌药物相比,靶向治疗同时具有靶向性强、副作用相对小、疗效好等特点,不仅使得抗肿瘤疗效进一步提升,更是开启了肿瘤精准治疗的时代。

无论化疗还是分子靶向治疗,针对的都是肿瘤细胞,在治疗的同时会大大削弱自身免疫系统的抵抗能力。而另一种疗法即免疫治疗针对的是自身免疫细胞,通过激活免疫系统来对抗肿瘤。一个世纪以前,威廉·科利(William B. Coley)对不可切除的肉瘤患者注射细菌毒素进行治疗,成为首位使用免疫疗法治疗肿瘤的医师。近年来,肿瘤免疫治疗的最大突破就是针对免疫检查点失调的治疗。2011年,FDA批准首个免疫检查点抑制剂抗CTLA-4单抗伊匹木单抗上市,2014年FDA又批准首个PD-1单抗纳武利尤单抗,均用于治疗转移性恶性黑色素瘤,这标志着肿瘤免疫治疗迈向了新征程。

第二节　肿瘤药物治疗的目的

一、根治性治疗

根治性治疗的目的是要完全杀灭肿瘤细胞,使患者获得治愈。从细胞增殖动力学研究中已经获知,肿瘤细胞数达10^9时临床上可检测到直径1 cm大小的肿块。抗癌药物对肿瘤细胞遵循"一级动力学"杀灭的规律,当肿瘤细胞被杀灭99.999%时,即达5个对数杀灭,但体内仍残留10^4个肿瘤细胞,临床上并不能检测到肿块,即达到所谓的临床完全缓解。此时若停止治疗,残留肿瘤细胞重新增殖达到10^9,造成临床复发。因此,有效的根治性治疗应分为两个阶段:第一阶段诱导缓解,达到临床完全缓解;第二阶段巩固与强化,继续杀灭肿瘤细胞直至完全治愈。也有学者认为最后残留的少量肿瘤细胞无法通过药物杀灭,可能通过机体免疫系统清除从而达到治愈,因为联合免疫治疗可能有助于提高治愈率,并在临床上得到部分验证。

根治性治疗应尽量选择联合治疗,足够的剂量强度及足够的疗程。当然,随之而来的副作用也较明显。此时,一方面为争取治愈,在患者能耐受的前提下尽可能给予足量治疗;另一方面,应积极预防及处理副作用,并给予积极的支持治疗。

二、辅助性治疗

1. 辅助治疗　辅助治疗(adjuvant therapy)是指恶性肿瘤在局部有效治疗(手术或放疗)后所给予的治疗。过去认为,恶性肿瘤早期仅限于局部,此后才向淋巴道和血道扩散。因此,早期足够范围的手术是控制肿瘤的关键。事实上,研究证明癌症早期就有肿瘤细胞从瘤体脱落形成微小转移灶,而仅局部治疗无法控制这些微小转移灶,并最终导致复发。辅助治疗的目的就是杀灭这些局部治疗后残留的微转移灶。由于肿瘤负荷小,肿瘤细胞应该有较高的增殖比例,且较少发生耐药,此时给予治疗应该更敏感。目前的研究资料已证实,辅助治疗能延长肿瘤患者的生存期。一般认为,辅助治疗应在术后一个月内进行,单一疗程不足以杀灭所有的残留肿瘤细胞,而需要多疗程治疗。辅助治疗所选用的药物都是已证实对转移性肿瘤有效的药物。对于药物敏感或复发危险性较大的患者,辅助治疗意义更大。如 Dukes 分期 C 期的大肠癌患者术后辅助治疗能改善生存,对其他分期的患者辅助治疗未看到明显益处。因此,是否需要辅助治疗和治疗方案的选择应基于复发风险的个体化评估、肿瘤病理学的分子分型,以及对不同治疗方案预期的反应性。

2. 新辅助治疗　　新辅助治疗(neoadjuvant therapy)是指未发现远处转移的癌症患者,在计划中的局部治疗(手术或放疗)前,以全身系统性治疗作为第一步治疗。新辅助治疗的主要目的包括:①实现肿瘤降期,使不可手术的肿瘤变为可手术的肿瘤;②使局部肿瘤退缩,缩小手术或放疗的范围,减少手术或放疗的损伤;③清除或抑制可能存在的微小转移病灶。另外,新辅助治疗还可以获得体内药敏反应的相关信息,从而指导后续治疗,以期改善患者预后。值得注意的是,并非所有需要行辅助治疗的患者都适合推荐行新辅助治疗。目前,新辅助治疗已应用于多种肿瘤,如乳腺癌、头颈部肿瘤等。

三、姑息性治疗

姑息性治疗(palliation therapy)是指对于无法达到根治的癌症患者,为了延长生存期、减轻痛苦、缓解某些压迫和梗阻症状而采取的治疗措施。部分患者治疗后能够延长生存期,但无法治愈,对于这些患者,可以适当给予积极的治疗,但与根治性治疗不同。例如,当患者体力状况及对药物的耐受性较差时,应权衡治疗与副作用的利弊关系。过度治疗不仅会给患者带来不必要的痛苦,甚至可能造成治疗相关的死亡。这部分患者的治疗以提高生活质量为主,不必追求治疗的彻底性;能够稳定疾病、减轻疼痛、缓解压迫或梗阻等并发症,使患者能够带瘤生存是主要目的。有些学者仍主张对于药物不敏感的晚期肿瘤患者仅给予最佳支持治疗。但是,世界各国学者探索新药物、新治疗方案的工作从未间断过。近年来,生物靶向治疗药物的研发成功,使晚期癌症患者带瘤生存时间延长,且治疗毒性可以耐受。值得注意的是,进行新药物新方案研究性治疗时,一定要符合临床试验质量管理规范(good clinical practice,GCP)。

第三节　肿瘤的化学治疗

一、肿瘤细胞增殖动力学与细胞毒性药物

恶性肿瘤是一种细胞生长调节异常的疾病。肿瘤细胞增殖动力学是研究肿瘤细胞增殖、分化、死亡的学科。肿瘤细胞动力学的研究有助于深入了解肿瘤细胞群的生物学特性,而且可为设计化疗方案、合理用药等提供理论依据。

细胞从一次分裂结束到下一次分裂结束所需要的时间称为细胞周期时间(cell cycle time)。细胞周期可分为 4 个时相,即 G_1(DNA 合成前期)、S(DNA 合成期)、G_2(DNA 合成后期)、M(有丝分裂期)。在 G_1 期,前一次有丝分裂后新生成的子代细胞合成与特定细胞的特殊功能有关的 RNA 及蛋白质,并为 DNA 合成做好准备。G_1 期所需要的时间不等,可从数小时到数天,甚至数月。S 期细胞合成 DNA,使 DNA 含量增加一倍,以后平均分配到两个子细胞中。G_2 期,继续合成 RNA 和蛋白质,通常时间较短。M 期,细胞通过有丝分裂形成两个含有全部遗传信息的子细胞。有些细胞由于缺乏营养或机体免疫抑制的影响,G_1 期延长,暂时处于非增殖的静止状态,称为 G_0 期。G_0 期细胞仍有细胞代谢及分化功能。但与 G_1 期细胞不同的是,G_0 期细胞对通常启动 DNA 合成的刺激信号无反应。G_0 期细胞作为储备细胞,在一定条件下可以重新进入增殖状态。

某些化疗药物只作用于细胞周期的某一时相,如仅作用于 S 期细胞抑制 DNA 合成,或仅作用于 M 期细胞抑制有丝分裂,称为细胞周期特异性药物。这类药物对 G_0 期细胞无效。另一些药物对细胞周期的各个时相,包括 G_0 期细胞都有效,如直接破坏 DNA 的烷化剂,称为细胞周期非特异性药物。

细胞周期非特异性药物对肿瘤细胞的杀伤作用在一定范围内与剂量呈正相关,因此大剂量间断给药优于小剂量连续给药。而细胞周期特异性药物只对细胞群中的一部分细胞有作用,持续给药维持有效的血药浓度可提高疗效。肿瘤细胞的增殖并不同步,细胞群中的细胞处于细胞周期的不同时相,而作用于各时相的有效药物不同,因此为联合化疗提供了理论依据。

增殖比例(growth fraction)和倍增时间是两个经常用来表示肿瘤增殖状态的参数。增殖比例是指处于增殖周期的肿瘤细胞在所有肿瘤细胞中所占的比例。肿瘤生长越快,增殖比例越大。氚(^3H)标记的胸腺嘧啶核苷在 DNA 合成时掺入 DNA,并且仅在 DNA 中含有,测定其标记指数(labeling index)可用于表示增殖比例。倍增时间是指细胞总数或肿瘤体积增加一倍所需的时间。快速增殖的肿瘤倍增时间短,增殖比例高,对化疗较敏感。反之,增长缓慢的肿瘤有相当一部分细胞处于非增殖状态,对化疗不敏感,特别是 G_0 期细胞可成为复发的根源。

当肿瘤在体内时,并非所有的肿瘤细胞都在增殖,即并不是所有的细胞都处于细胞周期中。肿瘤生长早期,处于增殖状态的细胞比例高,肿瘤呈指数生长。达到一定体积后,肿瘤生长趋于缓慢。以上变化可用冈珀茨曲线(Gompertz curve)表示(图 9 - 1)。肿瘤的这种生长状况与以下因素有关:①肿瘤体积增大后引起缺氧和血供不足;②营养和生长激素供应减少;③毒性代谢产物堆积;④细胞与细胞间信息传递抑制。

肿瘤细胞数增殖到 10^9 时,须经过 30 次左右的倍增,形成直径约 1 cm 的肿块,成为临床可检测的肿瘤。而肿瘤细胞数达 10^{12} 时,还需 10 次倍增,但后 10 次倍增比前 30 次要慢得多。大部分化疗药物在临床上发挥作用是通过干扰 DNA 合成或干扰其功能。因此,这些药物对增殖细胞的毒性更大,而对非增殖细胞或 G_0 期细胞作用小。当肿瘤在临床上可被发现时,已达到 10^9 以上的细胞数,这时的细胞增殖比例低。如果通过手术或放疗减瘤,残留细胞的增殖比例会明显提高,原来处于 G_0 期的细胞重新进入增殖周

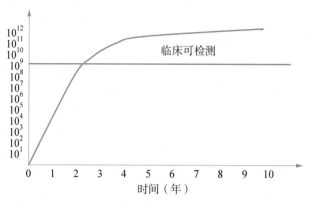

图 9-1 肿瘤生长的冈珀茨曲线

期。此时若给予有效的化疗,应该可以获得更好的疗效。这也是辅助化疗的部分理论依据。

抗癌药物对肿瘤细胞的杀伤遵循"一级动力学"杀灭的规律,即一定剂量的药物杀灭一定比例的肿瘤细胞,而不是相同数目的细胞。因此,理论上即使肿瘤细胞全部对抗癌药物敏感,并且化疗期间无耐药性的发生,也需多疗程的化疗才能杀灭所有肿瘤细胞。当临床上达到完全缓解时,即肿瘤临床无法检测到时,并不等于治愈。因此,对于有可能治愈的肿瘤,如霍奇金淋巴瘤,在临床达完全缓解后还常推荐巩固 2 个疗程治疗,以杀灭处于亚临床状态的残留肿瘤细胞。

二、细胞毒性药物的分类

常用抗肿瘤细胞毒性药物分类方法有 3 种,即传统分类法、细胞动力学分类法和作用机制分类法。

1. 传统分类法

(1) 烷化剂:主要有氮芥(nitrogen mustard,HN2)、环磷酰胺(cyclophosphamide,CTX)、异环磷酰胺(ifosfamide,IFO)、苯丁酸氮芥(chlorambucil,CLB)、左旋苯丙氨酸氮芥(L-phenylalanine mustard,L-PAM)、噻替哌(thiotepa,TSPA)、卡莫司汀(卡氮芥)(carmustine,BCNU)、洛莫司汀(环己亚硝脲)(lomustine,CCNU)、司莫司汀(甲环亚硝脲)(semustine,Me-CCNU)、福莫司汀(fotemustine,FTM)等。

(2) 抗代谢类药物:主要有氨甲蝶呤(methotrexate,MTX)、氟尿嘧啶(5-fluorouracil,5-FU)、卡培他滨(capecitabine,CAPE)、Ara-C、吉西他滨(gemcitabine,GEM)、硫鸟嘌呤(thioguanine,6-TG)、氟达拉滨(fludarabine,FLU)等。

(3) 抗肿瘤抗生素:主要有放线菌素 D(更生霉素)(actinomycin D,ACTD)、丝裂霉素(mitomycin C,MMC)、ADM、表阿霉素(表柔比星)(epirubicin,EPI)、吡柔比星(pirarubicin,THP)、米托蒽醌(mitoxantrone,MTT)、BLM 等。

(4) 植物类药物:主要有 VLB、长春新碱(vincristine,VCR)、长春地辛(vindesine,

VDS)、长春瑞滨(vinorelbine，NVB)、依托泊苷(etoposide，VP16)、替尼泊苷(鬼臼噻吩苷)(teniposide，VM26)、羟喜树碱(hydroxycamptothecine，HCPT)、伊立替康(irinotecan，CPT-11)、拓扑替康(topotecan，TPT)、紫杉醇(paclitaxel，PTX)、多烯紫杉醇(docetaxel，DOC)等。

(5) 激素类:主要有泼尼松(强的松)、地塞米松、己烯雌酚、甲孕酮(甲羟孕酮)、甲地孕酮、丙酸睾酮、他莫昔芬(三苯氧胺)、托瑞米芬、氨鲁米特、来曲唑、阿那曲唑、依西美坦、氟维司群、氟他胺、恩杂鲁胺(enzalutamide)、阿比特龙等。

(6) 其他:DDP、卡铂(carboplatin，CBP)、奥沙利铂(oxaliplatin，L-OHP)、甲基苄肼(丙卡巴肼)(procarbazine，PCB)、左旋门冬酰胺酶((L-asparaginase，L-ASP)、达卡巴嗪(dacarbazine，DTIC)、替莫唑胺(temozolomide，TMZ)等。

2. 细胞动力学分类法　可将抗肿瘤药物分为细胞周期特异性药物和细胞周期非特异性药物。前者主要包括抗代谢类药物和有丝分裂抑制剂,如 MTX、5-FU、VCR、PTX等;后者主要包括烷化剂和抗癌抗生素,如 CTX、ADM 等。

3. 作用机制分类法　从细胞毒性抗癌药物分子水平的作用机制来看,可分类如下。

(1) 直接破坏 DNA 的结构或与 DNA 结合影响其功能:这类药物主要包括 HN2、CTX 等烷化剂,BCNU、CCNU 等亚硝脲类药物,MMC、BLM 等抗生素,以及 DDP 等金属化合物。如烷化剂代谢后产生的中间产物氮杂环丙烷(aziridine)与 DNA 鸟嘌呤(G)第 7 位氮原子(N7)共价结合发生烷化反应,使 DNA 链间或链内发生交叉联结,使 DNA 复制受阻。

(2) 影响核酸合成进而影响 DNA 合成:这类药物包括叶酸拮抗剂 MTX,嘌呤类拮抗剂 6-MP、6-TG,嘧啶类拮抗剂 5-FU、Ara-C、GEM。MTX 在体内与二氢叶酸还原酶结合,阻止二氢叶酸还原为四氢叶酸,导致嘌呤与嘧啶核苷酸合成所需还原型叶酸缺乏。5-FU 在体内活化成氟尿嘧啶脱氧核苷酸(FdUMP)与胸苷酸合成酶结合,使脱氧尿苷酸(dUMP)不能转化为脱氧胸苷酸(dTMP),使 DNA 合成受阻。

(3) 影响 RNA 转录:如 ACTD 插入 DNA,抑制 RNA 聚合酶的活力,影响 RNA 的合成。ADM 嵌入 DNA 后使 DNA 链裂解,阻碍 DNA 及 RNA 的合成。

(4) 影响蛋白质的合成:天门冬酰胺是细胞蛋白质合成不可缺少的氨基酸,某些肿瘤细胞如淋巴细胞白血病其细胞不能自行合成天门冬酰胺,必须从细胞外摄取。L-ASP能水解天门冬酰胺,使肿瘤细胞蛋白质合成时缺乏天门冬酰胺,从而抑制肿瘤细胞生长。正常细胞自身能合成天门冬酰胺,因此对其无影响。

(5) 影响微管蛋白:长春花生物碱(如 VLB、VCR、VDS、NVB)能抑制微管蛋白的聚合,纺锤丝形成受阻,使有丝分裂停止于中期。PTX 使微管蛋白过度聚合成团块和束状,抑制纺锤丝形成,阻碍有丝分裂。

(6) 拓扑异构酶抑制剂:喜树碱类药物如 HCPT、CPT-11 等为拓扑异构酶 I 抑制剂。DNA 复制时,此类药物与拓扑异构酶 I 和 DNA 形成稳定复合物,而使 DNA 单链断裂无法重新连接,DNA 复制受阻,细胞死亡。鬼臼毒素类药物如 VP16 作用于拓扑异构酶 II,使 DNA 双链断裂,阻碍 DNA 复制。

三、细胞毒性药物的适应证和禁忌证

1. 化疗的适应证 ①对化疗敏感的全身性恶性肿瘤,化疗为首选治疗,且部分肿瘤通过化疗可治愈,如白血病。②化疗是综合治疗的重要组成部分,如恶性淋巴瘤、绒毛膜上皮细胞癌。③在综合治疗中用化疗控制远处转移,提高局部缓解率,如肾母细胞瘤已部分可获治愈。④辅助化疗,如乳腺癌术后辅助化疗已明显提高生存率;新辅助化疗已应用于多种实体瘤的治疗,对缩小手术和放疗的范围、早期控制远处转移和保留器官功能都有好处。⑤姑息性治疗:播散性晚期肿瘤或术后、放疗后复发转移的患者。⑥减症性治疗:如用化疗缓解上腔静脉综合征。

2. 化疗的禁忌证 ①体力明显衰竭或恶液质。②骨髓储备功能低下,治疗前中性粒细胞低于 1.0×10^9/L、血小板低于 50×10^9/L 者。淋巴造血系统肿瘤因骨髓侵犯导致外周血象低下者,部分可给予小剂量诱导化疗。③心血管、肝肾功能损害者,禁用大剂量 MTX、DDP,肝功能明显障碍者禁用 MTX 和 ADM。如临床上必须使用,则根据剂量调整原则做相应减量。器质性心脏病者禁用 ADM,肺功能明显减退者禁用 BLM。④严重感染、高热,严重水电解质、酸碱平衡失调者。⑤胃肠道梗阻未缓冲者。

第四节　肿瘤的分子靶向治疗

一、分子靶向治疗的作用机制

分子靶向治疗就是针对肿瘤发生、发展过程中涉及的特异性分子,阻断肿瘤生长进程的一种治疗手段。分子靶向药物进入患者体内,特异性选择相应靶点,发挥肿瘤杀伤作用,很大程度上避免了对周围正常组织的破坏。癌基因与抑癌基因、细胞信号转导通路、细胞周期调控、DNA 损伤修复等都是与肿瘤息息相关的分子信息。随着越来越多的有效靶点被研究发现,众多新靶点、新结构的靶向药物不断涌现。

二、分子靶向药物的分类

1. 作用靶点分类法

(1) 作用于细胞膜的药物主要针对跨膜生长因子受体:如针对 EGFR 的单克隆抗体西妥昔单抗、小分子酪氨酸激酶抑制剂吉非替尼,针对 HER2 受体的单克隆抗体曲妥珠单抗、小分子酪氨酸激酶抑制剂吡咯替尼。

(2) 作用于细胞质的药物靶向于细胞内信号转导过程:如靶向 PI3K/AKT/mTOR 通路的 mTOR 抑制剂依维莫司、雷帕霉素。

(3) 作用于细胞核的药物靶向于 DNA 或 RNA:如组蛋白去乙酰化酶抑制剂西达本胺,细胞周期蛋白依赖性激酶(CDK4/6)抑制剂哌柏西利。

(4) 作用于肿瘤微环境的药物:目前应用较为广泛的是靶向肿瘤相关血管的,如针

对血管内皮生长因子(VEGF)的贝伐珠单抗。

2. 药物结构分类法　目前研究最广泛的是单克隆抗体和小分子药物,其余还有修饰肽、核酶、小干扰 RNA 等。其中,单克隆抗体还能衍生出抗体-药物偶联物及多特异性抗体等新型抗肿瘤药物。

第五节　肿瘤的免疫治疗

免疫治疗主要针对机体的免疫系统而非肿瘤细胞,通过增强机体免疫系统的方式杀伤肿瘤细胞。目前在研的免疫疗法主要集中在免疫检查点抑制剂、单克隆抗体、过继细胞免疫疗法、溶瘤病毒和肿瘤疫苗。

免疫检查点抑制剂是目前较为常见的一种免疫疗法。伊匹木单抗成为首个被 FDA 批准的免疫检查点抑制剂,其通过阻断 CTLA-4 的抑制性信号诱导活化 CTL,用于治疗晚期黑色素瘤。此外,针对程序性细胞死亡受体 19(PD-1)及其配体(PD-L1)的抗体帕博利珠单抗、纳武利尤单抗和阿替利珠单抗被 FDA 批准用于治疗多种类型的肿瘤,包括肺癌、膀胱癌和黑色素瘤等。

单克隆抗体通过结合肿瘤抗原的 Fab 端和结合免疫细胞的 Fc 端将两种细胞结合后,通过抗体依赖的细胞毒性作用杀死肿瘤细胞。此外,单克隆抗体衍生出的双特异性抗体可以通过两个 Fab 端桥接肿瘤细胞和免疫细胞,由此发挥杀伤作用。

过继细胞疗法将患者体内分离出的免疫细胞,体外经基因改造或筛选激活,大量扩增后重新回输到患者体内。过继细胞疗法可以分为两类:①经基因改造,例如嵌合抗原受体 T 细胞(CAR-T)、T 细胞受体嵌合 T 细胞(TCR-T),以及在自然杀伤细胞(natural killer cell,NK cell)表面表达 CAR 的 CAR-NK 等;②未经基因改造,仅筛选激活,例如肿瘤浸润淋巴细胞(tumor infiltrating lymphocyte,TIL)疗法、细胞因子诱导的杀伤细胞(cytokine-induced killer cell,CIK cell)疗法、NK 细胞疗法等。

溶瘤病毒是自然界存在或基因工程改造的病毒,可选择性地在肿瘤细胞中复制,从而引起肿瘤细胞裂解,激活免疫系统。

肿瘤疫苗(包括细胞疫苗、蛋白质/肽疫苗、核酸疫苗等)属于主动免疫疗法,可诱导或增强靶向肿瘤抗原的体液免疫和细胞免疫,杀死肿瘤细胞的同时形成长期免疫记忆,一定程度上可以防止肿瘤复发。

第六节　抗肿瘤药物的给药方式和剂量选择

一、给药方式

1. 静脉注射　抗肿瘤药物的静脉注射分为外周静脉注射和中心静脉注射两种。中心静脉注射主要通过两种途径:中心静脉导管和植入式静脉输液港。中心静脉导管是经皮穿刺至中心静脉的导管,常见锁骨下静脉、颈静脉、股静脉等大静脉通路及外周中心静脉导管(peripherally inserted central venous catheter,PICC)。植入式静脉输液港是通过皮下植入的港体连接导管而建立的中心静脉通路。中心静脉输注可降低反复外周静脉穿刺所致的痛苦,避免药物对外周血管的刺激,以完成长期持续的药物注射任务。

2. 口服 口服抗肿瘤药物由于安全、便捷、经济等特点,受到越来越多患者及医疗工作者的青睐,各种各样的新型口服药上市并被应用。虽然口服用药会受到吸收、分布、代谢、排泄等个体差异的影响,但是大部分药物都能达到与静脉给药相同的疗效,且避免了静脉注射可能带来的感染、血栓形成等风险。

3. 腔内给药 腔内化疗是指将抗癌药物直接注入胸、腹、心包等体腔,以及脊髓和膀胱腔内的治疗方法,目的是提高局部药物浓度,增强抗癌药对肿瘤的杀灭。对于胸膜腔,还能产生局部化学性炎症,导致胸膜腔闭塞。腔内给药,药物仅能渗透到肿瘤的 1~3 mm 深度,效果并不理想。腔内化疗既可给予单药,也可根据肿瘤类型联合几种药物,一般选择局部刺激性小的药物,以免引起剧烈胸痛或腹痛。

(1) 胸腔内化疗:除恶性淋巴瘤、小细胞肺癌和乳腺癌等对化疗敏感的肿瘤外,其他恶性胸腔积液全身化疗效果有限。应通过胸腔闭式引流的方法尽量排出胸腔积液,然后胸腔内注入抗癌药物或其他非抗癌药物。胸腔内注入抗癌药物除局部药物浓度提高直接杀灭肿瘤细胞外,另一作用是使胸膜产生化学性炎症,导致胸膜粘连而胸膜腔闭塞。常用的抗癌药物有 BLM、DDP、MMC、ADM 等。另外,还可在胸腔积液引流后注入非抗癌药物,包括四环素、干扰素、胞必佳等,主要作用是使胸膜腔粘连闭塞。

(2) 腹腔内化疗:适用于卵巢癌、恶性间皮瘤和消化道肿瘤等术后病灶残留、腹腔种植转移或恶性腹水的患者,对卵巢癌的治疗效果较好。常用药物有 5-FU、DDP、MMC、ADM、CBP 等。为使药物在腹腔内均匀分布,需将药物溶于大量液体(1 500~2 000 mL 等渗温热液体)中注入腹腔。如有腹水,应先尽量引流腹水,然后注入药物。腹腔化疗除与药物相关的全身不良反应外,还会并发腹腔感染、腹痛、肠粘连、肠梗阻。

(3) 心包腔内化疗:恶性心包积液可在心包穿刺引流后注入化疗药物。适用于胸腔化疗的药物一般能用于心包腔内。

(4) 鞘内化疗:因大部分化疗药物(除 VM26、亚硝脲类等)不能透过血脑屏障,所以脑实质或脑脊髓膜的隐匿病灶往往成为复发的根源。腰椎穿刺后将抗癌药物直接注入脊髓腔中,药物在脑脊液中的浓度明显提高。鞘内化疗适用于:①急性淋巴细胞白血病或高度恶性淋巴瘤的中枢神经系统预防;②恶性肿瘤脑脊髓膜转移。常用药物有 MTX、Ara-C,用生理盐水或脑脊液稀释后鞘内注射,同时给予地塞米松。5-FU、VCR 禁用于鞘内注射。另外,鞘内注射药物不能含有防腐剂。不良反应有恶心、呕吐、急性蛛网膜炎,反复鞘内注射化疗药物引起脑白质病变。

(5) 膀胱内灌注化疗:应用于 ①膀胱癌术后辅助化疗,以防止复发、减少术中种植转移;②多灶复发的浅表性膀胱癌的治疗。常用药物有 TSPA、卡介苗、MMC、ADM,其中 TSPA 和 MMC 是最常用的药物。TSPA 分子量小、易吸收入血,骨髓抑制较明显。而 MMC 分子量大、不易吸收入血,全身反应小,但对膀胱有局部刺激。

4. 动脉注射　动脉灌注应用较为局限,仅适用于有明确动脉血供且对高浓度化疗药物敏感的肿瘤。这种局部给药的方式在减少全身不良反应的同时,增强肿瘤对药物的敏感性,一定程度上克服了耐药问题。

5. 其他给药途径　皮下注射,如戈舍瑞林植入剂、曲妥珠单抗皮下注射剂。肌内注射,如氟维司群,多选臀部肌肉,较皮下注射吸收快,痛感轻,适用于对组织无刺激的抗肿瘤药物及不宜皮下或静脉注射的药物。

二、剂量选择

1. 剂量强度　剂量强度(dose intensity)是指不论给药途径、给药方案如何,单位时间内所给药物的剂量,可以用 mg/(m^2·周)表示。相对剂量强度是指实际给药的剂量强度与一个人为规定的标准剂量强度之比。联合化疗的几种药物可分别计算剂量强度,并可计算平均相对剂量强度。

因剂量强度是单位时间内所给予的剂量,因此降低给药剂量或延长间隔时间都会导致剂量强度下降,反之则使剂量强度提高。实验及临床研究显示,对抗癌药物敏感的肿瘤,药物剂量与疗效呈正相关,在一定范围内提高剂量强度可以增加疗效。对于化疗可能治愈的肿瘤,尽管只减少药物剂量强度的 20% 临床也能达到完全缓解,但残余肿瘤细胞可能无法再完全清除,最终使疾病无法治愈。平均而言,剂量强度减少 20%,治愈率减少 50%。因此,对于化疗可能治愈的肿瘤,应在毒性反应可以耐受的情况下尽量选择大剂量化疗。集落刺激因子问世后,以粒细胞减少为主要剂量限制性毒性的药物剂量得以明显提高。近年来,应用大剂量化疗加外周血干细胞移植或骨髓移植的方法,不仅使淋巴造血系统肿瘤如白血病和淋巴瘤的疗效提高,而且也应用于一些化疗敏感的实体瘤的治疗。化疗剂量提高后,药物的毒性亦明显增加,对于那些目前尚无有效方法防治不良反应的药物,不应盲目增加剂量。

2. 剂量调整　在患者骨髓储备功能、肝肾功能、心功能等正常,并且无其他严重伴随疾病时,一般推荐给予按体表面积计算的标准化疗剂量,如 CTX 600 mg/m^2。如患者出现上述任何功能的减退,应在治疗前或治疗中进行剂量调整。化疗后药物相关毒性的判断,采用国际通用的毒性评价标准(NCI-CTC-AE)。出现药物相关毒性时,首先应给予相应处理并等待毒性恢复到 Ⅰ 度以下。出现 Ⅳ 度中性粒细胞减少或 Ⅲ 度中性粒细胞减少伴发热时,下阶段疗程需要减量。需减量的药物包括除 BLM、L-ASP 以外的大部分具有骨髓毒性的药物。出现 Ⅲ 度非血液学毒性时,与毒性相关的药物需要减量。如卡培他滨导致的手足综合征、紫杉醇导致的神经毒性等。第 1 次减量一般为标准剂量的 25%,第 2 次可再减量 25%,通常最多减量 2 次。此外,肝功能不全时,应禁用或慎用在肝脏代谢或经胆道排泄的药物,如蒽环类药物、MTX 和 ACTD;肾功能不全时,应禁用或慎用经肾脏排泄或对肾脏有毒性的药物,如大剂量 MTX 和 DDP。

第七节　抗肿瘤药物的药代动力学

研究药物在体内动态变化和规律的学科称为药物代谢动力学(pharmacokinetics,PK)。药代动力学主要研究药物在体内的吸收、分布、代谢和排泄的动态变化,并可为临床用药选择合理的给药途径、最佳治疗方案、适当剂量及确立给药间隔时间提供依据。

一、吸收

抗癌药物经口服给药时,药物主要由小肠吸收。一般脂溶性药物吸收较好,如CCNU,而水溶性药物在肠道内吸收主要依靠被动扩散,吸收不完全,如CTX。药物在肠道经肠液或肠菌酶的破坏,在肝脏经药酶的代谢或与肝内组织结合后,到达体循环的药量少于吸收量。药物由肠道吸收后进入门静脉,然后首次通过肝脏的过程称为首过效应。生物利用度是另一个表示药物非静脉途径给药后吸收程度的参数,指相对于静脉给药而言药物被吸收入血的相对量或吸收程度。可用口服给药曲线下面积(area under the curve,AUC)与静脉给药 AUC 的比值表示。接受过胃或肠部分切除手术的肿瘤患者,或有慢性腹泻的患者,口服给药的吸收可能有一定影响。抗癌药口服吸收的个体差异较大,口服给药能否达到有效血药浓度直接关系到药效及药物毒性。口服药物的血药浓度测定是了解药物吸收情况的最佳方法。

肌肉和皮下血流丰富,生物利用度高。经肌肉或皮下注射给药后,一般 15 分钟内吸收完全。静脉给药由于药物全部进入血液,吸收为 100%。

二、分布

抗癌药物在组织中分布广泛,但对肿瘤细胞选择性分布较差。BLM 给药后广泛分布于各组织,由于易被肽酶水解,而肺、皮肤、鳞癌细胞中肽酶活力很低,使这些组织中药物相对浓度高。亚硝脲类药物脂溶性强,能透过血脑屏障,可用于治疗肿瘤脑转移或脑膜转移。抗癌药全身给药时胸、腹膜腔内药物分布很少,可经胸、腹腔穿刺后腔内局部给药。

多年来药学家一直在寻找某些载体,可以使抗癌药物选择性地进入肿瘤细胞,并在肿瘤细胞内积聚,提高抗肿瘤作用,同时减少药物对人体正常细胞的杀伤作用。目前已经成功研制出将药物包埋在脂质体内、白蛋白包裹等。脂质体包裹的细胞毒性药物具有被动靶向性而向肿瘤细胞内富集的特点。进入肿瘤细胞后,药物在细胞内释放而发挥作用。如 ADM 脂质体,除可以增加 ADM 在肿瘤细胞内的浓度、增强抗肿瘤作用外,脂质体包裹后可以减少游离 ADM 的心脏毒性,脱发、呕吐等不良反应亦减少。将抗肿瘤药物和单克隆抗体联合可发挥其主动的靶向作用。获得 FDA 批准临床应用的维布妥昔单抗(Brentuximab Vedotin)是抗体-药物偶联物,即抗 CD30 单抗和抗微管药物偶联,靶向性地与表达 CD30 的淋巴瘤细胞结合。抗微管药物内吞、释放后,到达细胞核发挥细胞毒性作用。该药物治疗复发难治的霍奇金淋巴瘤和间变性大细胞淋巴瘤获得了显著疗效，不良反应可以耐受。又如新一代抗体-药物偶联物——德曲妥珠单抗（T-DXd，DS8201a）是曲妥珠单抗和拓扑异构酶Ⅰ抑制剂 DXd 连接而成，具有旁观者杀伤效应，已被批准用于 HER2 阳性或低表达晚期乳腺癌的治疗。

三、代谢

抗癌药物可在肝脏经肝微粒体酶代谢而解毒或活化为活性物质。如 CTX 在体外无活性，经肝微粒体酶作用后转变为具有抗肿瘤活性的磷酰胺氮芥。CAPE 是一种口服氟尿嘧啶衍生物，原药在体外无活性。在体内经羧酸酯酶、胞嘧啶核苷脱氨酶和胸苷磷酸化酶（thymidine phosphorylase，TP）三级代谢后产生具有抗肿瘤活性的 5-FU。而 TP 在某些肿瘤组织中的活性明显高于正常组织，因此 5-FU 的浓度在肿瘤细胞中选择性地增高。

大部分药物进入人体后，主要在肝脏经微粒的催化而代谢，其中细胞色素 P-450（cytochrome P-450，CYP）在生物转化过程中起着重要作用。大多数抗肿瘤药物的代谢与 CYP3A 有关。在多种药物联合应用的过程中可能产生酶诱导而致药物作用减弱，或酶抑制引起药物代谢降低、药效作用延长、不良反应增加。例如，甾体类激素、苯巴比妥、CTX 或 IFO 诱导 CYP3A 使 VCR、VP16 清除率增加；酮康唑、伊曲康唑、红霉素抑制 CYP3A4，使 VCR、VP16 清除率降低。

四、排泄

抗癌药物主要经肝脏或肾脏排泄。经肝脏代谢后由胆汁排泄的药物有 ADM、ACTD、长春花生物碱等。主要经肾脏排泄的药物有 CTX、IFO、MTX、VP16 等。MTX 的排泄与尿液的 pH 值有关，pH 呈碱性时排泄增加，因此大剂量 MTX 化疗时应碱化尿液（静滴碳酸氢钠）。当肝、肾功能有损害时，药物排泄受影响，使药物毒性增加，特别是有些抗癌药物本身具有肝或肾毒性，此时应慎用或减少剂量。

第八节　抗肿瘤药物的不良反应

一、局部反应

（一）局部药物渗漏后的组织反应

药物渗漏引起局部组织坏死、溃疡，有时溃疡经久不愈或形成纤维化，造成功能障碍。对组织有强刺激性的药物有 ADM、MMC、HN2、VCR、VLB、VDS、NVB 等，VP16、VM26、PTX、MIT 也有明显的刺激性。药物外渗后，应立即采取以下措施：①停止输液，抬高肢体；②保留针头，尽量回抽外渗的药物；③局部给予相应的解毒剂，并按不同需要局部冷敷或热敷；④外渗部位避免压迫；⑤及时报告和记录。

（二）血栓性静脉炎

早期表现为红肿、疼痛，后期表现为静脉栓塞、变硬呈条索状、色素沉着。NVB、HN2、5-FU、ADM、DTIC、VM26 易引起静脉炎。静脉炎的处理以预防为主，药物应有一定的稀释度、合理的滴速。强刺激性药物宜深静脉置管给药。局部热敷或中药外敷有助于减轻症状和恢复。

二、全身反应

（一）过敏反应

抗肿瘤药物引起的过敏反应可分为局部和全身两种。

1. 局部反应　表现为沿静脉出现的风团（荨麻疹）或红斑，常见于 ADM、EPI 给药后，使用氢化可的松、地塞米松后可缓解，反应消退后仍可继续用药。

2. 全身反应　表现为颜面发红、荨麻疹、低血压、发绀等，严重的可引起休克。易引起过敏反应的抗肿瘤药物有 L-ASP、PTX、鬼臼毒素类等。临床表现为典型的 I 型变态反应。高危因素有高过敏体质、其他药物过敏史。应用 L-ASP 前应做皮试；应用紫杉醇前应用地塞米松、西咪替丁、苯海拉明（或异丙嗪）预防变态反应。如果发生严重过敏反应，必须立即停止药物输注，并予以恰当的抗过敏治疗。

（二）发热

发热是药物急性全身反应的一种表现。BLM 最易引起高热，常伴有寒战。发热一般在给药后 2～4 小时出现，也可发生在 6 小时后，通常为自限性毒性。偶尔发生高热，伴呼吸急促、低血压、谵妄，甚至死亡。这些情况的特征有时类似于过敏反应。恶性淋巴瘤患者中较容易发生。应先给予 BLM 1 mg 做试验，严密观察体温、血压。高热时及时补液，使用退热剂和激素可避免严重后果。其他可引起发热反应的药物有 ADM、L-ASP、ACTD、DTIC、GEM 等。大多数细胞因子也可以引起发热反应。

（三）造血系统反应

大部分细胞毒性药物都有不同程度的骨髓抑制。由于红细胞半寿期不同，影响最大的是白细胞，其次是血小板，严重时会引起血红蛋白降低。不同药物引起骨髓抑制的发生时间、持续时间及严重程度不同。影响骨髓抑制的因素除药物外，与患者个体骨髓储备能力密切相关。肝病、脾功能亢进、曾接受过抗肿瘤治疗者中更易引起明显骨髓抑制。

1. 中性粒细胞减少　化疗引起的白细胞减少以中性粒细胞减少为主。严重中性粒细胞减少时，感染机会明显增加，甚至会造成生命危险。导致中性粒细胞抑制较明显的药物有亚硝脲类、蒽环类、紫杉类、NVB、VLB、VP16、IFO 等。

造血细胞集落刺激因子（colony stimulating factor，CSF）是造血细胞成熟分化的重要调控因子，对髓系细胞的发育和分化起着重要的调控作用。中性粒细胞集落刺激因子（G-CSF）可刺激造血祖细胞增生、分化，增强这些细胞成熟后的功能。G-CSF 可增加周围血和骨髓中性粒细胞计数，促进中性粒细胞释放入血循环；增强中性粒细胞抗体依赖的细胞毒性作用；通过增加超氧离子的产生，增强中性粒细胞的杀菌能力。临床上，G-CSF 可缩短与细胞毒性化疗有关的严重中性粒细胞缺乏持续的时间，使感染的机会减少。接受普通剂量化疗时,G-CSF 的用法有 3 种:当预计化疗方案将导致患者有≥20％可能产生发热性中性粒细胞减少或可能性介于 10％～20％且伴有高危因素时,考虑到剂量减低将影响化疗的效果,可一级预防性给予 G-CSF;化疗导致发热性中性粒细胞减少,而考虑到剂量减低将影响化疗的效果,下周期化疗后二级预防性给予 G-CSF;化疗后出现发热性中性粒细胞减少时,给予治疗性使用 G-CSF。G-CSF 还可应用于增强剂量强度或剂量密度化疗时的支持治疗;大剂量化疗加骨髓或外周血干细胞移植中的支持治疗等。

2. 血小板减少　对血小板影响较明显的药物有 MMC、CBP、GEM、亚硝脲类,严重的血小板下降会引起凝血功能障碍,可伴有出血并危及生命。对血小板减少的患者,应密切注意出血倾向,防止出血的发生,同时避免使用有抗凝作用的药物。对于化疗引起的血小板减少,输注血小板仍然是最主要的预防和治疗措施。实体肿瘤患者化疗导致血小板减少时,输注血小板的指征为血小板计数$<10\times10^9/L$。对于出血危险较大的患者,如接受积极治疗的膀胱癌或某些坏死较多的肿瘤,可考虑当血小板计数$<20\times10^9/L$时给予输注血小板。但输血引起的感染危险和同种免疫反应问题使这种方法的应用受到限制。

重组人白细胞介素-11(rhIL-11)是由骨髓基质细胞产生的多效性细胞因子。在体外,IL-11 能够刺激造血干细胞、巨核细胞增生,诱导巨核前体细胞成熟。IL-11 能刺激血小板生成,使外周血血小板计数增加,血小板计数的峰值出现在用药后的第 14～21 天。化疗后给予 IL-11 可减少需要输注血小板的概率。IL-11 推荐剂量为 $50\,\mu g/(kg\cdot d)$,皮下注射。主要不良反应为发热、水肿、心动过速、结膜充血等。近年来,不良反应较少的血小板生成素(thrombopoietin,TPO)和血小板生成素受体激动剂 TPO-RA 也已广泛应用于临床。

3. 贫血　癌性贫血的成因很多,包括癌症本身、放化疗引起的骨髓抑制、肿瘤侵犯骨髓、溶血、脾大、失血、铁生成障碍和促红细胞生成素(EPO)缺乏。DDP 是最容易引起贫血的化疗药物,其他药物化疗多疗程治疗后也会导致贫血。有证据表明,DDP 对肾小管损伤而使 EPO 产生减少是导致贫血的原因之一。

内源性 EPO 产生于肾脏,对红细胞的生成起调节作用。当发生缺氧或红细胞携带氧的能力下降时,EPO 生成增加并促进红细胞生长。基因重组 EPO 最早被批准用于治疗慢性肾功能衰竭导致的贫血。临床试验表明,EPO 可缓解癌性贫血,减少输血需要,改善患者的一般状况。化疗引起的骨髓抑制,使红系造血祖细胞凋亡,而 EPO 可以阻止造血祖细胞凋亡。然而,对外源性 EPO 的反应取决于患者发生贫血后自身 EPO 的产生能力。当内源性 EPO 产生数量不足时,机体才对外源性 EPO 有反应。血液肿瘤患者的外周血中促红细胞生成素的量超过 500 mIU/L 时,外源性 EPO 不能改善患者的贫血。另一个影响疗效的因素是机体是否产生对 EPO 的抗体。

(四) 消化道反应

几乎所有抗肿瘤药物都具有不同程度的消化道反应。反应常较骨髓抑制出现得早,严重毒性反应也较少。

1. 食欲不振　为化疗最初反应,发生于化疗后 1～2 天。可能与药物本身刺激胃肠道、胃肠道上皮受抑制及血浆游离色氨酸升高有关。一般无须特殊处理。孕酮类药物可缓解症状。

2. 恶心呕吐　是抗肿瘤药物最常见的毒性反应,也是患者最不能接受的反应之一。化疗所致的恶心呕吐可能原因包括:①化学感受器触发区(chemoreceptor trigger zone, CTZ);②外周机制:药物影响胃肠黏膜,引起肠道嗜铬细胞释放 5-HT,激活小肠 5-HT3 受体,通过迷走神经传入中枢;③皮质机制:直接激活 CTZ 的 5-HT3 受体继而激活延脑呕吐中枢;④前庭机制;⑤味觉和嗅觉改变。引起呕吐的其他因素有阿片类镇痛药、消化道梗阻、高钙血症、感染、放疗、精神因素等。引起重度呕吐的化疗药物有 DDP、CCNU、HN2、DTIC、ADM、VP16 等,一些靶向药物也会引起严重呕吐,如 T-DXd。

化疗所致呕吐按发生的时间可分为急性呕吐和延迟性呕吐。急性呕吐发生于化疗后 24 小时内,通常在给药后 1～2 小时内出现,给药后 4～6 小时最严重。延迟性呕吐发生于化疗 24 小时后,可持续 48～72 小时。常见于接受了明显致吐的化疗药物后,如 DDP、CBP、CTX 和 ADM。虽然延迟性呕吐的严重程度不如急性呕吐,但对患者营养、进食影响很大,可导致脱水和电解质紊乱。

5-HT3 受体拮抗剂可同时作用于中枢和外周的 5-HT3 受体,对于化疗药物引起的急性呕吐具有明显的抑制作用。对于中度致吐药物引起的呕吐的完全控制率达到 50％～90％,对于重度致吐药物(如 DDP)引起呕吐的完全控制率也可达 50％～70％。5-HT3 受体拮抗剂与地塞米松合用可提高呕吐的完全控制率。但 5-HT3 受体拮抗剂对于延迟性呕吐的控制率在 50％以下。5-HT3 受体拮抗剂同类药物有多种,如昂丹司琼、格拉司琼、帕洛诺司琼等。各种药物的半衰期及与受体的亲和力有所差别,但这类药物的疗效和不良反应相似,均可选用。NK1 受体的激活与后期的急性呕吐及延迟性呕吐有关。阿瑞匹坦(aprepitant)是 NK1 受体拮抗剂。在预防延迟性呕吐的研究中发现,阿瑞匹坦联合地塞米松的疗效优于单用地塞米松。

3. 黏膜炎　消化道上皮细胞更新受到抑制可使口腔到肛门的整个消化道黏膜变薄,容易产生继发性感染,如口角炎、舌炎、肠炎等。严重时会引起消化道溃疡、出血、出血性或伪膜性腹泻等。口腔黏膜损伤一般发生于化疗后 5～7 天。以抗代谢药与抗癌抗生素类用药后多见。反应程度常与剂量有关,并呈累积性。体质衰弱和免疫抑制的患者,容易继发真菌感染。应向患者介绍有关口腔卫生及护理的常识,发生口腔炎后,应给予口腔护理,用复方硼砂液、3％碳酸钠或 3％过氧化氢漱口,局部涂抹溃疡合剂(含制霉菌素、新霉素、地卡因等)。应注意进软食或流质,避免刺激性食物。加强支持治疗,纠正水电解质失衡。

4. 腹泻　化疗药物引起腹泻常见于氟尿嘧啶类(UFT、FT207、CAPE)、MTX、Ara-C、CPT-11。化疗引起的腹泻次数一日超过 5 次,或有血性腹泻,应立即停用有关化疗药物。在无明显感染的情况下,用非特异性治疗,如使用阿片类药物及充分补液等。目前发现奥曲肽对控制化疗相关的腹泻常常有效。CPT-11 引起的腹泻有两种:①给药后 24 小时内发生的急性乙酰胆碱综合征所致的腹痛、腹泻、出汗、流泪、低血压等症状,给予阿托品可缓解;②给药后 24 小时出现的延迟性腹泻为类似霍乱样的水泻,与 CPT-

11 的代谢产物 SN-38 有关。用 CPT-11 后一旦出现稀便、水样便、肠蠕动异常，必须立即开始口服盐酸洛哌丁胺胶囊（易蒙停），注意水电解质平衡，必要时给予喹诺酮类抗生素，并注意随访外周血白细胞计数，白细胞严重低下，感染性腹泻可导致严重后果。

5. **便秘**　长春花生物碱药物如 VCR、VDS、VLB、NVB 等可引起便秘。VCR 有时可引起麻痹性肠梗阻，高龄患者应适当减量。5-HT3 受体拮抗剂、吗啡类镇痛药、高钙血症或脱水也与便秘有关。多食富含纤维的食物如新鲜水果和蔬菜、充分摄入液体等均有助于减轻便秘。必要时应同时用缓泻剂。

(五) 心脏毒性

许多抗肿瘤药物对心脏有一定的毒性，其中以蒽环类抗生素的心脏毒性最受重视。蒽环类药物相关的心肌病临床上可分为急性心包炎、亚急性心肌病、迟发性心肌病。心脏毒性可表现为短暂可逆的心动过速、心律不齐、ST-T 改变。当累积剂量达到一定程度时，可出现心肌坏死，甚至出现不可逆的充血性心力衰竭。急性毒性的发生与蒽环类药物剂量无关，而迟发性毒性与蒽环类药物累积剂量有关。蒽环类药物中，ADM、EPI、MIT 都有不同程度的心脏毒性，其中以 ADM 研究最多。ADM 累积剂量一般应该 $<550\,mg/m^2$。高龄（>70 岁）、原有心脏疾病、曾接受纵隔放疗，或曾用大剂量 CTX 治疗的患者，ADM 累积剂量不宜超过 $450\,mg/m^2$。ADM 心肌毒性的检测可采用 ECG、心血池显像、超声心动图及心内膜心肌活检。

大剂量环磷酰胺可引起急性出血性心包炎。应用 PTX 可发现心律不齐和传导阻滞。MMC 和蒽环类联合应用时，可能增加蒽环类的心脏毒性。5-FU 也可引起心前区疼痛、ST-T 改变、心律失常等心脏毒性。

曲妥珠单抗是人源化的 HER2 单抗，已被批准治疗 HER2 过度表达的乳腺癌。在早期临床试验中，曲妥珠单抗的心脏毒性就已被认识到，主要为左心室射血分数（LVEF）下降和充血性心力衰竭。曲妥珠单抗单药治疗时，心脏毒性发生率较低，仅为 $2\%\sim8\%$。曲妥珠单抗联合 PTX 心脏毒性增加为 13%。曲妥珠单抗联合 ADM 的心脏毒性发生率最高为 27%，因此两者已被建议避免联合使用。

(六) 肺毒性

多种抗肿瘤药物可引起肺毒性，如亚硝基脲类、植物碱类、烷化剂等，其中 BLM 最易引起肺毒性。BLM 所致的病理改变为肺间质性改变，包括纤维性渗出、透明膜形成、间质及肺泡纤维化。一般 BLM 累积用量不宜超过 300 mg。高龄（>70 岁）、慢性肺部疾患、肺功能不良、曾接受肺或纵隔放疗者均需慎用或不用 BLM，用药期间宜定期做肺功能及胸部 CT 检查。MTX 可表现为急性自限性过敏反应，停药后病变可逆。VCR 和 MMC 联合应用时，可出现急性呼吸窘迫综合征，可能是由药物对肺血管的直接损伤所引起的。

(七) 肝毒性

抗癌药物引起的肝毒性可表现为急性化学性损伤所致的肝细胞坏死，以及慢性长期用药后引起的肝纤维化、肝脏脂肪沉淀。亚硝基脲类药物、6-MP、Ara-C、L-ASP、DTIC 均可引起肝毒性。长期应用 MTX 会导致肝纤维化。化疗前应预先了解患者的用药史,有肝功能不全者慎用或减量使用抗肿瘤药物;化疗期间应定期检查肝功能。大多数引起的肝功能损伤是一过性的,停药及护肝治疗后可迅速恢复。

(八) 泌尿系统反应

1. 肾损害 多数抗肿瘤药物引起的肾功能障碍是损伤肾小管,引起肾小管上皮细胞水肿、变性,上皮脱落及管腔扩张。DDP 的肾毒性最为突出,用药后可出现血清尿素氮(BUN)及肌酐(Cr)升高,肌酐清除率下降。大剂量 DDP 对肾小管损伤更明显,严重者可导致急性肾功能衰竭。监测肾功能、充分水化及采用联合化疗减少单药剂量为预防措施。为减少肾毒性的发生,在 DDP 化疗时不宜使用氨基糖苷类抗生素。应用大剂量 DDP 时应予以水化和利尿,有助于减轻肾毒性。细胞膜保护剂氨磷汀可减少或防止 DDP 的肾毒性。MTX 对肾脏有直接毒性,损伤肾小管滤过和排泄功能。大剂量 MTX 使用后血浓度监测及 CF 解救、水化和碱化尿液等措施可预防肾毒性发生。IFO 也可引起肾损害。

2. 出血性膀胱炎 应用 IFO 和大剂量 CTX 后,它们的代谢产物丙烯醛经泌尿系统排泄入膀胱后可引起出血性膀胱炎。预防性给予巯乙磺酸钠可防止化学性膀胱炎的发生。

(九) 神经毒性

抗肿瘤药物引起的神经毒性可分为外周神经毒性和中枢神经毒性。

1. 外周神经毒性 作用于微管的抗肿瘤药物主要引起外周神经毒性,如长春花生物碱类、紫杉类、铂类。这种毒性是剂量依赖性的,并且通常在停药后可恢复。VCR 的毒性表现为肢体远端麻木、感觉异常、腱反射迟钝或消失、肌无力,有时还会引起麻痹性肠梗阻。DDP 的神经毒性包括周围神经炎和高频区听力缺损。L-OHP 则表现为遇冷加重的周围神经病变及周围感觉异常,并随累积剂量增加而加重。

2. 中枢神经毒性 FU 类大剂量用药可发生可逆性的小脑共济失调。儿童颅脑放疗后全身用 MTX 可发生坏死性脑白质病。MTX、Ara-C 鞘内给药也可发生化学性脑病。IFO 引起的中枢神经毒性可表现为意识模糊、人格改变、焦虑失眠,甚至轻度偏瘫、癫痫发作等。

(十) 凝血障碍

MTH 和 L-ASP 最易引起凝血障碍。MTH 发生的凝血障碍与剂量和疗程相关。患者有多种凝血因子抑制和中度血小板减少。出血的主要原因可能是小血管损害。ASP 应用后有凝血指标的异常、凝血因子的减少,但临床上很少有严重出血情况。

(十一) 免疫抑制

多数抗癌药物包括肾上腺皮质激素都是免疫抑制剂,长期应用可导致患者功能低下。实验研究表明,中剂量间歇化疗所引起的免疫抑制往往较轻而主要抑制体液免疫,而小剂量、长疗程、持续每天给药则易严重抑制细胞免疫功能。

三、远期毒性

(一) 性腺

抗肿瘤药物中烷化剂及 PCB、VLB 等对性腺影响较大。通常在男性中产生性腺功能不全,可导致精子缺乏、睾丸萎缩。在女性中引起性腺过早衰竭,表现为闭经、不育。妊娠早期应用抗癌药物可致畸胎、流产,妊娠后期抗癌药物对胎儿生长影响不大。

预期可能获得长期生存的肿瘤患者接受抗肿瘤治疗前,应评价其性腺的功能状况和生育情况。由于烷化剂对性腺的毒性最大,在选择化疗药物前应考虑治疗后对性腺的远期影响。在疗效相当的情况下,选择毒性较小的药物。如以 ABVD 替代 MOPP 方案治疗霍奇金淋巴瘤。对于需要保存生育能力的患者,在接受烷化剂治疗前可将精子和卵子采集后保存起来。

(二) 第二原发肿瘤

由于抗癌药物本身又是致癌物质,多次化疗后获得长期生存的患者第二肿瘤的发生率比普通人群明显增高。第二肿瘤以白血病和淋巴瘤最常见,实体瘤的发生可出现在 10 年后。如霍奇金淋巴瘤放、化疗后治愈的患者发生白血病的危险性比普通人群高 30 倍。抗癌药物中以烷化剂、PCB 等最易引起第二原发肿瘤。值得注意的是,并不是所有第二原发肿瘤都与治疗有关。

化疗药物中,烷化剂、鬼臼毒素、蒽环类和铂类药物被认为具有致癌性,并且其危险性随其累积剂量增加而增加。烷化剂相关白血病的危险性在化疗后 1~2 年开始增加,高峰在 5~10 年,10 年后危险性降低。化疗引起的白血病主要为急性髓系白血病(AML),占所有 AML 的 10%~20%。其次为急性淋巴细胞白血病(ALL)、慢性髓细胞性白血病(chronic myelogenous leukemia, CML)和骨髓增生异常综合征(myelodysplastic syndrome, MDS)。

许多大型研究显示,他莫昔芬可降低对侧乳腺癌的危险,但长期使用有致子宫内膜癌的危险。服用他莫昔芬 2 年,子宫内膜癌危险增加 2 倍;服用 5 年,子宫内膜癌危险增加 4~8 倍。对于乳腺癌术后需要进行辅助内分泌治疗的患者来说,他莫昔芬治疗对生存期延长及对侧乳腺癌减少的益处远大于发生子宫内膜癌危险所带来的害处。但必须对长期服用他莫昔芬的患者进行子宫内膜癌的监测,特别是以往有雌激素替代治疗史的患者。

第九节　抗肿瘤药物的耐药问题

临床上经常可以观察到这样一种现象,恶性肿瘤初次化疗时,肿瘤细胞对药物较敏感,肿瘤体积缩小。但残留肿瘤一旦增大,再次用同样的化疗药物效果就很差。这时,提示肿瘤细胞对抗癌药物产生了耐药性。肿瘤细胞的耐药性通常分为原发性耐药和获得性耐药。前者在治疗开始时即对药物不敏感,后者是在接触药物后产生的。通常,对一种抗肿瘤药物耐药,就有可能对结构功能相似的其他药物交叉耐药。值得注意的是,肿瘤细胞对一种抗癌药物产生耐药性后,同时对不同类型的抗癌药物也会产生耐药性,称为多药耐药(multidrug resistance, MDR)。

耐药的产生有多方面机制:①细胞对抗癌药物摄取减少;②药物活化酶的量或活性减低;③药物去活酶含量或活性增加;④药物作用靶向酶的含量增高,或与药物的亲和力改变；⑤DNA 修复增加；⑥代谢替代途径的建立；⑦细胞对药物的排出增加等。

化疗一直占据肿瘤内科治疗的主导地位，而多药耐药往往是造成治疗失败的主要原因。由于存在多种染色体缺陷，肿瘤细胞具有遗传不稳定性，再加上化疗药物本身是一种致突变剂，更加重了其遗传不稳定性，使增殖快的细胞替代了增殖慢的细胞，耐药细胞替代了敏感细胞。多药耐药一般发生于天然来源的药物，如植物类和蒽环类药物。研究发现，产生 MDR 细胞含有 *MDR-1* 基因，该基因扩增后使细胞膜上 P-170 糖蛋白过度表达。P-170 糖蛋白具有跨膜转运蛋白的功能，它与细胞内抗癌药物结合并与 ATP 结合提供能量，将抗癌药物从细胞内泵出，使细胞内药物含量降低，无法发挥细胞毒性作用。钙离子通道抑制剂如维拉帕米(异搏定)等能竞争性地与 P-170 糖蛋白结合，但克服 MDR 所需维拉帕米的剂量远远超过人体所能耐受的剂量，不能投入临床使用。其他逆转 P-170 糖蛋白的药物如环孢霉素 A 等在临床上并未显示出效果。

拓扑异构酶Ⅱ(ToPoⅡ)改变也是导致耐药的一个原因。ToPoⅡ在 DNA 复制时发挥作用，抗癌药物 ADM、VP16 均作用于 ToPoⅡ，使 DNA 复制受阻，细胞死亡。当 ToPoⅡ含量减少或活性减低时，抗癌药物无法发挥作用。

另外，肿瘤细胞内谷胱甘肽和谷胱甘肽 S-转移酶含量增加也与耐药有关，该酶系统在人体中具有非特异性解毒作用，也可保护肿瘤细胞免受脂质过氧化的破坏。

戈尔迪(Goldie)和戈德曼(Goldman)的研究发现，肿瘤细胞在增殖过程中，基因在固定频率下突变，每次突变都可导致耐药株的形成。肿瘤细胞倍增次数越多，耐药株的产生越多。当肿瘤长到临床可检测的大小时，已有 $10^2 \sim 10^3$ 个耐药细胞。因此，在肿瘤负荷较小时尽早给予足量的化疗，有助于克服耐药性。

分子靶向治疗因高选择性和低毒性而备受瞩目，其与化疗的协同作用也一定程度上克服了耐药问题。但就目前临床实践看来，耐药同样是分子靶向治疗不可规避的问题。靶点表达下调、下游通路异常和旁路途径激活是其主要的发生机制。因此，应用不同作用机制的药物或联合用药是克服分子靶向治疗耐药问题的关键。

尽管目前已对抗药性的产生及克服方法有所研究，但很多仍停留在实验阶段。因此，如何逆转耐药性仍是今后抗癌药物研究的重要目标之一。

第十节　实体瘤疗效评价标准

判断实体肿瘤药物治疗后的疗效，国际上均采用通用的疗效判断标准，以便所发表的研究结果具有可比性。1981 年 WHO 首次出版肿瘤疗效评价标准，近年来则通用 RECIST(Response Evaluation Criteria in Solid Tumors)标准(表 9-1、9-2)。

一、WHO 疗效判断标准

治疗前后，应尽量选择垂直双径可测量的病灶，记录病灶大小。一般认为边界清楚、体格检查测量肿瘤(如浅表淋巴结、皮肤结节)的最大直径大于 2 cm，影像学检查如

CT 测量最大直径大于 1 cm 为可测量病灶。胸腔积液、腹水、骨转移病灶等为不可测量的病灶，仅作为评估之用。检查方法可包括体格检查时的触诊、X 线摄片、CT、MRI等。治疗前后选用的检查方法应相同，以便对照。对化疗敏感的肿瘤一般治疗 2 个疗程后可评价疗效，而发展缓慢的肿瘤化疗 3 个疗程后评价疗效可能更好。一旦出现疗效，特别是完全缓解和部分缓解，应继续观察 4 周，然后用相同的检查方法确认该疗效。WHO 的疗效判断分为以下 4 种：①完全缓解（complete remission，CR）：所有肿瘤病变完全消失，疗效持续 4 周以上；②部分缓解（partial remission，PR）：肿瘤病灶的最大直径与其垂直径乘积缩小 50% 以上，无其他新病灶出现，疗效持续 4 周以上；③稳定（stable disease，SD）：肿瘤病灶的最大直径与其垂直径乘积缩小不到 50%，或增大不超过 25%，无其他新病灶出现，疗效持续 4 周以上；④进展（progression disease，PD）：肿瘤病灶的最大直径与其垂直径乘积增大超过 25%，或出现新病灶。

二、RECIST 疗效判断标准

2000 年制定了新的疗效评价标准 RECIST 1.0，2009 年修订的 RECIST 1.1 标准是目前临床上通用的疗效判定准则。

按照 RECIST 1.1 标准，在基线水平上，肿瘤病灶/淋巴结分为可测量和不可测量两种。

1. 可测量病灶　肿瘤病灶至少有一条可以精确测量的径线（记录为最大径），其最小长度如下：CT 扫描 10 mm（CT 扫描层厚不大于 5 mm）；临床常规检查仪器 10 mm；胸部 X 线 20 mm。恶性淋巴结病理学增大且可测量，单个淋巴结 CT 扫描短径须≥15 mm（CT 扫描层厚推荐不超过 5 mm）。

2. 不可测量病灶　所有其他病灶，包括小病灶（最长径＜10 mm 或者病理淋巴结短径≥10 mm 至＜15 mm）和无法测量的病灶。无法测量的病灶包括：脑膜疾病、腹水、胸膜或者心包积液、炎性乳腺癌、皮肤/肺的癌性淋巴管炎、影像学不能确诊和随诊的腹部包块，以及囊性病变。对病灶基线评估和后续测量应采用同样的技术和方法。除了不能用影像学检查，而仅能用临床检查来评价的病灶，所有病灶必须使用影像学检查进行评价。

此外，按照 RECIST 1.1 标准，靶病灶（target lesions）是指为了估计总体肿瘤负荷，研究者需要记录和跟踪的病灶。当基线仅存在 1 个可测量病灶时，毫无疑问它就是靶病灶。而当基线存在＞1 个可测量病灶时，则至多选择所有受累器官中的 5 个病灶作为靶病灶，且每个器官至多选择 2 个病灶。全身淋巴结也被视为 1 个器官，至多选 2 个作为靶病灶。非靶病灶（non-target lesions）定义为：除了靶病灶，所有其他肿瘤病灶（或疾病部位）包括病理淋巴结，均应确定为非靶病灶。非靶病灶应在基线时进行记录并做后续跟踪，但不需要测量，而仅记录为"存在""缺失"，或在极少数情况下记录为"明确进展"。

肿瘤靶病灶疗效判断分为以下 4 种。①CR：所有靶病灶消失，全部病理淋巴结（包括靶结节和非靶结节)短直径必须减少至<10 mm。②PR:靶病灶直径之和比基线水平减少至少30％。③PD:以整个实验研究过程中所有测量的靶病灶直径之和的最小值为参照,直径和相对增加至少20％(如果基线测量值最小,就以基线值为参照);除此之外,必须满足直径和的绝对值增加至少5 mm(出现一个或多个新病灶也视为疾病进展)。④SD:靶病灶减小的程度没达到PR,增加的程度也没达到PD水平,介于两者之间,研究时可以直径之和的最小值作为参考。

虽然一些非靶病灶实际可测量,但无须测量,只需在方案规定的时间点进行定性评估即可。肿瘤非靶病灶疗效判断分为以下3种。①完全缓解(CR):所有非靶病灶消失,且肿瘤标记物恢复至正常水平。所有淋巴结为非病理尺寸(短径<10 mm)。②非完全缓解/非疾病进展:存在一个或多个非靶病灶和/或持续存在肿瘤标记物水平超出正常水平。③疾病进展:已存在的非靶病灶出现明确进展。出现一个或多个新病灶也被视为疾病进展。

表9-1 时间点反应:有靶病灶的受试者(包括或者不包括非靶病灶)

靶病灶	非靶病灶	新病灶	总缓解
CR	CR	非	CR
CR	非CR/非PD	非	PR
CR	不能评估	非	PR
PR	非进展或者不能完全评估	非	PR
SD	非进展或者不能完全评估	非	SD
不能完全评估	非进展	非	NE
PD	任何情况	是或否	PD
任何情况	PD	是或否	PD
任何情况	任何情况	是	PD
CR=完全缓解	PR=部分缓解	SD=疾病稳定	PD=疾病进展 NE=不能评估

表9-2 时间点反应:仅有非靶病灶的受试者

非靶病灶	新病灶	总缓解
CR	非	CR
非CR或者非PD	非	非CR或非PD
不能完全评估	非	不能评估
不能明确的PD	是或否	PD
任何情况	是	PD

因为篇幅有限,无法把RECIST 1.1评估的细节一一展示,读者可参见参考文献[5]。此外,针对淋巴瘤,2014年第11届国际淋巴瘤会议确定的Lugano修订版是目前国际公认的淋巴瘤疗效评价标准;针对免疫治疗时代肿瘤缓解评估的新标准iRECIST

也已广泛应用；针对特定瘤种或部位的 IWG、PCWG、RANO 等评估标准在临床工作中常被使用、值得关注。

（张　剑　胡夕春）

参考文献

［1］上海市抗癌协会癌症康复与姑息专业委员会. 化疗所致恶心呕吐全程管理上海专家共识（2018 年版）［J］. 中国癌症杂志，2018，28（12）：946 - 960.

［2］中国抗癌协会肿瘤临床化疗专业委员会，中国抗癌协会肿瘤支持治疗专业委员会. 中国肿瘤药物相关血小板减少专家诊疗共识（2023 版）［J］. 中华医学杂志，2023，103（33）：2579 - 2590.

［3］中国临床肿瘤学会指南工作委员会. 中国临床肿瘤协会（CSCO）肿瘤相关性贫血临床实践指南 2022［M］. 北京：人民卫生出版社，2022.

［4］DEVITA V T, CHU E. A history of cancer chemotherapy［J］. Cancer Res, 2008, 68(21):8643 - 8653.

［5］EISENHAUER E A, THERASSE P, BOGAERTS J, et al. New response evaluation criteria in solid tumours: revised RECIST guideline (version 1.1)［J］. Eur J Cancer, 2009, 45(2):228 - 247.

［6］HANAHAN D, WEINBERG R A. Hallmarks of cancer: the next generation ［J］. Cell, 2011; 144(5):646 - 674.

［7］U.S. Department of Health and Human Services, National Institutes of Health, National Cancer Institute. Common Terminology Criteria for Adverse Events (CTCAE) Version 5.0. 2017.

第十章 肿瘤的放射治疗

▍第一节 放射治疗的历史回顾

1895年,威廉·伦琴(Wilhelm Röntgen)发现了X线。1898年,玛丽·居里(Marie Curie)发现了放射性元素镭,它能释放α、β和γ射线。此后,放射线被用于对疾病的诊断,也用于治疗良性疾病和恶性肿瘤,统称为放射学(radiology)。实际上,从一开始放射学就向两个明显不同的方向发展,一个方向是利用X线透视人体并以感光胶片呈现的图像对各种疾病进行诊断,以后发展到以CT为代表的疾病诊断技术;另一个方向则是利用射线进入人体内杀灭肿瘤以达到治疗的目的,以高能加速器为代表的先进治疗技术。目前,放射学已发展成为两个独立的学科:放射诊断学(diagnostic radiology)和放射治疗学(therapeutic radiology)。

目前,放射治疗已经成为治疗恶性肿瘤的主要手段之一,大约70%的肿瘤患者在病程中的某一阶段需要使用放疗。随着放疗设备的改进,放射物理、放射生物学及其他相关学科研究的深入,使放疗成为一门完整的学科,包括放射物理学、放射生物学和临床放疗学。

1899年,镭首次被试用于治疗肿瘤患者,当时使用镭直接贴附于肿瘤表面,以后把镭制成针,直接插植在肿瘤内,进行近距离放射(brachytherapy)。1934年,亨利·库塔尔(Henri Coutard)发现采用分次照射的方法既能杀灭肿瘤,又能保护肿瘤周围正常组织不受严重损伤。从而开创了分次放疗的方法,1936年,有报道用千伏(kV)X线进行外放疗的结果。在放疗的最初阶段,用X线可以对各种良性和恶性疾病都进行治疗,如局部炎症、淋巴结结核、皮肤病、关节炎及组织增生等。然而,由于大多数良性疾病有了有效治疗药物,以及对放疗后遗症经验的累积,使放疗逐步不再用于治疗良性疾病,而主要用于治疗恶性肿瘤,所以改称为放射肿瘤学(radiation oncology)。对放射肿瘤学医师(radiation oncologist)来说,他们首先是一个肿瘤学家,然后是用放疗的方法进行肿瘤治疗。所以对他们而言,必须掌握放射物理学、放射生物学和肿瘤放疗学的知识和技能,还要有广泛的肿瘤临床基础知识和实践经验,这样才能提供最佳的治疗。

第二节　放射物理学

一、放射线的种类

根据放射线进入物质后,在单位轨迹上能量传递的多少将其分为两类。第一类是低线性能量传递(linear energy transfer, LET)射线,LET 一般在 10 keV/μm 以下,如千伏 X 射线、来自钴-60(^{60}Co)的 γ 射线和来自直线加速器的高能 X 射线、电子射线和质子射线。其中,除电子和质子外,其他射线以其物理性质而言是电磁波在空间运动,是一束能量,因此与可见光同属,所不同的是波长,可见光的波长范围是 4 000～8 000 埃,而 X 线为 0.001～120 埃,γ 射线为 0.001～1.5 埃,所以也把它们称为光子射线。第二类放射线为高 LET 射线,LET 一般在 10 keV/μm 以上,如中子射线、负 π 介子、α 粒子及其他重粒子等,都是质量较高的粒子射线。当放射线进入人体后,在放射效应中主要为电离现象,这是一系列进一步生物效应的开始,介于物理与生物效应的一个重要的能量传递过程。这是由入射的放射线在物质内所产生的二级电子引起的电离或激活时消耗能量的过程,这个能量传递的多少决定了生物效应的强度。由于 X 线是通过二级电子的产生起作用的,能量传递少。即便是能量高达 20 MV 的 X 线,虽然在物质内的穿透能力很强,但是能量的传递仍然是低水平的。相反,中子射线在其射程中产生的二级电子多而密,能量传递水平很高,所以在相同的吸收剂量时的生物效应要比 X 线大得多。

二、放疗常用的治疗方式及设备

(一) 远距离放疗

产生放射线的放射源在人体外,离开人体一定的距离对病灶进行照射,这是放疗最常用的方式。如直线加速器在距离人体 80～100 cm 处,治疗时放射线通过皮肤、软组织、骨骼才能到达肿瘤。因此在治疗肿瘤的同时,肿瘤周围正常组织也受到一定剂量照射,产生一定程度的正常组织放射损伤。为减少对正常组织的剂量,常用同中心照射技术,进行聚焦式的照射,即以病灶为中心,在体外从多个方向向病灶发射放射线,使在病灶处积累较高的放射剂量,而周围正常组织的剂量减少。常用的放疗设备如下。

1. 千伏(kV)级 X 线治疗机　这种设备产生的 X 线能量较低。X 线是由阴极灯丝发出电子流,在高压场中与阳极金属靶发生碰撞而产生。由于 X 线机产生射线的能量和所通过的电压场直接相关,所以 X 线的能量就用电压来表示。60～120 kV 的 X 线,穿透组织的能力非常有限,只能用于浅表肿瘤的放疗,如皮肤癌。180～250 kV 的 X 线能用于稍深位置的肿瘤,如颈部的转移性淋巴结。X 线在进入人体组织后,其能量逐步减弱,最高剂量在皮肤表面,因此皮肤的放射反应较明显,这类放疗设备已被逐步淘汰,而改用直线加速器。

2. 直线加速器　是目前主要的放疗设备。加速器的基本原理是使电子束在磁场变动的推动作用下获得不断加速,能量加大。当电子加速到一定程度,被导向一金属靶(如铂金),发生碰撞后即产生高能 X 线。如果不使用这个靶,将电子直接引出即为电子线。由于电子在加速管内直线运行而被加速,故称为直线加速器。目前常用 4～8 MV 或 15～20 MV 直线加速器。高能 X 线(6 MV 以上)穿透力较^{60}Co 的 γ 射线强,并随能量增大而增强,最高剂量在人体皮肤表面下一定深度,皮肤表面剂量较低,放射野的半影也小,适用于大部分体腔深部的肿瘤放疗。直线加速器产生的电子线可以直接引出用于放疗,其物理学特点是:最高剂量在皮肤上,在组织中达到一定深度后,剂量迅速降低。这样使被照射病灶深面的正常组织所受放射剂量明显减少而得以保护。常用于偏体腔一侧病灶或表浅病灶的放疗。螺旋断层放射治疗系统(TOMO therapy)以螺旋 CT 旋转扫描方式,结合计算机断层影像导航调校,在 CT 引导下 360 度聚焦断层照射肿瘤,对恶性肿瘤患者进行高效、精确、安全的治疗。射波刀(Cyberknife)又称"立体定位射波手术平台",是全身立体定位放射外科治疗设备,以大剂量射线对肿瘤进行极高精度照射的治疗,为患有手术无法或较难切除肿瘤的患者,或者正在寻求除手术以外的其他选择的患者提供一个无痛、非手术的治疗选择。

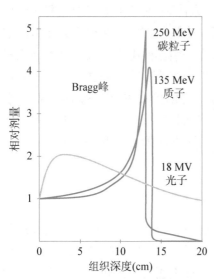

图 10-1 光子和粒子射线在组织深部的剂量分布

3. 质子和重粒子放疗系统 质子可以用回旋加速器或同步加速器加速,重粒子由同步加速器加速。当把这些粒子加速到 70% 的光速时,引出来进行肿瘤的治疗。质子射线和重粒子射线在进入人体后的最初阶段能量释放不明显,但是到达一定深部后剂量骤然大量释放,形成所谓布拉格(Bragg)峰,在此峰的深部剂量又迅速降低(图 10-1)。Bragg 峰所处的位置可以被调节,Bragg 峰的宽度也可以用加补偿物或调节能量等方法以增加峰的宽度。因此,由于物理剂量分布的特点,粒子射线比较适合用于对体腔深部肿瘤的放疗,可以使肿瘤得到非常高的剂量而其浅部和深部的正常组织所受的放射剂量很低。

(二)近距离放疗

把放射源放置于肿瘤病灶附近进行近距离放射,主要有两种形式。第一种为组织间插植,常用放射性碘-125(^{125}I)、金-198(^{198}Au)等,把它们装入粒子或针形的金属外壳中。把这些有放射性的粒子或针,按照一定的规律,种入或插植到病灶。如对前列腺癌,把放射性碘颗粒种入肿瘤。第二种形式是把放射源置于病灶表面或贴在病灶上,进行这种形式放疗的条件是病灶是可贴近或靠近的。常通过人体自然腔道(如阴道、鼻咽、气管、食管、直肠)把放射源直接放置于肿瘤表面。由于近距离放疗把放射源直接置于病灶进行放疗,因此病灶的放射剂量非常高,而病灶深部的正常组织的剂量较低。常用的放射源是:^{60}Co、铯-137(^{137}Cs)、铱-192(^{192}Ir)等。

常用的第一种近距离放疗形式的主要设备是近距离放疗计划设计系统,它对所需放射的病灶进行计算,获得放射性颗粒应该分布的立体形状,然后由医师通过手术的方法按计划进行放射性颗粒的种植。第二种形式的近距离放疗主要使用的设备是遥控后装治疗机,先把病灶及其周围正常器官的解剖三维结构输入后装设备放射治疗计划系统(treatment planning system,TPS),然后再把通过自然腔道插入的用于运送放射源的输源管的立体位置输入,输源管中已放置了假的放射源。当放疗计划被设计好后,把假的放射源退出,送入真的放射源,在计算机的控制下进行放疗。

三、放疗辅助设备

放疗中需要许多辅助设备,这些都是现代放疗中必不可少的部分,不但在治疗开始前用于放疗计划的设计和验证,也用于放疗过程中对放疗的精确度进行检查。

1. 模拟机(Simulator)　是一种能够模拟放疗机的 X 线透视设备,用此设备可以观察肿瘤和正常脏器的立体形态和解剖位置,设计放疗计划,包括放射野的形状、放射野的入射方向等。它可以用来验证由放疗计划系统(见下)设计的放疗计划是否正确。除了上述模拟机外,目前较先进的放疗计划系统是 CT 模拟机。用 CT 采集患者肿瘤和正常脏器的解剖信息,把这些信息传输到 TPS 中,然后进行放疗计划的设计。磁共振模拟机通过 MRI 精准定位肿瘤。某些特定部位肿瘤,使用 CT 或普通放疗设备定位精准度不够,而磁共振模拟机能够精准定位肿瘤的位置,解决难治肿瘤。

2. 肿瘤影像学诊断的设备　包括 CT、MRI 和 PET 等。用于显示肿瘤的部位、大小、肿瘤的侵犯范围、与周围正常组织的解剖关系等,这些信息是放疗计划设计的重要依据,并且在患者的随访中也起重要的作用。目前提倡将各种影像诊断手段有机结合起来,才能达到肿瘤照射靶区的准确定位,设计合理的放疗计划。

3. TPS　TPS 实际上是一套电子计算机系统,可以将 CT 图像直接从 CT 机输入,包括肿瘤和周围的正常器官三维立体结构。以此为基础,设计放疗的布野方案,包括每个方向放射野的几何形状、入射方向、剂量权重。在医师定出肿瘤的放射剂量及周围正常组织所受放射剂量的限制后,TPS 经过计算后获得初步的放疗计划,包括肿瘤剂量、照射靶区内的剂量均匀度,正常器官受到的放射剂量。现代的三维适形放疗和调强放疗计划的 TPS,可以立体观察肿瘤及正常组织的剂量分布情况。比较先进的 TPS 有逆向放疗计划设计的功能。医师只要规定放疗的目标剂量:肿瘤给予多少剂量及正常组织不能超过的剂量,然后按照这个预定的目标,计算机来设计和计算,获得放射计划,包括放射野的设置,每个放射野的剂量权重,剂量的调强谱,经过反复计算达到预定的放疗的目标剂量。在放疗前,TPS 再生成剂量验证的计划,用于放疗前在体模上的剂量验证。

四、放疗的剂量学概念

放射线在通过任何物质时,与其原子相互作用过程中,能量逐渐减弱,所丧失的能量被所通过的物质吸收,称为能量吸收。低 LET 射线,即 X 线和 γ 射线通过物质时射线和原子相互作用,主要发生 3 种效应:光电吸收、康普顿效应(Compton effect)和电子对效应,其中以康普顿效应最为重要。物质吸收射线的能力主要取决于物质的密度,即原子序数,原子序数越高,原子核外电子层越多,则这样的物质吸收低 LET 射线的能力就越强,如铅、钨等;反之,原子序数低的物质吸收射线的能力就弱。

目前国际上采用 Gy(格雷,Gray)表示放疗的剂量,系吸收剂量单位。1 Gy 为 1 J/Kg。

在放疗的剂量计算中,要遵循国际辐射单位和测量委员会(International Commission on Radiation Units and Measurements,ICRU)的标准,计算照射体积内的剂量。照射靶区的定义为:肿瘤区(gross target volume,GTV),是目前临床和辅助检查可见的肿瘤范围,包括原发灶和转移的淋巴结;临床靶区(clinical target volume,CTV),是 GTV 加上潜在的亚临床病灶,包括原发病灶和淋巴结引流区;内在靶区(internal target volume,ITV),在 CTV 外加上适当的边界,以包括病灶在放疗期间的移动,如呼吸引起的肿瘤运动;计划靶区(planning target volume,PTV),在 CTV 或 ITV 外加上每天放疗时摆位的误差。影像引导放射治疗(imagine-guided radiation therapy,IGRT)是一种四维的放射治疗技术,它在三维放疗技术的基础上加入了时间因子的概念,考虑同一分次内和多次分次间患者固定的不确定性,肿瘤运动(包括肺和肝随呼吸运动发生位置改变),肿瘤体积和患者身体轮廓的变化等引起放疗剂量分布的变化和对治疗计划的影响。IGRT 技术要求在患者进行治疗前及治疗中利用各种先进的影像设备对肿瘤及正常器官进行适时监控,并能根据器官位置的变化调整治疗条件,使照射野紧紧"追随"靶区。自适应放疗(adaptive radiation therapy,ART)是 IGRT 的一种,通过图像引导实现治疗计划的实时更新和优化,以适应放疗过程中患者解剖位置及器官和肿瘤形状的变化。应用 IGRT 技术有利于实现更好的肿瘤控制和功能保护。

五、临床放疗中对放射线的选择

射线进入人体后能量逐渐减弱,剂量减弱的原因为:①射线在空间到达的距离越远剂量越小,剂量减少的比例是射线到达距离平方的反比;②人体组织对剂量的吸收。以 ^{60}Co 的射线为例,进入人体后,最高剂量在皮下 0.5 cm 处(源皮距为 80 cm, 10 cm× 10 cm 放射野),若以此处的剂量为 100%,则皮下 5 cm 处的剂量为 78.5%,皮下 10 cm 处的剂量为 55.6%。与 ^{60}Co 的 γ 线相比,高能 X 线的能量较高,因此穿透组织的能力较强,以 6 MV 的 X 线为例,进入皮肤后射线最高剂量在皮下 1.5 cm 处,若以此处剂量为 100%(源皮距为 80 cm, 10 cm×10 cm 放射野),则皮下 5 cm 处的剂量为 84%,皮下 10 cm 处的剂量为 64.5%。

在放疗中,对不同部位的肿瘤要采用不同能量的射线。浅表肿瘤,如皮肤癌、覃样肉芽肿、乳腺癌胸壁复发等,为了保护或减少肿瘤深部正常组织的放射剂量,采用穿透力不强的千伏 X 线或低能电子线治疗。头颈部肿瘤浅表淋巴结转移也可以用千伏 X 线或低能电子线照射,以保护深部正常组织和脊髓等,但多数情况下,也和其他射线,如高能 X 线或 ^{60}Co 的 γ 射线混合使用。对大多数体腔深部肿瘤,如食管癌、肺癌、肝癌等,为了达到较高的深部剂量,常用穿透力高的高能 X 线照射。同时采用多野照射技术,即以肿瘤为中心,设计多个放射野,从不同方向射入体内,给肿瘤以很高的剂量,而肿瘤周围正常组织的剂量相对较少。

六、放疗计划设计和实施

1. 放疗计划设计　放疗的最终目标是在给予放疗靶区(肿瘤照射范围)充足剂量的同时,最大限度地减少周围正常组织的剂量。广义上讲,"治疗计划"指的是在进行放射治疗时,引导患者治疗的所有流程和决策的方案。现代放疗流程包括质量保证和质量控制的整个环节。放疗流程的制定,流程中各个环节相关医务人员的培训和训练,不同放疗技术的不断改进,流程中所用的设备(主要是放疗加速器)和辅助器材的应用,都是为了达成放疗的首要目标:精确给予靶区足够的剂量,同时最大限度地减少周围正常组织的损害,提升患者肿瘤控制率,延长生存时间及提升生存质量。治疗计划设计涉及许多过程和决策,设计过程可以描述为以下几步。

(1) 根据体检、病理学和影像学检查的结果,医师确定需要照射的靶区体积。CT 是放疗计划设计最常使用的影像技术之一,其他可采用的技术还包括 MRI、X 线摄影、血管造影、放射性核素(代谢)成像。

(2) 医师指定靶区的照射剂量。"剂量处方"的确定一般基于医师的经验和已发表的报告和建议。有时处方剂量也会按照临床试验的要求决定。

(3) 医师需要确定对辐射敏感的正常组织或危及器官,并指定这些危及器官的剂量体积限值。诸如脊髓之类的组织,剂量体积限值的形式是最大剂量。对于其他组织如肺或腮腺,剂量限值的形式为器官内指定体积的平均剂量或者最大剂量。这些剂量限制依赖于医师的经验及对器官耐受剂量所做的决定,超过耐受剂量时,可预期的并发症发生率将不可接受。

(4) 与医学物理师和剂量师共同商讨后,确定要使用的治疗射束和能量。在某些情况下,射束模式或者能量需要依据靶器官的位置或靶组织的最大深度来选择;更复杂的情况下,需要比较步骤(5)中生成的备选治疗计划来选择射束模式和能量。

(5) 治疗计划的生成和优化:这一过程需要遵循很多目标,例如肿瘤内的剂量均一性;肿瘤剂量应远大于照射区内任意点的剂量;累计剂量应尽可能小;高剂量体积的形状应当与计划靶体积形状一致;危及器官的剂量应低于高概率引起损伤的剂量水平等。

(6) 治疗计划传送或保存到信息系统中,以用于在加速器上的实施。

放疗过程中,涉及多个专业工种,包括肿瘤放疗医师、放疗物理师、放疗技术员等;涉及不同的软、硬件设备,主要为放疗加速器和放疗计划系统,还有一些支持设备是为了帮助实施更先进的放疗(如图像引导设备)或更疑难的放疗(如呼吸运动控制)。靶区勾画的精确工作主要由放疗医师决定,技术员及医院的加速器维护也很重要。具体放疗计划的设计主要由放疗物理师完成。此外,放疗中使用各种辅助耗材,帮助更好地固定患者,使放疗能够精准地实施。

2. 放疗质量保证　一个全面的质量保证和质量控制计划应该能够标注出患者在治疗中能遇到的所有误差,从而尽量减少治疗过程中的不确定性。ICRU 建议剂量不确定性保持在低于 5% 的水平。在治疗中,给予患者的剂量偏差低于 5% 并不是一个简单的任务,据估计,大多数物理师使用的校准辐射束的设备的不确定性约为 1.5%。质量保证和治疗控制应该体现在患者连续的治疗过程中。在审核记录时,审核人应能通过所有质量保证程序对患者治疗的各方面跟踪核查。例如,监控装置应该有连续性,剂量取决于治疗计划,计划系统和加速器的质量保证。质控是一个持续改进的过程,质控程序须权衡可利用资源来提高质量保证体系。随着技术的发展,质控项目也必须适应新技术的进步。

第三节　放射生物学

本节主要阐述放射线进入人体后在细胞和组织及肿瘤中发生的生物效应,以及放射线用于肿瘤治疗的机制。

在放射效应中,电离现象仅是一系列生物效应的开始,介于物理和生物效应间的一个重要过程,是能量的传递,是入射的放射线在物质内所产生的二级电子引起的电离或激活时消耗能量的过程,这个过程的强度决定了生物效应的强度。由于低 LET 射线是通过二级电子的产生起作用,能量传递较少。即使是能量高达 20 MV 的 X 线,虽然在物质内的穿透能力很强,但是能量传递水平仍然较低。相反,中子射线在其射程中产生的二级电子多而密,能量传递水平很高,所以在相同的吸收剂量时的生物效应要比 X 线大得多。

相对生物效应(relative biology effect,RBE)是指要达到同样生物效应时,标准射线(250 kV X 线或 γ 射线)和某种射线的比值,用以评价某种放射线对生物体产生的生物效应的强弱。影响 RBE 的因素很多,包括组织类型、射线能量、LET 值的高低等。

一、细胞水平的放射生物效应

放射线进入人体后,入射的放射线或其产生的次级电子可直接击中细胞核中的 DNA,产生 DNA 的单链或双链断裂,这种作用称为射线的直接效应,这是高 LET 射线的主要作用方式。另一种方式称为间接效应,即放射损伤是放射线间接产生的。人体的主要组成成分是水,水分子受射线作用后发生特殊的电离,产生了自由基:$H\cdot$、$\cdot OH$ 和 H_2O_2 等,这些自由基和有毒的化学成分产生了对 DNA 的破坏作用。低 LET 射线以产生间接效应为主。DNA 单链断裂后,细胞能修复放射损伤,即以另一条链为模板进行修复,细胞得以生存。这种能修复的损伤称为亚致死性损伤(sublethal damage,SLD),正常细胞一般在放射损伤产生后的 4~6 小时后修复 SLD,但肿瘤细胞的修复能力较弱,且需要更长的时间来修复 SLD。若产生 DNA 的双链断裂,则细胞已无能力修复放射损伤,这种损伤称为致死性损伤。在多数情况下,细胞能修复 SLD 损伤,但如损伤修复的环境不适合,如温度过高,或存在抗癌化疗等,均能阻止修复过程,使这些损伤从 SLD 发展为致死性损伤。

细胞死亡的类型：射线与细胞发生作用后，影响细胞的生存或增殖能力。被射线损伤的细胞有以下几种结局。

1. 细胞间期死亡　对射线高度敏感的正常细胞（如淋巴细胞）在受照射后，或对放射敏感的恶性细胞在受到一次大剂量照射后（如 100 Gy），由于 DNA 的严重损伤，细胞即刻死亡，主要表现为细胞凋亡。

2. 分裂死亡　由于 DNA 的双链断裂，导致细胞在分裂过程中 DNA 无法复制，以致细胞在试图分裂时失败，亦称流产分裂，最终细胞死亡。有时，受到致死性放射损伤的细胞虽然失去了无限增殖的能力，但是在完全丧失增殖能力之前，它们尚可分裂几次：DNA 被勉强修复，细胞分裂为 2 个，但 DNA 存在明显的缺陷，这种 DNA 的缺陷，在经过几次分裂后，DNA 的损伤被累积，在分裂 4~6 次后，最终仍然死亡。

3. 产生巨核的"怪细胞"　这种情况多数出现在肿瘤细胞中，虽然它们受到致死性放射损伤，失去了无限增殖能力，但尚可增殖一次或几次。由于 DNA 的严重破坏，细胞在 DNA 复制后，进入分裂相，但分裂失败，双倍的 DNA 堆积在一个细胞内。如此经过数次 DNA 复制和数个尝试分裂失败后，数倍的 DNA 堆积在一个细胞内，形成巨核的"怪细胞"，这些细胞最终死亡。

4. 形态上完整的细胞　细胞的 DNA 受到双链断裂的损伤，但它不进入分裂周期，所以仍然保持细胞的完整性，在许多情况下仍保留该细胞原有的生理功能，在形态学上并不显示出它已受到致死性放射损伤，而仍是一个存活的细胞。然而当这类细胞尝试进行分裂时，就可能进入分裂死亡。

5. 修复损伤　受到 SLD 损伤的细胞，保持原有的形态和功能，并修复了放射损伤。

二、组织水平的放射生物效应

1. 放射敏感性和细胞周期　放射线对细胞的作用必定反映到组织水平。由于细胞本身可能处在细胞周期中的不同时相（G_0、G_1、S、G_2 和 M 期），整个细胞群实际上是由这 5 种时相的细胞组成的。不同时相的细胞对放射线呈不同的敏感性，多数哺乳细胞的 G_2 和 M 期细胞对放射最敏感，即最容易被杀灭；G_1、S 和 G_0 期的放射敏感性均较低。组织的放射敏感性与组成该组织的细胞群的细胞周期分布、细胞增殖速率、该组织中处于增殖中细胞的比例等有关。不同组织的细胞增殖动力学不同，放射敏感性不一样。一群细胞（细胞组成的正常组织，或肿瘤）处于不同的增殖状态，其放射敏感性也不同，产生的放射损伤效应也不尽相同。

2. 放射损伤出现的时间　照射正常组织后，根据放射损伤出现的时间，正常组织分为：早期反应组织和晚期反应组织。早期反应组织是那些细胞增殖很快的组织，如消化道上皮、皮肤及黏膜等，它们的放射损伤出现在照射后不久，在放疗的疗程中就会发生，如放射性食管炎出现在常规分割放疗开始后的 2 周左右。晚期反应组织是那些细胞增殖比较慢，或已经丧失了增殖能力的细胞组成的组织，如脊髓和脑，它们的放射损伤出现在放疗结束后的很长时间，如放射性脊髓炎出现在放疗结束后数年。肿瘤细胞的增殖比较快，因此它对放射损伤的反应类似于早期反应组织。

3. 放射后组织和肿瘤的反应 目前的放疗绝大多数采用低 LET 射线,临床实践已证实,必须使用分割照射的方法,才能达到消灭肿瘤而又不严重损伤正常组织和器官的目的。常用的分割照射方法(常规分割)为:每天照射 1 次,每周照射 5 天,总疗程为 4～7 周。在这种分割照射的疗程中,正常组织和肿瘤作为一个细胞群,其分裂周期和细胞群的增殖动力学都产生了许多变化。

三、分次放射治疗的生物学基础

1. 现代放射治疗的生物学基础:从"4R"到"5R"学说

(1) 细胞放射损伤的再修复(repair):实验室证据显示并经临床证实,不管是肿瘤细胞还是正常组织的细胞,在经放射后能对其受到的损伤进行修复,它主要包括亚致死性损伤修复和潜在致死性损伤修复。

(2) 细胞周期内时相的再分布(reassortment):细胞经放射后,会导致细胞周期时相出现重新分布。照射后,由于处于对射线敏感时相的细胞被杀灭,存活的细胞即处在对放射相对抵抗的时相的细胞,如 G_1、S 期细胞经几小时后能重新进入细胞周期中的不同时相,其中包括再次进入放射敏感的细胞周期。

(3) 氧效应及乏氧细胞的再氧合(reoxygenation):在肿瘤内存在乏氧细胞群,它们对射线具有抗性。在分次放疗中,经一次放射后由于富氧细胞被大量杀灭,剩余大量乏氧细胞,这时因细胞内氧供情况改善,如氧的弥散距离缩短等因素,会导致乏氧细胞内氧浓度增加,从而增加乏氧细胞的放射敏感性。这个过程主要存在于肿瘤组织内。

(4) 再群体化(repopulation):放射治疗期间,细胞一方面会产生死亡,另一方面,组织和肿瘤内的干细胞分裂速度加快,导致细胞增殖速度增加。这种现象随着放疗时间延长越来越明显,特别是增殖快的组织和肿瘤。

(5) 放射敏感性(radiosensitivity):根据"4R"理论,修复和再增殖过程将会使细胞对射线更为抵抗,而再分布和再充氧的过程会使细胞对射线更为敏感。而不同肿瘤组织与正常组织对放射的效应很大程度上取决于细胞内在放射敏感性,如血液系统的肿瘤比其他实体瘤对放射线更为敏感。

2. 影响分次放射治疗生物学效应的因素

(1) 总疗程(时间因素):肿瘤和正常组织细胞在经过细胞毒性药物治疗或放射线照射后,可以引发细胞分裂加速,这一现象被称为加速再增殖。当治疗总疗程超过 4 周,如需达到相同肿瘤控制率,则需增加每天的照射剂量以克服肿瘤细胞加速再增殖的影响。短疗程放疗适合增殖比较快或 α/β 比值较高的肿瘤,对于潜在倍增时间约为 5 天或放射敏感性中等的肿瘤,必须缩短总的疗程。而总疗程的长短对增殖较慢的肿瘤影响不大。

(2) 分次剂量:晚反应组织对分次剂量改变的敏感性大于早反应组织,降低照射分次剂量时,要达到相同的生物效应,晚反应组织所需增加的总剂量比早反应组织更多。超分割方案中,晚期效应的耐受剂量比早期效应增加更多,即晚反应组织的辐射耐受性增加。在给予每次大剂量照射时,晚反应组织可能出现更为严重的晚期并发症。在晚期效应中起决定性作用的是分次剂量的大小,在早反应组织中起决定性作用的是总疗程的长短。

（3）分次照射间隔时间：由于早反应组织的半修复期很短，仅半小时左右，而晚反应组织的半修复期可长达数小时。因此在考虑间隔时间长短时必须以晚反应组织的完全修复为基准，否则会产生严重的晚期并发症。

（4）非常规分割：分次剂量大小和总疗程时间长短对早期效应和晚期效应的影响并非各自为政，而是相辅相成的。分次剂量缩小时可能会增加总疗程时间，而总疗程时间的缩短需增加分次剂量或增加分次照射的频率。

3. 现代分子生物学对放射生物学的影响　现代分子生物学的发展为放射生物学注入了新的活力。比如，基于生物标志物的放射治疗和肿瘤免疫微环境与放射治疗相关的研究不断深入。通过不同类型肿瘤细胞系基因芯片表达谱的结果筛选与细胞放疗敏感性（用 SF2 表示）相关的差异表达的基因，构建模型计算放疗敏感性基因指数（radiosensitivity gene index，RSI），并在接受放疗的不同肿瘤类型中进行验证，证实 RSI 与放疗效果相关。在此基础上，利用 RSI 值、线性二次数学模型及标准放疗剂量和样本中每个患者接受放疗的时间及剂量推导出了以基因组为基础的放疗剂量调整模型（a genome-based model for adjusting radiotherapy dose，GARD），用以预测放疗的效果，并指导放疗剂量以匹配个体的肿瘤放射敏感性。同时，近年来的临床前研究提示，放疗对肿瘤的杀伤作用来自其对于肿瘤细胞的直接打击，以及诱发的有效抗肿瘤免疫应答效应的总和，免疫微环境、免疫治疗与放疗联合的研究已经从基础转化到临床实践。

四、生物等效剂量

在临床肿瘤放疗中，由于采用不同的分割方案，以及疗程长短的不同，其生物效应也不同。特别是早期反应组织和晚期反应组织对不同的分割剂量、不同的放射总剂量和不同的疗程时间的反应不同。在总剂量不变的前提下，缩短总疗程时间对晚反应组织产生的损伤影响不大；而对早反应组织，延长总治疗时间能减轻放射损伤。对肿瘤而言，由于肿瘤细胞在放疗疗程中的加速再增殖，延长总放疗时间，会显著减小放射杀灭效应，降低肿瘤的局部控制率。而增加每次照射的分割剂量对晚反应组织的影响较大，使它们的损伤加重，而对早反应组织的影响不大。为比较不同的分割照射方案的生物效应，提出生物等效剂量（biological equivalent dose，BED）的数学模式，即线性平方模式，用以比较不同的放射分割剂量、总剂量和总疗程时间产生的放射生物效应。该模式是：$BED = D(1 + d/\alpha/\beta)$，其中 D 为总剂量，d 为分次剂量，$\alpha$ 为剂量效应曲线的曲线部分的参数，β 为剂量效应曲线的线性部分参数。线性平方模式的前提是，假定正常组织或肿瘤在分割照射的间隔时间内放射损伤的修复是完全的，并且在分割放疗期间的细胞增殖速度是相等的。

五、放射线治疗肿瘤的基本原理

一个多世纪前，当玛丽·居里用镭来治疗人体浅表肿瘤时，采用一次性照射的方法，虽然这种照射能治愈肿瘤，但肿瘤周围的正常组织也受到严重损伤，如产生皮肤坏死，经过反复的临床实践发现,把一个大的放射剂量分成多次照射后,放射对正常组织的损伤减轻。因此从 20 世纪三四十年代开始,改为分割照射的方法,即每天照射 1 次,连续照射多天,一直发展到今天的常规分割照射,即每天照射 1 次,每周照射 5 天,共照射 4～7周的分割照射方法。放射生物学的研究已证实了上述分割照射的合理性,并阐明了其治疗肿瘤的机制。

放射生物学研究已表明,恶性肿瘤细胞和它来源细胞的放射敏感性基本一致,那么放射线为什么还能用于治疗恶性肿瘤? 如上所述,恶性肿瘤和其周围的正常组织受照射后发生损伤。就细胞本身而言,正常细胞修复放射性损伤的能力强于肿瘤,因为肿瘤细胞修复损伤的机制不完整。从整体组织来说,正常组织会发生增殖以补偿因放射致死的正常细胞,虽然肿瘤也会发生增殖,但因其血液供应不足,加之增殖机制存在缺陷,与正常组织相比其增殖能力相对较差。分割照射正是利用了肿瘤和正常组织在修复和增殖能力上的差异来治疗肿瘤。第一次照射后,肿瘤和正常细胞都受到放射性损伤,当正常细胞修复了损伤,或修复了部分损伤,而肿瘤还未完全修复时,再进行第二次照射。如此反复多次照射后,肿瘤受到比正常组织明显多的损伤。同时,在放疗的 4～7 周内,正常组织的增殖明显快于肿瘤。因此,在放疗疗程结束时,肿瘤受到明显损伤,甚至被消灭,正常组织也受到一定损害,但程度明显轻(图 10-2)。这就能解释为什么治疗肿瘤一定要采取分割照射的方法,尤其是在低 LET 放射线治疗时;也能解释放疗后,肿瘤受到控制,而正常组织也产生了不同程度的不良反应和并发症的现象。

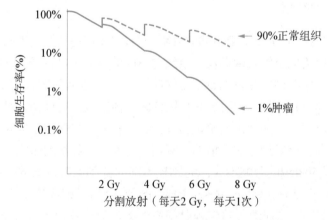

图 10-2 分割放射治疗肿瘤的基本原理

另一方面,由于医学影像的高度发展和计算机技术在放疗中的应用,使放疗技术有了很大进步,出现了多野聚焦的三维适形放疗和调强放疗,以及质子和重离子放射技术。这些放疗新技术使放疗的剂量都集中在肿瘤,即肿瘤受到很高的剂量照射,而肿瘤周围的正常组织受到较低剂量的照射,从而使放射对肿瘤的杀灭效应明显提高,而放疗并发症减少。

肿瘤的放射敏感性是指肿瘤对放射线照射后的反应,包括肿瘤受到照射后的退缩速度和程度。正常组织的放射敏感性是指放射后组织损伤的严重程度及其与剂量的关系,比较低的剂量就产生了严重放射损伤的组织即属于放射敏感的。正常组织和肿瘤对放射的敏感性与以下因素有关：①构成这些正常组织和肿瘤的细胞对放射固有的放射敏感性，包括细胞的分化程度，分化越差的细胞对放射越敏感；②修复放射性损伤的能力，一般增殖慢或已失去增殖能力的细胞，其修复能力强，如成年人的中枢神经系统，其放射敏感性差；③增殖的能力，一般增殖越快的组织和肿瘤其放射敏感性较高，但是在放射期间它们的加速再增殖也明显。

目前常用的分割照射方法是每天照射 1 次，每周照射 5 天，周六和周日休息。对肿瘤每次照射的剂量在 1.5～2.0 Gy。在这种照射条件下，将正常组织和肿瘤的放射敏感性分为以下 3 种：①高度敏感：用 50 Gy 以下的剂量即可杀灭它们，如精原细胞和精原细胞瘤，淋巴细胞和白血病、恶性淋巴瘤。②中度敏感：用 60～70 Gy 的剂量才能杀灭它们，如消化道上皮及发生于这些上皮的腺癌，皮肤上皮和皮肤基底细胞癌、鳞状细胞癌，鼻咽、鼻腔、口咽、喉咽、口腔的黏膜上皮和发生的鳞状细胞癌，食管上皮及其鳞状细胞癌，支气管上皮和肺泡上皮及非小细胞肺癌。③低度敏感：用大于 70 Gy 的剂量才能严重损伤它们，如中枢神经系统和大部分脑瘤、肌肉和软组织及发生于其中的肌肉和软组织肉瘤、骨和骨肉瘤、恶性黑色素瘤。

上述仅为一般情况，还有许多特殊类型的恶性肿瘤，如小细胞肺癌、肾母细胞瘤、神经母细胞瘤等肿瘤对放射都很敏感。然而，放射敏感的肿瘤不等于是放射能够治愈的肿瘤，换言之，放射敏感和放射治愈是两个不同的概念。放射敏感性是指放射对正常组织和肿瘤杀灭的敏感性，而放射治愈性是指通过放疗治愈肿瘤的可能性。对一部分恶性程度高的肿瘤，虽然放射敏感性高，局部肿瘤容易被放疗控制，但是容易发生远处转移，需要加用化疗才能获得治愈，如小细胞肺癌。消化道来源的腺癌，虽然属于放射中度敏感，但往往肿瘤体积较大，需要较高的放疗剂量，常需超过消化道能耐受的剂量。因此，虽然为中度敏感的恶性肿瘤，但却是放射治疗不能治愈的。

第四节　临床放疗学

放疗的原则是最大程度消灭肿瘤，同时又最大程度保护正常组织。按照治疗的目的，可以分为根治性放疗和姑息性放疗。根治性放疗是经过适当剂量的放疗后，患者可以长期生存而无严重的治疗并发症，治疗的目的是要根治肿瘤。姑息性放疗常用于晚期患者，包括局部肿瘤晚期或已发生了远处转移，放疗已不可能根治肿瘤，仅为缓解患者临床症状，如骨转移的疼痛、脑转移产生的中枢神经症状等，放疗的目的仅为缓解患者痛苦的姑息作用，以改善患者的生存质量。

一、根治性放疗

根治性放疗是以根治肿瘤为目的，通过给予肿瘤组织致死剂量的照射，使肿瘤缩小、消失，达到临床治愈的效果。主要适用于以下情况：①肿瘤生长局限且无远处转移；

②肿瘤生长在重要器官或邻近重要器官,手术切除将严重影响重要器官的功能或无法彻底切除;③肿瘤对放射线敏感,放疗能有效控制或消灭肿瘤;④部分早期肿瘤患者因合并症等原因不能耐受手术治疗;⑤一些局部晚期肿瘤因侵犯周围正常组织而难以手术根治,也可采用放射治疗达到根治目的。根治性放疗要求肿瘤病灶的照射剂量必须达到根治量,并且要将潜在的肿瘤转移区域也包括在内,因此肿瘤的照射范围大、剂量高。

长期以来,放射治疗作为根治性治疗方法,已广泛应用于头颈部肿瘤、早期霍奇金淋巴瘤和皮肤癌的治疗,使患者得到治愈或获得长期生存。鼻咽癌是典型的以放疗为主且获得较好根治性治疗效果的代表。对于不能手术或不能耐受手术的食管癌、肺癌、肝癌、前列腺癌和宫颈癌等,根治性放疗可达到与手术治疗相当的效果,而且能够保留器官功能,显著提高患者生存质量。

鼻咽癌可通过根治性放疗获得较为满意的疗效。鼻咽腔位置深入且狭小,邻近有许多重要的神经血管等结构,肿瘤常向颅底、颈动脉鞘区及咽旁间歇浸润,导致手术治疗非常困难,难以达到根治性切除。而鼻咽癌对放射线中度敏感,其周围组织能耐受较高剂量照射,因而放疗是鼻咽癌的首选治疗方法。早期鼻咽癌一般采用单纯放射治疗,包括外照射或外照射配合腔内放疗。对于中、晚期患者,可采取放化综合治疗,包括同期放化疗、放疗联合诱导化疗或辅助化疗,但放疗在其中仍是最重要的手段。目前,以放疗为基础的综合治疗可使鼻咽癌患者总体 5 年生存率达 75% 以上。并且,随着调强适形放疗技术的发展,鼻咽癌放疗中正常组织如颞叶、腮腺、颞下颌关节、软腭等得到了更佳的保护。

采用放疗(或放化疗)作为根治性治疗手段的一个重要考虑是对于器官功能的保留。早期喉癌可首选根治性放疗,因放疗能够有效地保留患者的发音和吞咽功能完整,并取得和手术相似的治愈效果,即使是放疗后复发还可以通过手术挽救治疗。尤其是对于发音要求比较高的患者,可选择以根治性放疗为主的治疗方式。对于局部进展期喉癌,采取放疗联合同期化疗可以避免全喉切除,保留器官功能。类似地,根治性放化疗可使肛管癌患者保留肛门功能,且疗效优于传统手术切除。

对于一些通常以手术为首选的早期肿瘤,若患者无法耐受手术,根治性放疗是一种有效的局部治疗手段。德克萨斯大学安德森癌症中心(the University of Texas MD Anderson Cancer Center)总结了 2004—2014 年间 1092 例早期非小细胞肺癌($T_{1\sim2}N_0M_0$,第 7 版)患者接受体部立体定向放疗(stereotactic body radiotherapy, SBRT)治疗后的长期随访结果,显示 3 年生存率达 59.7%,5 年生存率为 44.8%。目前认为立体定向放疗是不能手术或拒绝手术的早期非小细胞肺癌患者的标准治疗方案。

以根治剂量的放疗作为主要的局部治疗手段,同时联合化疗或分子靶向治疗对于一些难以通过手术达到根治性切除的局部进展期肿瘤也具有良好的疗效,如头颈部鳞癌、非小细胞肺癌、食管癌、宫颈癌,可使 15%～40% 的患者获得治愈或得到长期肿瘤控制。

二、辅助和新辅助放疗

在多数情况下,单纯放射治疗并不能取得满意的效果,需要与手术治疗和/或化疗联合以提高疗效,即辅助性放疗,其广泛地用于局部非早期患者,或者希望提高局部控制率患者的治疗。根据辅助性放疗与手术的关系,可将其分为术前、术中和术后放疗。术前新辅助放(化)疗在肿瘤综合治疗中发挥越来越重要的作用。

1. 术前放疗　在手术前对肿瘤进行放射治疗,降低局部肿瘤分期,将难以彻底切除或无法切除的病灶转化成可手术切除的病灶,提高手术切除率,降低术后的局部复发率,提高正常组织或器官功能的保全率。主要用于局部非早期肿瘤如直肠癌、宫颈癌等的术前放疗。

局部进展期直肠癌术前新辅助放(化)疗是新辅助放疗临床应用的典型案例。德国CAO/ARO/AIO-94 研究针对 $T_{3\sim4}$/N＋可切除直肠癌患者,对比了术前新辅助放化疗与术后辅助放化疗的疗效,结果显示新辅助放化疗明显提高了这部分患者的肛门保留率,显著降低了盆腔复发和后期不良反应。尽管两组患者的无瘤生存率和总生存率均无显著差异,该研究奠定了术前新辅助放化疗作为局部进展期直肠癌的标准治疗方案。对于局部晚期食管癌,单纯行手术切除或行手术联合术后辅助放化疗效果不甚理想。CROSS 研究显示,对于进展期食管癌或胃食管结合部癌患者,新辅助放化疗组 R_0 切除率、中位生存时间及 1 年、3 年、5 年生存率均明显优于单纯手术组;且食管鳞癌患者行新辅助放化疗后肿瘤病理学完全缓解率更高、生存获益更显著。因此,对于局部进展期食管癌,新辅助放化疗联合手术治疗开始成为学者的共识。总体来说,新辅助放(化)疗在消化系统(食管、胃、胰腺、直肠)肿瘤中的应用显现出越来越明显的趋势。

2. 术中放疗　用于在手术切除肿瘤后或手术暴露不能切除肿瘤的情况下,于术中对肿瘤、瘤床及其邻近淋巴引流区等采用电子线进行单次大剂量的照射,肿瘤照射剂量高,可保护或避开非照射组织。不仅可以提高局部控制率,放疗不良反应也较轻。目前主要用于手术难以彻底切除的肿瘤治疗,例如胰腺癌、胃癌及乳腺癌保乳治疗等。

3. 术后放疗　凡手术切缘阳性或术后病理结果提示具有局部复发高危因素的患者,需要术后放射治疗,对瘤床、残存肿瘤或具有转移危险的淋巴引流区等进行挽救或预防性照射,消灭瘤床区或区域淋巴引流区可能残留的亚临床病灶。术后放疗是提高局部控制率和总生存率的重要治疗环节,如乳腺癌、肺癌、直肠癌和妇科肿瘤等的术后放疗。

乳腺癌的术后辅助放疗是辅助放疗临床成功应用的典型案例。乳腺癌的辅助放疗分为两种情况:①保留乳房术后的辅助放疗。采用保留乳房的肿块局部切除加术后辅助性放疗和化疗,可以取得与乳腺癌根治术相似的无瘤生存和总生存时间。因此,术后全乳放疗是保乳治疗的重要组成部分。尽管近年来研究认为对于部分复发低危患者可考虑给予强度更低的部分乳腺照射(partial breast irradiation,PBI)或酌情免除放疗,但一般保乳术后患者建议均应给予全乳放疗。②乳房切除术后的辅助放疗。接受乳房切除或改良根治术的患者,即使已经接受了辅助化疗,术后放疗仍可显著降低局部区域复发率及乳腺癌死亡率。对于术后腋窝淋巴结转移≥4 个的乳腺癌患者,术后辅助放疗为标准治疗。而术后腋窝 1～3 枚阳性淋巴结的患者是否需要辅助放疗,长久以来存有争议。

三、针对寡转移的放疗

近年来,随着肿瘤综合治疗的发展和疗效的提高,部分转移瘤数目和累积器官有限的寡转移患者可以通过积极的局部干预和有效的全身治疗达到肿瘤长期控制。这一结果改变了局部治疗在晚期肿瘤患者中仅作为姑息性治疗手段的传统观念,同时也扩展了以根治为目标的放疗应用指征,即在部分转移性肿瘤患者中,在全身治疗有效和原发病灶得到控制的前提下,通过局部放疗消灭转移病灶,使患者获得无瘤状态以至长期生存。

例如,部分肝脏寡转移瘤因为肿块大小或者位置的限制,难以进行手术切除或射频消融治疗。对于这部分患者,应用高剂量的 SBRT,患者耐受良好,2 年肿瘤局部控制率可达 80%~100%,与手术疗效相似。研究发现,对于乳腺癌、结直肠癌、软组织肉瘤等肺部寡转移瘤患者应用 SBRT,可获得和手术切除类似的疗效,2 年局部控制率在 90%以上,严重不良反应发生率低于 5%。在一部分经过选择的患者中,5 年生存率可达到20%。尽管目前尚缺乏大规模随机对照试验的结果,放疗在寡转移或有限转移瘤患者中应用的潜力值得进一步探索。

四、姑息性放疗

姑息性放疗是指以解除晚期恶性肿瘤患者痛苦、改善症状及延长其生命为目的的放射治疗,如肿瘤骨转移患者的镇痛放疗、脑转移患者的全脑放疗等。临床上又可分为高姑息性治疗和低姑息性治疗两种。高姑息性治疗用于一般状况尚好且预后较好的患者,所给剂量为根治量或接近根治量。低姑息性治疗用于一般状况较差或肿瘤晚期只希望达到减轻痛苦目的的患者,放射剂量相对较低,主要采取增加单次照射剂量,缩短治疗时间的治疗方式,快速达到缓解症状的目的。

姑息性放疗有效治疗的有力例证之一是缓解骨转移灶的疼痛,尤其是对溶骨性转移灶,放疗的镇痛效果较好。在治疗后的数天至数周内,80%~90%的患者可获得疼痛缓解,其中 40%~50%的患者可以得到完全缓解。对于椎体和肢体长骨病灶的姑息性放疗,还可以起到防止病理性骨折的作用。越来越多的研究提示利用 SBRT 技术治疗骨转移病灶,不仅可以快速有效地缓解疼痛症状,并且可作为之前已经接受过放疗患者的再程治疗方案。颅内转移瘤也是姑息性放疗的常见适应证,尤其是引起颅内压升高和颅内占位有关症状的转移瘤。对于多发性转移,一般采用全脑放疗,或先给予全脑照射,然后采用 SBRT 对病灶进行加量放疗,同时可配合脱水和激素治疗以预防脑水肿,迅速缓解症状。

对于肿瘤引起的压迫或阻塞症状,如脊柱转移瘤引起的脊髓压迫、肺癌或纵隔肿瘤引起的上腔静脉综合征、消化系统肿瘤引起的消化道梗阻、腹腔肿瘤引起的泌尿系统梗阻等,姑息性放疗可起到有效的缓解作用。可能引起脊髓压迫的转移瘤一旦确诊应尽早放疗,可有效预防截瘫。对于非小细胞肺癌引起的上腔静脉阻塞综合征,局部姑息性放疗是缓解症状的首选。对于纵隔淋巴瘤引起的上腔静脉阻塞综合征,放疗与化疗或放化疗具有相似的缓解效果,但放疗的参与可推迟症状的再次发生。

第五节 放射增敏和放射防护

放射治疗是恶性肿瘤治疗的有效方式之一,几乎超过 50％的恶性肿瘤患者在治疗过程中接受过放射治疗。但是高能量的放射线在杀死肿瘤细胞的同时,不可避免地会损伤肿瘤周围正常组织。如今,随着精确放疗技术的发展,不仅提高了放疗效果,而且也减少了放射线对肿瘤周围正常组织的损害,但是仍有不少恶性肿瘤患者存在局部复发和放疗不良反应。恶性肿瘤存在放射抵抗的原因是多方面的,其中最重要的是由于实体肿瘤中普遍存在 10％~50％的乏氧细胞,对放射线有抵抗作用,一般比有氧细胞强 2.5~3.3 倍,限制了肿瘤放疗的效果。为了保证既能最大限度地杀伤肿瘤细胞,又能把对肿瘤周围正常组织的伤害降至最低的放射剂量,增加肿瘤局部控制率,提高肿瘤放射敏感性,"放射增敏剂"这一概念被提出,其作用在于可不增加放射剂量,提高放疗效果和治疗增益比。

一、放射增敏机制

放射增敏机制的研究包括肿瘤细胞微环境、血管形成、放射所致细胞信号转导过程、DNA 损伤和细胞周期紊乱、凋亡、分化等多个非常复杂的领域。

(1) 增加射线对肿瘤细胞的原发性损伤。

(2) 减弱肿瘤细胞放射后亚致死性损伤与潜在致死性损伤的修复能力。

(3) 影响细胞周期。

(4) 细胞周期检查点。

(5) 促进肿瘤细胞凋亡。

(6) 影响信号转导通路。

(7) 自由基的分子靶点。

二、放射增敏剂

目前真正应用于临床的、高效低毒的、价廉的放射增敏剂很少,大多数仍处于临床前期研究中。

(1) 传统药物:

1) 铂类药物:是迄今唯一具有 I 类证据的放射增敏剂,包括顺铂、卡铂及奥沙利铂。

2) 抗代谢药物:包括氟尿嘧啶和胞苷类似物。

3) 紫杉烷类和微管稳定药物。

4) 拓扑异构酶抑制剂:包括拓扑替康、伊立替康和依托泊苷。

5) DNA 烷化剂。

(2) 靶向药物:包括 EGFR 的靶向抑制剂、HER2 单克隆抗体、多腺苷二磷酸核糖聚合酶[poly(ADP-ribose)polymerase，PARP]抑制剂等药物。

(3) 免疫制剂。

(4) 与放射相关的微小 RNA。

三、放射防护

放射防护是研究保护人类(可指全人类、其中一部分或个体成员及他们的后代)免受或尽量少受电离辐射危害的应用性学科。有时亦指用于保护人类免受或尽量少受电离辐射危害的要求、措施、手段和方法。放射防护的目的是避免发生有害的确定性效应,并把随机性效应的发生概率限制到可接受水平。

1. 放射防护三原则 国际放射防护委员会(International Commission on Radiological Protection,ICRP)在 1977 年第 26 号出版物中提出,防护的基本原则包括放射实践的正当化,放射防护的最优化和个人剂量限值。这三项原则构成剂量限制体系:正当化是最优化过程的前提,个人剂量限值是最优化的约束条件,最优化是辐射防护的核心。

(1) 放射实践的正当化:是指为防止不必要的照射,在引入任何伴有辐射照射的实践之前都必须权衡利弊,只有当带来的利益大于为其所付出的代价(包括对健康损害的代价)时才能认为是正当的,则该实践为正当化实践。若引进的某种实践不能带来超过代价的净利益,则不应该采取此种实践。

(2) 放射防护的最优化:是考虑到经济和社会因素之后,使任何辐射照射应当保持在可以合理做到的最低水平。但并不是说剂量越低越好,而是在考虑到社会和经济因素的条件下使照射低到合理的程度。

(3) 个人剂量限值:是辐射防护权威部门建立的一个剂量水平,高于该水平的照射对个人的后果被视为不可接受的。在放射实践中,应当避免产生过高的个体照射量,保证个人所受的照射剂量不超过规定的相应限值。

四、放射防护基本方法

放射防护的基本方法包括外照射防护基本措施和内照射防护基本措施。外照射防护基本措施包括时间防护、距离防护、屏蔽防护。内照射防护的基本措施包括降低空气中放射性核素的浓度、降低表面污染水平、防止放射性核素进入人体、加速体内放射性核素的排出。

第六节　放疗的不良反应和并发症

放疗的不良反应可以分为全身和局部反应。由于放疗不可避免地照射肿瘤周围的正常组织和器官,因此会产生不同的放射并发症。一般按发生的时间又分为急性反应和后期反应,在放疗开始 3 个月内发生的反应为急性反应,而放疗开始 3 个月后发生的反应为后期反应。全身反应主要有恶心、呕吐、乏力、食欲下降等。当大体积的正常组织受照射后,骨髓也会受到一定程度的抑制,这些不良反应主要发生在放疗期间。

急性放射损伤在放疗期间发生,皮肤照射后的反应比较常见,主要表现为皮肤红斑、色素沉着和干性脱皮,严重者可发生湿性脱皮,kV 级 X 线要比其他射线对皮肤的副作用更明显。口腔、口咽、鼻腔、食管、直肠黏膜可以产生放射性黏膜炎而发生充血和水肿,相应部位有疼痛、溃疡、白膜反应甚至出血。肺受到照射后可以有放射性气管炎和放射性肺炎,如发热、咳嗽、气促等,急性放射性损伤的处理应采用对症处理,在中止放疗后症状逐步消失,一般不会留下严重的后遗症。

后期的放射性损伤以血管和组织间质的损伤为主要原因,如皮下组织的纤维化、皮肤萎缩、皮肤毛细血管扩张等。在头颈部肿瘤放射中,由于涎腺的放射损伤导致唾液分泌减少,由此引起龋齿。较为严重的是后期放射性脑损伤,可以导致脑坏死,产生中枢定位症状,甚至昏迷、死亡。后期放射性脊髓损伤会造成截瘫。其他后期并发症有放射性肺纤维化、喉水肿、食管狭窄等。放射性后期并发症一旦发生,则不容易恢复,故以预防为主,即在放疗计划的设计时把对正常组织的放射剂量限制在能耐受的范围内。后期放射性损伤的发生率随着放疗后时间的推延而逐步增加,患者生存时间越长,出现后期放射损伤的概率越大。因此放疗后要长期随访,不仅要观察肿瘤控制情况,还要注意观察患者后期放射并发症。

第七节　放射治疗技术

一、三维适形放射治疗和调强放射治疗技术

理想的放射治疗技术应高剂量分布在三维方向上,与肿瘤靶区形状一致。为了达到剂量分布的三维适形,必须满足两个条件:①照射野形状与肿瘤靶区形状一致;②照射野内的剂量强度按一定要求进行调节,即根据肿瘤靶区形状和靶区周围重要器官对束流强度进行调节,以达到最佳剂量分布。满足条件①者称为三维适形放射治疗(3-dimensional conformal radiation therapy, 3D-CRT),同时满足以上两个条件者称为调强放射治疗(intensity-modulated radiation therapy, IMRT)。3D-CRT 和 IMRT 是肿瘤放疗技术的重大革新,是计算机技术和影像学发展及放射物理剂量计算方法改进等多种技术进步的结果。

二、图像引导放疗、剂量引导放疗和自适应放疗

IGRT 是近几年发展起来的更精确的肿瘤放疗技术。在放疗时,患者照射的体位是否被准确放置、肿瘤是否完全放置于照射野内、正常器官是否得到了保护是放疗成功的关键。因此必须在放疗实施前进行验证,由此产生了 IGRT。通常是在直线加速器或粒子加速器的机架上装有影像诊断设备(容积CT),在把患者的照射体位放置好后,开启放射线以前,把将要照射的肿瘤及其周围的正常组织和器官成像,以证实将要给予的照射

计划的实施是正确的,这样能提高放射的精确性。

放疗过程中肿瘤体积缩小,肿瘤和正常组织及器官相对解剖位置发生改变,使原先设计的放射计划不适合已经发生了变化的患者,结果是放射的剂量分布不同于原来设计的,有可能给肿瘤的剂量不足够,而正常组织和器官却受到了过量的照射。由此出现了剂量引导放疗(dose guided radiation therapy)和自适应放疗技术。定期应用在线 CT 获取解剖图像,对肿瘤靶区和正常器官重新认定并进行剂量计算,实时进行放疗计划修正,以适应肿瘤和正常组织的新情况。

三、立体定向放射治疗

立体定向放射治疗(stereotactic radio-therapy,SRT)是指采用立体定向技术,用多个小野从三维空间将放射线聚焦在病灶,实施单次或多次大剂量照射,在肿瘤靶区内形成高剂量,而周围正常组织受量很小。1952 年,瑞典神经外科学家拉尔斯·莱克塞尔(Lars Leksell)首先提出立体定向放射治疗的概念;1968 年,第一台以^{60}Co 作为放射源的立体定向放射治疗设备问世,称为 γ 刀。20 世纪 80 年代初期,直线加速器开始替代^{60}Co 应用于立体定向放射治疗,称为 X 刀。SBRT 是 SRT 技术的拓展。

X 刀是利用立体定向技术进行病变定位,用 X 线小野集束照射,或用多条动态弧形照射,靶区≤50 mm,给予单次大剂量照射,致病变组织破坏的一种治疗技术。由于高剂量集中在靶区,周围正常组织剂量很小,射线起到手术刀的作用,故称为放射手术。SRT 和 SRS 均使用大分割剂量,少数几次放疗。为提高照射的精确性,常用 IGRT 技术。

SRS 治疗肿瘤的适应证:①颅内小的、深部的脑动静脉畸形(arteriovenous malformation,AVM);②颅内小的(<3 cm)良性肿瘤(听神经瘤、垂体瘤、脑膜瘤、颅咽管瘤),并与视神经、丘脑下部、脑干等重要结构有间隙者;③开颅手术未能完全切除的良性肿瘤;④单发脑转移灶,直径≤3.5 cm,适合手术切除而患者拒绝或病灶位置较深难以手术者;⑤颅内多发的、小的、边界清楚的转移瘤,先行全脑照射,后行 SRS。

SRT 的适应证:①鼻咽癌放疗后局部复发者或放疗后肿瘤残留者,用 SRT 进行局部追加剂量;②原发性肺癌常规放疗后肿瘤残留的局部追加剂量;③原发性肝癌、转移性肝癌和门静脉癌栓,病灶小于 5 cm,肿瘤边界清楚;④无手术指征的胰腺癌,在常规分割放疗 40~50 Gy 后局部追加剂量;⑤病灶较小,边界清楚的腹腔、盆腔孤立性转移肿瘤;⑥早期的 NSCLC。

四、放射性粒子植入

放射性粒子组织间植入是指在三维治疗计划系统指导下,将微型放射源按一定间距植入瘤体内或病变区,通过其持续发出的低能量射线达到控制或杀死肿瘤细胞的目的。其特点是肿瘤组织可以得到有效的杀伤剂量而周围正常组织受量较低,对周围组织损伤小,安全性高。适用于早期低危前列腺癌和难以手术切除或残存肿瘤的治疗,如胰腺癌术中粒子植入治疗。

五、术中放射治疗技术

术中放射治疗(intraoperative radiation therapy，IORT)是对在手术过程中暴露出的肿瘤或瘤床进行单次大剂量(10～20 Gy)照射。由于肿瘤周围正常组织或器官的限制，体外照射很难达到控制肿瘤所需要的剂量。术中放射治疗则由外科医师手术切除或暴露肿瘤后，将射线直接对准肿瘤、瘤床等术区进行照射，同时用特制的铅块遮挡肿瘤周围对放射线敏感的正常组织，或将其置于照射野之外。

六、质子和重离子放射治疗技术

肿瘤粒子放疗的历史已有半个多世纪。因其物理与生物学特性的优势，近几年来受到广泛关注并发展迅速。由于粒子放疗设备昂贵，到目前为止，全球仅有几十家单位用粒子放疗治疗恶性肿瘤。现有的临床放疗经验证实，其临床适应证包括：邻近重要器官、增殖较慢或对常规放疗抗拒的肿瘤，如腺样囊性癌；不适合手术的Ⅰ～Ⅲ期肺癌；颅底脊索瘤和软骨肉瘤；原发性肝癌；眼部葡萄膜和脉络膜黑色素瘤、眼眶肿瘤；脑星形胶质细胞瘤、孤立的脑转移灶、垂体瘤、脑膜瘤；头颈部肿瘤：鼻咽癌、局部晚期的口咽癌；前列腺癌等。

1. 质子 质子是原子核的基本组成部分，带 1 个正电荷。质子是低 LET 放射线，产生稀疏电离辐射。质子射线和高能 X 线的主要区别在于它进入体内的剂量分布。质子射线进入体内后剂量释放不多，而在到达其射程终末时，能量全部释放，形成布拉格峰，而在其后的深部剂量几近于零。这种物理剂量分布的特点非常有利于肿瘤的治疗。

2. 重离子 属于高 LET 射线。射线进入人体后的深部剂量分布和质子类似，布拉格峰后的剂量虽然迅速降低，但是比质子要多。产生的放射损伤 70% 以上是 DNA 的双链断裂，放射损伤不易修复，而且放射损伤的产生不依赖氧的存在，故对乏氧肿瘤亦有效。

七、其他

随着放疗技术的不断发展，呼吸门控技术(respiratory gating technology)及 IGRT 的出现使放射治疗的精确性进一步提高。其他如全身照射(total body irradiation，TBI)治疗技术、组织间插植技术和高剂量率后装治疗技术也已在临床广泛应用并取得很好的效果。

第八节 放射治疗发展趋势

随着现代多学科相互融合的进一步深入，肿瘤放射治疗的发展很大程度上依赖于其他学科和技术手段的进步，如分子生物学、计算机科学、生物信息学、医学影像学、机械制造业等，并与肿瘤治疗相关的其他学科的进展互相影响。总体来说，放射治疗的发展趋势表现为以下几个方面。

一、放射治疗作为根治性治疗的比重增加

肿瘤治疗的最终目标体现在疾病的三级预防措施中,即病因预防、早期诊断、规范合理治疗。其中,筛查是早期发现肿瘤、提高治愈率、降低死亡率的重要手段。近年来,肿瘤筛查概念逐渐深入人心,同时筛查措施不断改进,极大地推动了肿瘤的早期发现和诊断。因此,肿瘤患者中早期患者的占比逐渐上升。对于这部分患者来说,以最小的创伤代价换取肿瘤根治的疗效尤为重要。放疗作为一种非侵入性、有利于器官功能保留的治疗手段,将在这部分患者中具有良好的应用前景。这依赖于放疗本身技术的完善,以及放疗效果评价手段的进步。

二、立体定向放射治疗作为根治性放疗

SBRT 的关键在于高精确性的治疗,以及足以消灭肿瘤细胞的消融性放疗剂量。当生物有效剂量达到 100 Gy 及以上时,SBRT 对肿瘤杀灭作用所达到的局部控制效果可与外科手术相似,在早期肿瘤根治性治疗方面具有很大的应用潜力。目前的循证医学证据已支持 SBRT 作为无法手术早期 NSCLC 患者的标准治疗。多项研究提示对于可手术的 I 期 NSCLC,SBRT 可以作为治疗选择,尤其是年龄大或合并多种疾病的患者。早期前列腺癌的治疗可选择手术或根治性放疗,但传统手术后尿失禁和勃起功能障碍发生率较高。近年来,SBRT 作为根治性放疗应用于低危或中危前列腺癌患者,目的在于根治肿瘤的同时尽可能降低治疗给患者生活质量带来的不良影响。目前认为影像引导下的 SBRT 用于中低危前列腺癌治疗具备与常规放疗相似的疗效和毒性,并且可以极大地缩短患者的治疗时间,但其长期疗效和毒性仍有待进一步明确。

三、新辅助放(化)疗后等待观察策略

放疗由早期对手术进行补充的术后治疗模式,转变为具有改善疗效和提示预后的术前新辅助治疗模式,其典型应用案例为直肠癌的新辅助放(化)疗。近年来,由于放疗新技术及与化疗的联合优化,新辅助治疗效果得以提升,进一步提高了低位直肠癌患者的保肛率,降低了局部复发率。更重要的是,对于新辅助放化疗后达到临床完全缓解的患者,又提出了新的"等待观察"治疗策略,可使低位直肠癌患者避免手术,得以保留器官及功能,极大地提高了患者治疗后的生活质量。"等待观察"策略的出现意味着放(化)疗由新辅助治疗得以转变为根治性治疗的可能,这一策略实施的关键问题之一在于合适人群的选择,这就对新辅助放化疗的疗效评价提出了新的要求。在传统的包括肛门指诊、内镜、CT 或常规 MRI 检查等评价方式的基础上,探寻新的成像技术或检测方法对于直肠癌新辅助放化疗的疗效评价将成为以后的研究方向。

四、老年患者的放射治疗

21 世纪初开始,我国人口老龄化的进程逐渐加快。老年肿瘤患者有其不同于年轻

患者的特点,与其治疗选择和疗效密切相关,包括以下方面:①老年患者人群异质性较大,同一年龄段的不同患者,其功能状态差别可能很大。②大多数老年患者有一种或多种合并症,并且可能随着年龄不断增加。这些合并症可能影响肿瘤的发生、发展、疗效和生存。③老年患者生理功能减退,器官储备减少,对治疗的耐受性较差,并发症的处理也相对困难。另一方面,老年肿瘤的治疗应用不足,规范化和标准治疗模式应用欠佳。因老年患者预期寿命短、合并症多、耐受性相对较差等原因,患者群体更少接受创伤性治疗,而更多接受放疗。

过去认为针对老年患者的放疗毒性反应大,患者耐受性差,主要原因之一为当时采用的放疗技术照射范围大,难以对正常组织形成有效的保护;而现代放疗技术应用后,老年患者接受放疗后的毒性反应与年轻人并无显著差异。老年患者可能存在的内科合并症不应成为放疗禁忌证,在得到充分重视、积极控制和处理后,不仅不会阻碍放疗的实施,也有利于改善患者的生存期和生活质量。这提示对于治疗前全方位评价老年患者状态,将其进一步细化分层以便给予适当治疗的重要性。年龄本身不应单独作为决定治疗策略的依据。研究提示,即使是高龄患者,在合理评估后也可以安全地从放疗中获益。

五、基于计算机技术和生物大数据的放疗策略

精准放疗理论的不断进步,推动着生物、技术和临床等方面的发展,越来越多的信息推动了大数据应用和分析在放疗领域的高速发展。因此,基于计算机技术,将放疗数据全面结构化和电子化,利用大数据实现机器对于放疗流程和质控的收集和管理将成为未来学科发展的必然趋势。这一趋势可以表现为以下两个方面:①大数据及机器学习在放疗计划和质控中的应用;即通过数据筛选、算法研发、模型建立和训练、模型验证、预测结果等一系列过程,将人工智能利用到放疗计划的设计和评估中。该方法不仅达到了快速、高效的结果输出,而且可以减少整个流程中人为因素导致的差异和变异性,提高临床实践效能。②基于云技术的放疗质控系统:改变了以往以设备为主导的放疗管理模式,实现数据的高效获取、分享、利用和统计,并且将有助于放疗质控标准化的建立,为放疗多中心研究中的质控环节提供了全方位的保障。

六、精准医疗理念下的精准放疗

精准放疗不同于以往所说的精确放疗,后者强调的是放疗实施过程的精确,而前者是指通过影像组、蛋白组、基因组等组学技术,对于大样本人群与特定疾病类型进行生物标志物的分析与鉴定、验证与应用,基于这些信息寻找最适合接受放疗的患者人群,并结合疾病和患者的不同状态,指导调整放疗给予的方式和剂量,实现高度针对性的个性化精准放疗的目的。要实现精准放疗,患者及肿瘤特征的表型和基因型将成为预测放疗效果、指导放疗实施、影响放疗策略进一步细化的重要因素,寻找和发现有价值的生物标志物已经成为目前研究的重要热点。分子影像学和影像组学的兴起,为揭示患者和疾病的"表型"提供了一个全新的视角。现代分子影像学不仅可以提供解剖学信息,更在肿瘤代谢、增殖、信号通路、乏氧、血管生成等方面提供了定量信息。未来影像组学的进一步发

展将更好地服务于临床精准放疗。

七、放射治疗与免疫治疗

放疗作为一种局部治疗手段,亦具有激发放射野外抗肿瘤效应的作用,即放疗的"远位效应"。其机制主要包括：①放疗诱导肿瘤原位疫苗形成,促进抗肿瘤免疫应答的产生和发展:通过引起肿瘤细胞免疫源性死亡,释放免疫活化信号,促进树突状细胞识别并呈递肿瘤抗原,从而激活抗原特异性 T 细胞活化增殖。②放疗重建肿瘤免疫微环境,克服肿瘤细胞的免疫逃逸:改变肿瘤细胞表型,增加 T 细胞浸润等,使肿瘤细胞更容易被免疫系统攻击和杀灭。免疫检查点抑制剂在多种恶性肿瘤治疗中的巨大成功开启了肿瘤治疗的新时代。放疗联合免疫治疗显示了良好前景,放疗的剂量/分割、照射部位、与免疫治疗联合的顺序,都可能影响联合治疗的效果。如何将放疗和免疫治疗进行恰当组合,选择合适的照射剂量、部位和时机,激发有效的免疫应答,是联合治疗成功的关键因素之一。另一方面,积极发掘放疗激发机体免疫反应的机制,探索与更多免疫制剂联合的可能性和方案,也是未来放疗联合免疫治疗的研究方向。

（郭小毛　章　真）

参考文献

［1］李晔雄. 肿瘤放射治疗学［M］. 5 版. 北京:中国协和医科大学出版社,2018.

［2］邵志敏,沈镇宙,郭小毛. 肿瘤医学［M］. 上海:复旦大学出版社,2019.

［3］王绿化,朱广迎. 肿瘤放射治疗学［M］. 北京:人民卫生出版社,2017.

［4］HALL E J, GIACCIA A J. Radiobiology for the radiologists ［M］. 8th ed. Philadelphia:Lippincott Williams & Wilkins, 2018.

［5］HALPERIN E C, WAZER D E, PEREZ C A, et al. Perze & Brady's principle and practice of radiation oncology［M］. 7th ed. Philadelphia:Lippincott Williams & Wilkins, 2018.

第十一章　肿瘤的中医药治疗

▌第一节　中医对肿瘤认识的历史过程

中国医药学是一个伟大的宝库，是中国人民几千年来长期与疾病做斗争的经验总结，是我国古代医学家的智慧结晶。中医肿瘤治疗学以中医学的基本理论为基础，以"象思维"为核心思维，强调肿瘤患者整体、辨证、功能和预防治疗，主要包括中药疗法、针灸疗法、推拿疗法、情志疗法、饮食疗法、传统体育疗法、传统物理疗法等。在治疗过程中主张采用《素问·异法方宜论》提倡的"故圣人杂合以治，各得其所宜，故治所以异而病皆愈"的原则。

一、中医对肿瘤的认识

（一）中医肿瘤认识起始阶段

早在距今 3 000 多年的殷周时代，古人就已经发现肿瘤这一疾病，殷墟的甲骨文上就有"瘤"的记载。2 000 多年前的《周礼》一书中记载了专门治疗肿瘤一类疾病的医师，当时称"疡医"，负责治疗"肿疡"。说明在公元前 11 世纪，古人已对肿瘤有所认识。时至今日，日本和朝鲜仍将肿瘤称为"肿疡"。

（二）中医肿瘤认识发展阶段

在我国先秦时期的《黄帝内经》一书中有"瘤"的分类记载，提出了一些肿瘤的病名，如昔瘤、筋瘤、肠蕈等。汉代著名医学家华佗在《中藏经》中指出，"夫痈疽疮肿之所作也，皆五脏六腑蓄毒不流则生矣，非独因荣卫壅塞而发者也。"隋代巢元方的《诸病源候论》不但分门别类记载了许多肿瘤疾病和所属症状，如"癥瘕""积聚""食噎""反胃""瘿瘤"等病症，还论述了这些病症的形成原因和病机。唐代孙思邈的《千金要方》有治疗肿瘤的方药，例如用虫类的药物如蜈蚣、全蝎等治疗肿瘤。

（三）中医肿瘤认识确立阶段

宋代《卫济宝书》第一次使用了"癌"字，并对其进行了描述。宋、元医学家在论述乳癌时均使用"岩"字。到明代开始用"癌"字来统称恶性肿瘤。由于历史条件的限制，不能像现代肿瘤学那样对肿瘤明确分类，有时会把恶性肿瘤和良性肿瘤混在一起，但中国医学对肿瘤丰富和详细的记载，实在是难能可贵。

（四）中医肿瘤认识发展阶段

随着自然科学的发展和西方医学的引入，促进了中医对肿瘤的认识。尤其是新中国成立以后，中医学、西医学、生物学及其他学科的进步，促进了中医肿瘤学的快速发展。

基于恶性肿瘤真实世界研究需求,运用能量代谢重编程、组学代谢、基因芯片等技术在国内开展过大规模的抗癌中药的探索。大量收集民间验方,筛选抗癌中草药,探索作用机制,并做了大量临床验证。例如,在传统已有用砒霜治疗肿瘤类疾患的基础上,逐步研制成砷注射剂。

二、现代中医肿瘤学的发展

(一) 病机为先、辨证论治

随着医学的发展,已成为常见病的恶性肿瘤已非不治之症,癌症患者的寿命在不断延长。中医药通过辨证论治使机体达到新的平衡——"带瘤生存",这常常是中医药取得较好疗效的表现,也体现了中医治疗肿瘤"以人为本"的特色。事实已证明,中西医结合治疗已使有些肿瘤患者在体力和精神上恢复到常人的标准——生活自理,胜任工作,适应社会。

中药治疗根除癌灶及杀灭癌细胞的短期作用较弱,需要一个较长的时期才能显现疗效。对于肿瘤患者,应采取整体和局部相结合的中西医综合治疗模式,在治疗初期宜先采用放、化疗为主,中药辅助治疗的方法,对肿瘤细胞行"快速打击"后,再以中药长期维持,充分发挥两种治疗方法的优势,可能会延缓疾病进展,提高远期疗效。中西医结合治疗肿瘤的研究,应强调高效、实用、综合、全面,从拾遗补缺开始,向综合全面发展,中西医结合在恶性肿瘤治疗中的作用将逐步明确。

(二) 一癌一机、三因制宜

中医药疗法是一种整体治疗,强调机体的阴阳平衡、气血调和。其独特的治疗方式与西医疗法结合,兼顾了整体与局部、宿主与癌肿、症状与疾病等方面,取长补短,日益在临床肿瘤治疗中显示出重要价值。目前,肿瘤的新药临床试验虽然追求肿瘤客观缓解率(ORR)、无瘤生存等,但也开始重视对带瘤生存和总生存期的评价,与中西医结合治疗肿瘤的长期带瘤生存的观点一致,与中医"整体观"的临床治疗理念不谋而合。肿瘤是由外源性刺激或内源性基因变异所致的病理变化过程,应从宏观、微观及整体观念来理解。宏观表现为中医的证候,而其微观和客观层面则表现为肿瘤所处的微环境变化,以及该微环境变化所引起的机体内环境变,可以通过对相关环节的干预研究,为后续寻找针对肿瘤新的干预靶点提供依据。确立中医证候-微环境-肿瘤表型的对应关系,为恶性肿瘤的中西医个体化治疗提供重要线索。进一步完善恶性肿瘤中医药作用模式,在传统"中药-肿瘤"直接作用模式基础上,提出"中药-微环境-肿瘤"间接作用模式,为发展恶性肿瘤中西医结合治疗奠定必要的理论基础。

第二节　肿瘤的中医药治疗方法

一、肿瘤的中医治疗思路

近年的实验研究和临床研究证实,中医药或联合放化疗的中西医结合方式在晚期恶性肿瘤治疗方面取得了一定成效。中医学认为恶性肿瘤是一种全身性疾病,而西医学认为恶性肿瘤的发病是多因素、多步骤、内外因交互作用的过程,受多种基因、多个步骤的调控。中西医结合治疗采取辨病与辨证相结合的原则,根据不同的病理类型、不同的西医治疗背景、不同的临床表现,对于接受手术、放疗、化疗且具备治疗条件的恶性肿瘤患者,予以不同的中医药治疗。在不同治疗阶段,分别发挥增强体质、促进康复、协同增效、减轻不良反应、巩固疗效等作用。

(一) 全面调节机体平衡

中医药肿瘤治疗以阴阳并重、形神共养、协调脏腑、疏通经络、活血化瘀、扶正祛邪、扶正为主为原则,消除或减轻肿瘤患者身心功能障碍,采用教育康复、职业康复和社会康复的措施,积极运用社会学、心理学、工程学等领域的技术和方法。

(二) 因病而异改善症状

中医药肿瘤治疗除具有改善器官功能、提高生活和工作能力的一般性内容外,还具有肿瘤患者特殊的康复内容,例如上肢水肿是乳腺癌术后常见的并发症,肢体活动受限,有强烈的不适甚至疼痛。中药外用结合口服、肢体康复训练及针灸、拔罐等治疗临床每获良效。喉返神经侵犯及喉癌患者全喉摘取后的语言训练、四肢肿瘤截肢后的假肢安装、神经系统肿瘤手术后肢体功能训练,以及放射治疗引起的软组织损伤、内脏器官的放射性炎症、胃肠功能紊乱及化疗药物引起的脱发和手足综合征等。

(三) 预防复发转移

近十年来,癌症在中国的发病率逐年递增。尽管诊断技术较以往有了很大进步,肿瘤在发现时能手术的概率仍很低。即使行根治性手术切除的患者,5 年生存率不高。更为可怕的是有一部分行根治性手术切除的患者出现早期复发转移,生存时间少于 1 年。肿瘤是有生命的邪气,体阴而用阳。癌症对局部和全身的影响存在着显著的不均衡性,局部多实多热,全身多虚多寒。过用清热解毒、活血化瘀等攻伐类药物则使本体更虚。贸然使用滋阴温阳的药物则可使肿瘤滋生更为旺盛,即:滋阴壮其体,温阳助其用。故中医药肿瘤康复治疗上应局部与全身共同治疗,通过局部治疗减轻肿瘤负荷,再通过中医调理气机,增强人体正气,改变机体状态,使肿瘤不适宜生长。可通过中医局部外敷、针灸、灌肠等外治与内治法缓解并发症,提高生活质量,延长生存期。

二、肿瘤的中医治疗原则

尽管有关恶性肿瘤中西医研究的文献报道众多,但目前由于缺乏统一的证型规范及客观的诊治标准,导致中西医学临床疗效可重复性差,也制约了中西医临床研究水平的进一步提高,早期诊断和早期中西医结合治疗仍是提高和改善恶性肿瘤预后的关键。

(一) 未病先防

现代研究表明,恶性肿瘤的发生与个体因素、生活及环境因素密切相关。恶性肿瘤流行病学研究提示,恶性肿瘤与吸烟、饮酒、高血压、糖尿病、血脂异常存在明显的相关性。《素问·上古天真论》曰:"虚贼邪风,避之有时,恬淡虚无,真气从之,精神内守,病安从来"。在肿瘤尚未发生时,针对可能导致肿瘤的各种内外因素加以防范,使得脏腑阴阳协调，从而减少肿瘤的发生。

（二）既病防变

恶性肿瘤在早中期进行规范治疗后，仍有一定的复发转移率，因此防止肿瘤的复发转移是治疗非常重要的方面。要善于把握疾病的传变规律，在已有疾病尚未传变之时。在疾病发生的初期，及时防止或阻止疾病的发生、蔓延、恶化或传变，救急防危。扶助正气及活血化瘀为主的中药通过调控肿瘤微环境，从而抑制肿瘤的发展，防止肿瘤的复发转移。肿瘤复发转移的根本在于正气不足，瘀血内结，因此扶正化瘀是防止肿瘤复发转移的治疗原则。

（三）扶助正气

中医药辅助其他治疗综合治疗是肿瘤治疗的主要方法，中医药巩固治疗是重要环节。恶性肿瘤虽由湿、热、毒邪为患，但晚期正邪双方激烈斗争已久，手术、化疗与放疗损耗加之患者对疾病过度的惊慌导致晚期恶性肿瘤患者往往会出现实中夹虚之状，常见为发热势弱、气短乏力、口渴咽干、唇齿干燥等证，呈现一派"虚"，故在治疗中当辨别真伪，适时施治，恶性肿瘤围手术期使用中医药，为手术创造有利条件，促进术后恢复，延长术后稳定期。生物治疗、物理治疗与中医药联合使用可起协同作用，增强机体免疫力，提高疗效。

（四）病后防复

治疗后，体内仍有可能存在微小肿瘤病灶，即"余邪"，加之治疗后机体免疫功能下降，即"正虚"。随着正气的耗散，正虚加重，癌毒的致病力超过正气的抗病力，出现临床症状和体征，从而出现肿瘤的复发。运用中医药，扶正与祛邪并举，消灭滋生"癌细胞"的温床，从而抵抗肿瘤的复发转移，使有残存癌灶的患者也可获得较长生存期，提高远期疗效。

（五）肿瘤局部治疗

积极应用中医外治理论指导现代技术，如射频、微波、超声聚焦等通过产生高温杀死局部细胞，从而使局部组织灭活。氩氦刀局部冷冻治疗等利用能迅速达到低温的氩气、液氮杀死肿瘤细胞，使肿瘤组织无活性。

三、中药治疗的用药原则

（一）辨证和辨病相结合

在用中医中药治疗肿瘤患者时，常采用辨证与辨病相结合的方法。所谓辨病治疗，就是针对肿瘤病机的治疗。被认为有一定抗癌作用的中草药及在民间和习惯上用来治疗肿瘤的中草药，其中不少药物已经经过体内外的抗癌筛选。

已知有一定抗肿瘤作用的药物如：天南星、蛇六谷、海藻、昆布、夏枯草、冰球子、冬凌草、香茶菜、石吊兰、石见穿、八月札、柘木、马鞭草、土茯苓、米仁、墓头回、苦参、贯众、蒲公英、鸦胆子、山豆根、青黛、柴草、毛茛、猫耳草、马钱子、黄药子、急性子、山海螺、铁树叶、石上柏、藤梨根、斑蝥、地鳖虫、蜈蚣、天龙、地龙、水蛭、蟾皮、鱼腥草、重楼（蚤休）、威灵仙、龙葵、半枝莲、白花蛇舌草、白毛藤、农吉利、菝葜、白屈菜等。

根据药物性味、归经及使用经验,对不同的肿瘤有一定的适应范围,如八月札、白花蛇舌草、半枝莲、柘木、石见穿、急性子、铁树叶、黄药子、斑蝥等在消化系统肿瘤中用得较多;海藻、昆布、夏枯草、山慈菇、冰球子等常用于甲状腺、头颈部肿瘤;蜂房、白毛夏枯草、泽漆、鱼腥草等常用于呼吸系统肿瘤;墓头回、重楼(蚤休)、山慈菇等常用于妇科肿瘤等。因此,在治疗一个肿瘤患者时,往往在辨证的基础上再根据辨病加上一些相应的抗肿瘤中草药来进行治疗。

(二) 扶正与祛邪并用

扶正即用扶助正气的药物和治疗方法,并配合适当的营养和功能锻炼,增强体质,提高机体的抵抗力,来达到战胜疾病和恢复健康的目的。它适用于正虚为主的肿瘤患者。祛邪即用攻逐毒邪的药物和治疗方法,祛除病邪,控制癌症,以及达到祛邪正复的目的,它适用于邪盛为主的肿瘤患者。在肿瘤治疗时,应当正确掌握扶正与祛邪之间的关系,扶正与祛邪并用,这也是中医治疗肿瘤的特点。

四、肿瘤的中医治疗方法

(一) 药物治疗

1. 辨证用药法　即应用四诊(望、闻、问、切)方法,根据患者证候的辨别,病因、病机的演变,予以综合、分析、归纳分类,不同患者处方用药不同,具有个体化特点。一般常见的临床表现有以下几个证型。

(1) 肝气郁滞型:多因情志失常,导致气机不利,表现为肝气郁结。临床症状有胸闷不舒,胸胁作痛,脘腹胀满,嗳气呃逆或伴呕吐,食欲不振,或吞咽梗阻不畅,或腹部串痛,腹鸣或两乳部作胀,常感心情忧郁善怒等。舌苔薄白或薄腻,舌质淡红,脉细弦或兼数。治则:疏肝理气。临床选药:青皮、陈皮、苏梗、香附、枳壳、柴胡、降香、旋覆花、代赭石、丁香、柿蒂、川朴花等。临床上在食管癌、贲门癌、肝癌、胃癌、乳腺癌及甲状腺癌患者中较多见此型。

(2) 气滞血瘀型:因气滞日久,导致血流不畅,瘀血留滞不散,久之结块成瘤。临床症状如体内多有积块,痛有定处,肌肤甲错,唇甲暗紫。舌质紫暗或有瘀斑、瘀点,脉细涩。治则活血化瘀。临床选药:桃仁、红花、川芎、赤芍、三棱、莪术、水蛭、虻虫、地鳖虫、王不留行、乳香、没药、五灵脂、刘寄奴、凌霄花、苏木等,成药有人参鳖甲煎丸、大黄、䗪虫等。

(3) 脾虚痰湿型:由于种种原因引起脾胃受伤,脾虚则运化失司,导致精微不化,水湿内停,痰湿积滞。临床症状有脘腹胀满,饮食不香,恶心呕吐,咳嗽痰鸣,浮肿,大便溏薄,白带多,四肢乏力,懒于行动,舌苔白腻,舌质淡,舌体胖大、有齿痕,脉滑或细缓。治则健脾燥湿化痰。临床选药:人参、党参、黄芪、太子参、白术、茯苓、淮山药等健脾理气,苍术、厚朴、半夏、蔻仁、砂仁等燥湿,猪苓、茯苓、车前草、泽泻、石苇、瞿麦、茵陈、冬瓜皮、木通等利湿,藿香、佩兰、蔻仁、砂仁、杏仁等芳香化湿,半夏、陈皮、南星、川贝母、全瓜蒌、皂角刺、山慈菇、冰球子、海浮石、生牡蛎、海藻、昆布、夏枯草等化痰。

(4) 阴虚内热型:多因劳损内伤,肝肾阴亏,阴血亏少,阴液亏损于内,虚火浮越于外。临床症状有五心烦热,虚烦不寐,耳鸣头昏,午后潮热,咽干溲赤,舌红少苔或无苔,脉细微。治则养阴清热。临床选药:北沙参、南沙参、地黄、麦冬、天冬、石斛、元参、天花粉、玉竹等。

(5) 热毒炽盛型:由于热毒之邪留滞脏腑、经络,日久不去,益见嚣张之势。临床症状如发热、口干、咽燥、喜冷恶热、便干溲赤,或头痛,鼻流脓涕或衄血,或痰黄黏稠难咳,或咳吐脓血痰,或带下呈米泔色,有恶臭味,少腹胀满。舌质红或暗,舌苔黄而干,脉弦或滑数。治则清热解毒。临床选药:银花、连翘、蒲公英、板蓝根、大青叶、野菊花、山豆根、半枝莲、白花蛇舌草、龙葵、黄芩、黄柏、黄连、石上柏等。此型患者除病邪嚣张,热毒内阻所致外,还常见于放射治疗后,由于放射线的影响,而呈现本型表现。

(6) 气血双亏型:多有劳损内伤或久病体虚,导致精血亏少,气血不足。临床症状有消瘦乏力,面色晄白,气短心悸,神萎怠情,四肢酸软,动则自汗气促,食欲不香,舌质淡,苔少或薄白腻,脉沉细弱。治则补气养血,滋养肝肾。临床选药:健脾补气药(同健脾痰湿型);补血药:当归、熟地、白芍、何首乌、阿胶等。滋补肝肾药:山萸肉、女贞子、枸杞子、杜仲、续断(川断)、桑寄生、肉苁蓉、菟丝子、旱莲草、淫羊藿、仙茅、何首乌等。本型多见于肿瘤病程已长,正气耗伤严重,或手术、放疗、化疗所引起的正气亏损者。

以上各型仅为临床常见的分型。实际上,肿瘤病因复杂,病种繁多,又有个体差异,临床表现不一,即使同一患者,也有不同的病情演变过程,所以治法不是固定不变的。因此,肿瘤治疗多采用辨证与辨病相结合的原则。主证多以辨病为主,兼证多以辨证为主,主证与兼证辨别相结合。

2. 常见肿瘤合并症的中医治疗

(1) 白细胞减少:可选用参芪扶正注射液、参一胶囊、补中益气丸、参芪片、健脾益肾颗粒等。

(2) 血小板下降:可选用复方皂矾丸、血宁糖浆、养血饮口服液等。

(3) 贫血:可选用贞芪扶正颗粒、健脾益肾颗粒、复方阿胶浆等。

(4) 便溏:可选用参苓白术散、附子理中丸、补中益气丸等。

(5) 便秘:可选择麻仁润肠丸、通便灵胶囊、芪蓉润肠口服液等。

(6) 疼痛:可选用华蟾素片、复方苦参注射液、新癀片、血府逐瘀口服液等。

(7) 厌食:可选用枳术丸、香砂六君丸、保和丸等。

(8) 口疮:可选用口腔溃疡散、口炎清颗粒、一清颗粒等。

(9) 失眠:可选用枣仁安神液、七叶神安片、柏子养心丸等。

(10) 脱发:可选用七宝美髯丸、养血生发胶囊、天麻首乌片等。

(11) 肝功能异常:可选用肝复乐、护肝片、片仔癀片、茵栀黄注射液等。

(12) 肾功能异常:可选用肾衰宁胶囊、金水宝胶囊、济生肾气丸等。

(13) 心功能异常:可选用补心气口服液、复方丹参滴丸、参松养心胶囊、参麦注射液等。

3. 中药治疗的注意事项 很多肿瘤患者在传统抗肿瘤治疗(化疗、放疗、手术等)的同时或间歇期会选择中药调理。但患者在中药治疗过程中,必须注意以下几点。

（1）注意药物适应证及禁忌证：同西药一样，每种中药也有自身特定的治疗疾病范围。一般情况下，比较轻度的症状如骨髓抑制、癌痛、腹水等，往往通过中药治疗能够得到缓解，且价格低廉、获取途径方便、安全有效。

（2）注意汤剂与中成药毒性相加：大多数中药及中成药的副作用较小、安全性高，但是同众多西药一样，不排除具有同样器官毒性的几味药物毒性相加、累积的情况发生。因此，若选择长期口服某种或某些中药药物时，建议向医师咨询，以确保服药安全。

（3）注意中药疗程及变换方剂：如白细胞减低、发热等病症，中药治疗一段时间后症状或可缓解。此时是否需要继续治疗建议咨询医师。一般情况下，若患者在化疗期间，可继续口服升白作用的中药以预防白细胞减低；若发热是由肿瘤引起的（肿瘤相关性发热），则建议持续口服中药一段时间后密切观察。

（4）注意中药的煎药要点及服药期间忌口：在煎制的过程中，方法和火候的掌握也很重要。避免空腹口服中药，以减少对胃黏膜产生的过强刺激而导致的呕吐、腹泻等反应。服药期间，避免生冷、辛辣饮食。遵医嘱情况下，可与具有相同治疗指征的西药同服。

（二）针灸治疗

针灸作为肿瘤的治疗手段之一，是近年来开始研究的新课题。关于针灸治病的机制，不少学者从多方面进行了探索。一般认为其机制是：①提高机体的免疫功能，增强抗瘤能力；②调整脏腑功能，恢复机体阴阳平衡；③镇痛作用。

常用肿瘤相关穴位如下。

（1）食管癌：天鼎、天突、膻中、上脘、内关、足三里、膈俞、合谷、

（2）肺癌：风门、肺俞、天宗、膻中、尺泽、中府、膏肓等。

（3）鼻咽癌：风池、下关、听宫、攒竹、上星、百会、合谷。

（4）肝癌：章门、期门、肝俞、内关、公孙。

（5）恶性肿瘤：三焦俞、胰俞、足三里。

（6）乳腺癌：乳根、肩井、中膻、三阴交、心俞、肺俞、脾俞、膈俞。

（7）宫颈癌：肾俞、关元、中极、三阴交等。

（8）淋巴瘤：天井、间使、关元等。

灸法多用于非化脓性灸，可以激发调动机体的免疫功能。例如，有报道用直接灸天井的方法治疗头颈部肿瘤有一定的疗效。

（三）饮食治疗

1. 初期　癌症初期，正气未衰，邪气渐盛，为防止邪气扩张，治当以攻邪为主。

采用活血化瘀、软坚散结、化痰、清热解毒等方法治疗。选用食物当以清淡为主，可以新鲜蔬菜，如胡萝卜、苋菜、油菜、菠菜、韭菜、芹菜、芦笋、菜花、南瓜、番茄、红薯等为食。

2. 中期　癌症患者发展到中期，正气渐衰，邪气已盛，此时治疗，当以祛邪的同时，采用益气、养血、滋阴、助阳等法助之。

此期饮食当以清淡，偏于温补，如气虚者宜食用大枣、莲子；血虚者宜食用花生、核

桃;阴虚者宜食猕猴桃、芦笋;阳虚者宜食用刀豆、生姜等。

3. 晚期　癌症晚期,邪气大盛,正气极衰,汤药难入,强攻难效。饮食当以大剂滋补为主,可采用猕猴桃、大枣、香菇、猴头菇、海带、带鱼、银耳、牛奶等。

第三节　肿瘤的中医康复

一、肿瘤康复的内容

(1)详见本章第二节"肿瘤的中医治疗思路"相关内容。

(2)心理及生活方式干预:哲学与辨证治疗肿瘤中的经典当属中医"个体化"治疗,中医治疗肿瘤作为一种全身性调整的治疗理念,真正做到了保脏器、保脏器功能的保护性治疗。这也诠释了为什么中医治疗肿瘤能出现长期带瘤生存的奇迹。

二、肿瘤康复的措施

(一)合理饮食与保健治疗

饮食调理对营养支持、功能恢复和体质增强有重要意义。癌症患者出现饮食偏食某些食物,不注意多样化的情形是常有的。中医学认为,酸、苦、甘、辛、咸五味可以养人,但偏嗜也可以伤人。应遵循五谷杂粮多样搭配,蔬菜、水果足量摄取,素食荤食适度调整而注意素食的原则。根据自身的具体情况灵活对待,过分强调忌口不利于营养支持。

(二)保持适度起居和锻炼

癌症患者治疗和康复中应注意"起居有常,不妄作劳"。要慎起居,适气候,避邪气。①注意"动""静"结合,"劳逸适度"。动要多样,包括体育锻炼、气功、太极拳、舞蹈等;静要"调神"。②注意循序渐进,不宜操之过急,要注意欲速则不达。③要持之以恒。④注意与情志调整相结合。把"练身"和"练心"有机地结合起来。

(三)坚持药物调理

癌症康复治疗中症状的康复,包括肿瘤治疗中难以避免的对身体某些损伤的恢复,还主要依赖药物调理。要让患者明白,癌症是一种慢性病,需要长期治疗、预防复发和转移。加上放化疗的不良影响及副作用,长期的药物调理必不可少。

(四)科学进"补"药

癌症患者康复治疗中,常常涉及"补"的问题。这一方面是因为不少患者确实不同程度地存在着"虚",另一方面不少补药有免疫调节作用,通过扶正可以抑癌,因此使补法的运用比较广泛。癌症患者需要注意的是不能滥补。有些患者一到秋冬季节,就要求医师为其进补,违反了中医理论中"虚则补之"的原则,补得邪气留恋体内不出,最后反而加重了病情。

肿瘤治疗主张生物—心理—社会医学模式,中医药疗法是一种整体治疗,强调机体的阴阳平衡、气血调和。其独特的治疗方式与西医疗法结合,兼顾了整体与局部、宿主与癌肿、症状与疾病等方面,取长补短,日益在临床肿瘤治疗中显示出重要价值。

第四节　中西医结合治疗肿瘤的展望

　　恶性肿瘤发生、发展的过程,是肿瘤细胞与其微环境相互作用的过程,而该过程宏观上可表现为不同中医证候,其微观和客观层面则可表现为肿瘤细胞及其所处的微环境变化,以及该微环境变化所引起的机体内环境变化。中西医结合治疗肿瘤未来的研究将围绕以下方向开展。

一、证的研究

　　(1) 肿瘤患者,既有癌存在,又有中医的证存在,即有症状、舌象和脉象等方面的变化。肿瘤与中医所谓的"证",存在于同一患者的体内,必然有内在的联系。同时有癌和证,其可能性有三:①先形成癌,由癌引起体内病理生理改变,形成"证";②先有体质的改变,形成"证",然后再发生癌;③某些因素,同时促成癌和"证"。无论何种可能,两者同时存在,必然有某种相互联系和影响。治疗癌,可使"证"发生改变,治疗"证",可使癌肿发生变化。基于以上设想,按目前的可能,在相关实验研究中先形成某些"证"的动物模型,再移植肿瘤,或诱发肿瘤,成为癌和"证"并存的情况,再予辨证论治原则治疗"证",可以观测对肿瘤的疗效,进而探索其机制。

　　(2) 中医治疗重视机体本身,以系统性意象思维方式,宏观、动态、联系横向地认知疾病,视合并病症为一个有机的新整体,即以"方证相应"为论治的切入点,将治则治法作为病、证、方、药的桥梁,集理、法、方、药为一个非线性的复杂的有机整体。因此,使中医对恶性肿瘤各期的辨证论治取得最佳临床疗效,突出了中医灵活个体化诊疗的独特优势,成为中西医结合科研项目拟解决的首要关键科学问题。

二、肿瘤的中西医结合规范化方案的探索

　　(1) 近年来有关恶性肿瘤中西医研究的文献报道众多,但目前由于缺乏统一的证型规范及客观的诊治标准,就导致中医学临床疗效可重复性差,也制约了中医临床研究水平的进一步提高。中西医结合科研项目以此为切入点展开研究,所选择的指标一方面结合目前基础研究的热点,更为重要的是肿瘤干细胞理论非常巧妙地解释了带瘤生存的根本原因,目前也是抗癌新药研发的新靶点。有可能揭示中医恶性肿瘤疾病变化、预后转归及其特点。

　　(2) 中医药抗肿瘤治疗的特色之一是许多患者治后长期带瘤生存。目前的新药临床试验虽然追求肿瘤客观应答率、无瘤生存等,但也开始重视对带瘤生存和总生存期的评价。中西医结合科研项目参照目前肿瘤评价体系的新动向,选择带瘤生存作为研究的核心评价指标,贴近临床,实用性强,具有新颖性。

　　(3) 以方测证和病证结合模型是目前中医药开展证候、病机研究的主要理论和方

法,虽然存在需要进一步完善的地方,但基本能满足病、病机、证在疾病转归预后研究中的需要,病证结合模型中每种模型的造模方法目前仍不统一,需在科研项目实施过程中进一步对不同模型的效果加以甄别,以最大限度满足研究需要。

(4) 从肿瘤微环境和机体内环境来评价中医不同证型的分子基础,符合中医"整体观"的诊治原则,指明不同治则中药抗恶性肿瘤作用与肿瘤微环境有关,这在一定程度上阐述了方证相应理论可能的分子基础,也有助于发掘中药新的作用机制。

三、肿瘤的中西医结合展望

(1) 基于中医治则治法理论体系构建的研究一直是中医学者关注的重点,是深化中医理论和提高中医临床诊疗水平的双重需要。结合最新研究,明确利用恶性肿瘤转录组学测序数据可以进行更为细致的分类及其他生物学特性如代谢层面的分类。但这些研究结果都需要利用更贴近肿瘤真实特性的研究平台进行证实及深入挖掘,转录组学在RNA 水平研究基因的表达,是研究细胞表型和功能的重要手段,可以用于研究基因表达量、基因功能、结构、药物干预后差异表达基因的筛选。

(2) 在我国现行的医疗体制中,存在中医、西医和中西结合三支力量,中医、西医是在不同历史条件下发展起来的两种医学理论体系,中医重在辨证,西医详于辨病,它们分别从不同的角度来观察人体生理与病理的变化,诊疗上可以相互取长补短,中西医结合治疗是恶性肿瘤综合治疗的重要手段之一,重视对带瘤生存和总生存期的评价与中医"整体观"的临床治疗理念不谋而合,充分体现了高效、实用、综合、全面的特点。中西医结合治疗肿瘤将成为研究的热点。

(孟志强)

参考文献

[1] 黄力,严小蓉,吴君华. 表观遗传学改变与中药活性成分靶向抗肿瘤的研究进展[J]. 实用临床医药杂志,2022,26(15):143-148.

[2] 林洪生. 恶性肿瘤中医诊疗指南[M]. 北京:人民卫生出版社,2014.

[3] 刘鲁明,于尔辛. 肿瘤科特色治疗技术[M]. 北京:科学技术文献出版社,2010.

[4] 刘鲁明. 胰腺癌的中医病因病机与辨病论治[J]. 中西医结合学报,2008,6(12):1297-1299.

[5] 刘平. 中成药临床应用指南(肝胆疾病分册)[M]. 北京:中国中医药出版社,2017:161-166.

[6] 牛亚华,张青,杨国旺,等. 中医古籍肿瘤术语研究的流程与方法探索[J]. 中医杂志,2015,56(9):745-748.

[7] 宋菲,胡建鹏,王键,等. 中医治则治法理论的形成与发展[J]. 中医药临床杂志,2016,28(12):1657-1659.

[8] 孙广仁. 中医基础理论[M]. 2版. 北京:中国中医药出版社,2006.

[9] 汤钊猷. 现代肿瘤学[M]. 上海:上海医科大学出版社,1993:390.

［10］ 杨晗，魏凤琴. 中医治则治法关系研究［J］. 时珍国医国药，2018，29（9）：2215 - 2216.

［11］ 张晓雷，马家驹，王玉光. 当代中医治则治法理论发展特点浅析［J］. 中医杂志，2017，58（7）：620 - 622.

［12］ HSIAO W L, LIU L. The role of traditional Chinese herbal medicines in cancer therapy — from TCM theory to mechanistic insights ［J］. Planta Med, 2010, 76 (11)：1118 - 1831.

［13］ WANG H, ZHANG C, CHI H, et al. Synergistic anticancer effects of bufalin and sorafenib by regulating apoptosis associated proteins ［J］. Mol Med Rep, 2018, 17(6)：8101 - 8110.

第十二章 肿瘤的生物治疗

肿瘤的生物疗法是通过诱导机体的免疫系统识别和杀死肿瘤细胞,从而达到治疗肿瘤的目的。生物治疗与传统的化疗和放疗相比,具有毒性作用更小、患者更容易耐受的优点。肿瘤的生物治疗包括免疫治疗、基因治疗、靶向治疗等最前沿的技术和药物。

第一节 肿瘤的免疫治疗

肿瘤免疫治疗的基本原理是利用人体的免疫机制,通过主动或被动的方法增强肿瘤患者的免疫功能,达到杀灭肿瘤细胞的目的。肿瘤的免疫治疗主要分为特异性免疫治疗和非特异性免疫治疗。特异性免疫治疗是指针对肿瘤细胞产生的肿瘤抗原诱导专一的免疫反应所进行的治疗;非特异性免疫治疗主要是用一些细胞因子、细菌或微生物等的提取物来提高机体的整体免疫状态,达到间接抗肿瘤的效果。

一、生物因子

细胞因子是由体内的免疫活性细胞或某些基质细胞分泌的,能作用于自身细胞或其他细胞,具有调节细胞功能的小分子蛋白或多肽。

(一) 干扰素

干扰素(interferon,IFN)是最早进入临床应用的细胞因子,曾用于治疗毛细胞白血病、多发性骨髓瘤、肾癌和淋巴瘤。干扰素抗肿瘤的机制包括:①抑制肿瘤细胞的增殖;②诱导自然杀伤(NK)细胞、细胞毒性 T 淋巴细胞(cytotoxic T lymphocyte,CTL)等,并协同 IL-2 增强淋巴因子激活的杀伤细胞(lymphokine-activated killer cell,LAK)的活性;③诱导肿瘤细胞表达主要组织相容性复合体(major histocompatibility complex,MHC-I 类抗原,增强对杀伤细胞的敏感性。

(二) 白(细胞)介素-2

白介素-2(interleukin-2,IL-2)生物学活性主要包括促进和维持 T 细胞的增殖,并诱导淋巴细胞产生 IFN-γ、TNF-α 等细胞因子。除了恶性黑色素瘤和肾癌,对其他恶性肿瘤的治疗效果不明显。局部治疗有时也能取得一定的疗效,例如,采用腹腔灌注治疗腹水有一定效果。

(三) 肿瘤坏死因子

肿瘤坏死因子(tumor necrosis factor,TNF)可分为 TNF-α、TNF-β 两种。前者由巨噬细胞分泌,而后者由淋巴细胞分泌。生物学特性包括直接杀伤肿瘤细胞;诱导肿瘤细胞凋亡;介导其他活性细胞杀伤肿瘤效应;引起肿瘤微血管损伤,继而引起肿瘤缺血坏死。原型 TNF 有较严重的毒性作用。近年来,我国科学家将其进行了结构改造,降低了毒性,提高了疗效,并且已经获得批准进入临床。TNF 可以进行瘤体内注射,单用静脉或肌内注射 TNF 疗效欠佳,与 IL-2、IFN 等其他细胞因子或化疗药物联合应用可以提高疗效。TNF 真正的临床应用价值还有待进一步评价。

二、抗体

(一) 单克隆抗体

肿瘤细胞表面有一些特异的肿瘤抗原可供利用作为单克隆抗体攻击的靶点。单克隆抗体除了具有阻断抗原蛋白的功能,还能够借助补体依赖的细胞毒性(complement dependent cytotoxicity,CDC)和抗体依赖细胞介导的细胞毒作用(antibody-dependent cell-mediated cytotoxicity,ADCC)杀灭肿瘤细胞,尤其是对循环血中的游离肿瘤细胞。其他针对肿瘤区血管的单克隆抗体,可以封闭血管内皮生长因子(VEGF),或针对肿瘤组织中的 VEGF 受体,同时通过补体系统和 NK 细胞发挥抗肿瘤作用。NK 细胞的主要特征是无须预先刺激就可直接溶解破坏肿瘤细胞和病毒感染细胞,通过分泌穿孔素、丝氨酸酯酶(如颗粒酶 A 和 B)、硫酸软骨素蛋白聚糖等分子降解细胞膜、破坏靶细胞完整性而发挥溶细胞效应。

(二) 双特异性抗体

双特异性抗体(bispecific antibody,bsAb)是一个新型的多样化的抗体构建体,可识别两个表位或抗原。bsAb 的结构包括 3 个最基本的组成:①抗原结合结构域;②形成同多聚体或异多聚体的多聚化核心;③连接其片段的连接器。抗原结合结构域可以是抗体片段,例如 Fab、单链可变片段(single-chain fragment variable,scFv)或单结构域抗体(single domain antibody,sdAb),或者抗体模拟物。从治疗的角度来看,bsAb 实现的多靶点概念特别有吸引力,因为许多疾病是多因素的,涉及多个受体、配体和信号级联。因此,阻断或调节几种不同的病理因素和途径可能会提高治疗效果。大多数 bsAb 是双特异性 T 细胞衔接抗体,旨在重定向和/或针对恶性细胞上的特定肿瘤抗原激活表达 CD3 的 CTL。其他 bsAb 类别包括针对免疫检查点、致癌信号通路和细胞因子的疗法。双功能融合蛋白是一类通常缺乏 Fc 区而具有 bsAb 相似作用的分子。

(三) 免疫检查点抑制剂(immune chechpoint inhibitor,ICI)

在过去的十年中,癌症免疫治疗取得了前所未有的进展,迄今为止,最广泛使用的免疫治疗药物是针对免疫检查点(如 CTLA-4、PD-1 和 PD-L1)的抗体,可用于多种癌症的治疗。目前,尚有针对 LAG3、TIGIT、TIM3、B7H3、CD39、CD73、腺苷 A2A 受体和 CD47 等其他免疫检查点的大量抗体和小分子处于临床开发中。其中,利用单克隆抗体靶向 PD-1 或者 PD-L1 阻断 PD-L1/PD-1 结合从而激活体内的抗肿瘤免疫最为成功。PD-1 在大多数活化的免疫细胞表面表达,例如巨噬细胞、树突状细胞(DC)、朗格汉斯细胞(Langerhans cell)、B 细胞和 T 细胞,在耗竭的 T 细胞中高度上调。PD-L1 和 PD-L2 均在造血和非造血细胞中表达,包括 APC 和肿瘤细胞。PD-1 与其配体 PD-L1 和 PD-L2

的结合导致其免疫受体的磷酸化。具体来说,基于免疫受体酪氨酸的开关序列(immunoreceptor tyrosine-based switch motif,ITSM)的磷酸化会募集 Src 同源区 2 结构域的蛋白酪氨酸磷酸酶 2(SHP2)。SHP2 通过抑制参与 TCR 下游信号转导的几种细胞内分子的活性来介导 PD-1 的抑制功能。尽管 ICI 疗法改善了多种癌症类型的患者预后,但只有少数接受 ICI 治疗的患者获得了持久反应。不同癌症对 ICI 治疗的应答率差异很大,例如难治性霍奇金淋巴瘤患者的应答率超过 80%,而错配修复基因功能完整的结直肠癌患者却很少或没有应答,许多肿瘤的应答率为 20%~40%。

三、CAR-T 细胞治疗

嵌合抗原受体 T 细胞治疗(chimeric antigen receptor T cell therapy,CAR-T cell therapy)可以产生非常有效和持久的临床反应,是免疫治疗中取得的一个革命性的成果。目前,临床上利用患者自体外周血 T 细胞,通过基因转染表达工程合成受体 CAR,重定向淋巴细胞,以识别和消除表达特定靶抗原的细胞。CAR 与细胞表面表达的靶抗原结合不依赖于 MHC 受体,从而导致 T 细胞强烈活化和强大的抗肿瘤反应。靶向 CD19 CAR-T 细胞治疗 B 细胞恶性肿瘤的空前成功,使其于 2017 年获得 FDA 的批准,目前用于治疗复发/难治性弥漫大 B 细胞淋巴瘤、急性 B 淋巴细胞白血病、套细胞淋巴瘤。2021 年,BCMA CAR-T 亦被批准用于复发/难治性多发性骨髓瘤的治疗。2022 年,Claudin 18.2 CAR-T 用于治疗胃癌也初步显示出很高的活性。CAR 是模块化合成受体,由 4 个主要部分组成:①细胞外靶抗原结合结构域,赋予 CAR 抗原特异性;②铰链区,为从跨膜结构域延伸到抗原结合单元的细胞外结构区,其作用是提供克服空间位阻的灵活性,提供长度以允许抗原结合结构域接近目标表位;③跨膜结构域,其主要功能是将 CAR 锚定在 T 细胞膜上,大多数跨膜结构域来源于天然蛋白,包括 CD3ζ、CD4、CD8α 或 CD28;④一个或多个细胞内共刺激信号结构域。两个最常见的共刺激域 CD28 和 4-1BB(CD137),都与患者高应答率相关。不同共刺激结构域的功能和代谢特征不同,其中具有 CD28 结构域的 CAR 分化为效应记忆 T 细胞并主要使用有氧糖酵解,而具有 4-1BB 结构域的 CAR 分化为中央记忆 T 细胞并显示增加线粒体生物合成和氧化代谢。为了解决 CAR-T 细胞的患者通用性,一些基于基因工程改造的干细胞来源的 CAR-T 和 CAR-NK 疗法备受关注,实体瘤中 T 细胞受体工程 T 细胞(T-cell receptor engineered T cell therapy,TCR-T)疗法也是一种快速发展的重要技术路径。

四、过继免疫治疗

其开始于 20 世纪 80 年代,通过将在体外激活的具有抗瘤活性的免疫效应细胞输注给恶性肿瘤患者,在患者体内发挥抗肿瘤作用,从而达到治疗肿瘤的目的。从临床治疗效果来看,过继免疫治疗对恶性黑色素瘤和肾癌及肿瘤引起的胸腔积液、腹水的疗效比较好,而对其他实体瘤的疗效较差。

五、肿瘤疫苗

肿瘤疫苗是近年的研究热点之一,其原理是利用肿瘤细胞或肿瘤抗原物质诱导机体的特异性细胞免疫和体液免疫反应,增强机体的抗癌能力,阻止肿瘤生长、扩散和复发,以达到清除或控制肿瘤的目的。

(一) 肿瘤疫苗的生物学特点

肿瘤疫苗来源于自体或异体肿瘤细胞或其粗提取物,带有肿瘤特异性抗原(tumor specific antigen,TSA)或肿瘤相关抗原(tumor associated antigen,TAA),通过激发特异性免疫功能来攻击肿瘤细胞,克服肿瘤产物引起的免疫抑制状态,提高自身免疫力以消灭肿瘤。TSA 的免疫治疗可以启动以肿瘤特异性 CTL 反应为主的抗肿瘤效应,有效打击肿瘤,防止转移、复发且不伤及无关组织,其抗肿瘤特异性和免疫记忆性是其他方法所不能比拟的。它既可以独立地治疗肿瘤,又可与手术及放、化疗等方法结合,具有特异性强、不良反应小等优点,是当今肿瘤免疫治疗的重要发展方向之一。

(二) 分类

肿瘤疫苗主要有全细胞疫苗、多肽疫苗、分子疫苗和树突状细胞疫苗等。而 DNA 疫苗和 RNA 疫苗实际上仍属于分子疫苗,只是采用了不同的表达方式。

1. 多肽疫苗　多肽疫苗是按照病原体抗原基因中已知或预测的某段抗原表位的氨基酸序列,通过化学多肽合成技术制备的疫苗,具有抗病毒、抗肿瘤、抗细菌、抗寄生虫感染等功能。多肽疫苗可分为基因工程多肽疫苗和合成的多肽疫苗两类,前者主要是利用基因工程技术,将分离得到的抗原蛋白基因组装到表达载体中,并通过宿主细胞表达重组抗原蛋白,以分离纯化的重组蛋白作为疫苗。而合成的多肽疫苗主要有两种,分别是具有连续抗原表位的疫苗和不连续抗原表位的疫苗。肿瘤多肽疫苗是指从肿瘤细胞表面洗脱的抗原多肽,或从肿瘤细胞内获取的、能够激活 $CD4^+/CD8^+$ T 细胞以靶向 TSA 或 TAA 的相关多肽制备的疫苗,近年来受到很多关注。常见的多肽疫苗形式如:直接提取的多肽疫苗、氨基酸残基或序列修饰过的多肽疫苗、热休克蛋白肽复合物疫苗、多价多肽疫苗等。已有不少多肽疫苗进入临床试验,有临床试验显示,与安慰剂相比,多肽为基础的疫苗有延长总生存期及无复发生存期的趋势,并有延迟的免疫应答与肿瘤生长的抑制,但没有明显的肿瘤退缩;也有临床试验显示多肽为基础的疫苗未能带来临床获益。未来还需疫苗设计的优化、联合治疗策略及适应人群的探索等。

2. DNA 疫苗　DNA 疫苗是一种包含编码病原体特定蛋白质(抗原)的 DNA,通过注射基因工程质粒技术将 DNA 注入宿主并被细胞吸收,细胞根据它们所吸收的质粒中的遗传密码合成蛋白质,这些蛋白质包含细菌或病毒的特征性氨基酸序列区域而被识别为外来物,当它们被宿主细胞加工并显示在其表面时,将会提醒免疫系统并触发免疫反应。DNA 肿瘤疫苗是编码抗原蛋白的 DNA,通过合成 TSA 或 TAA 诱导机体产生免疫应答。该技术的临床应用受限于疫苗的低转染效率和低免疫原性,研究人员致力于设计载体材料(如纳米材料载体、生物聚合物载体)以防止注入体内的 DNA 快速降解和被系统清除,以及增加多表位抗原、联合分子佐剂等以提高免疫应答水平。目前有几种

DNA 疫苗用于兽类,但尚未被批准用于人类。多项临床试验正在探索抗恶性黑色素瘤的 DNA 疫苗的有效性和安全性,但试验结果显示总体的免疫反应较低,有待后续更多的探索与研发。

3. mRNA 疫苗　mRNA 疫苗是将含有编码抗原蛋白的 mRNA 通过特定的递送系统导入人体,直接进行翻译,形成相应的抗原蛋白,从而诱导机体产生特异性免疫应答,达到预防免疫的作用。质粒 DNA 和病毒载体在基因插入和感染时具有引起突变的风险,与之不同的是 mRNA 进入胞质后直接翻译成蛋白质,具有非整合、非感染的特点,且不需要细胞即可产生,因此具有生产工艺简单、易规模化扩大的特点。2021 年 8 月 23 日,FDA 正式批准了 BioNTech/辉瑞的 BNT16262 mRNA 疫苗,由此点燃了研究者对 mRNA 疫苗研发的热情。2016—2021 年间有大量临床前与临床试验评估和探索 mRNA 疫苗在治疗多个瘤种(脑胶质瘤、非小细胞肺癌、乳腺癌、前列腺癌、恶性黑色素瘤、急性髓系白血病等)中的有效性及安全性,其给药方式多样,包括皮下、肌内或静脉注射等。已有 mRNA 肿瘤疫苗单独应用或联合免疫检查点抑制剂在治疗不可切除黑色素瘤的临床试验中初步显示出持久且较强的抗原特异性 $CD4^+/CD8^+$ T 细胞反应及肿瘤退缩效果,耐受性良好。mRNA 肿瘤疫苗成功转化到临床应用的前景值得期待。

4. 树突状细胞疫苗　DC 是目前所知的功能最强的抗原呈递细胞,能高效地摄取、加工处理和呈递抗原。DC 在大多数组织内以未成熟状态存在,未成熟 DC 具有较强的迁移能力,不能直接刺激 T 细胞,但具有特殊的捕获和加工抗原的能力;成熟 DC 表面还高表达共刺激分子和黏附分子,具有强大的激活 T 淋巴细胞的功能。DC 肿瘤疫苗是将肿瘤细胞的裂解物、DNA、RNA 或抗原蛋白/多肽等致敏 DC,利用 DC 强大的抗原呈递功能,激活患者体内的 T 细胞免疫应答,从而发挥治疗肿瘤的作用。

2010 年第一款获批的 DC 疫苗名为 Provenge,用于治疗转移性前列腺癌。继 Provenge 获批后,DC 疫苗受到高度关注与重视,全球已有多种 DC 疫苗进入Ⅱ、Ⅲ期临床试验,临床试验项目共计超过 1 000 项,治疗的主要瘤种包括黑色素瘤、脑胶质瘤、肾癌、非小细胞肺癌、乳腺癌、白血病等。2021 年,美国临床肿瘤学会年会(ASCO)上报告的 DC 疫苗 DCVAC/OvCa 作为成人卵巢癌的一线治疗,联合化疗治疗初次减瘤手术后的卵巢上皮性肿瘤患者较单化疗延长了总生存期,安全性及耐受性良好。DC 疫苗在多种肿瘤中显示了初步疗效,但仍有待进一步验证或提高,未来的方向在于个体化疫苗的研发、与其他方法包括化疗或 ICI 的联合等。

第二节　基 因 治 疗

一、基因治疗的概念

基因治疗(gene therapy)是用正常基因校正或置换致病基因的一种治疗方法,即将目的基因导入靶细胞内并使之表达,从而起到治疗疾病的作用的一种方法。目前,基因治疗的概念扩展为凡是采用分子生物学的方法和原理,在核酸水平上开展的疾病治疗方法都可以称为基因治疗。以往基因治疗的研究主要包括采用基因封闭技术下调癌基因的表达,或导入抑癌基因抑制肿瘤发展,但治疗效应仅限于转导的细胞,对周围未受转导的肿瘤细胞几乎没有效应。这意味着所有的肿瘤细胞都需要被转导,但这对于散在分布的肿瘤细胞而言是一个巨大障碍,因而前景有限。目前的基因治疗研究主要用于修饰肿瘤疫苗、复制型病毒等。

二、常用的肿瘤基因治疗方法

1. 基因灭活(gene inactivation)　也称为基因封闭技术,采用反义核酸技术、基因干扰、CRISPR 技术等特异地封闭、抑制特定的基因(癌基因或促进肿瘤发展的基因)的表达,达到抑制肿瘤的目的。但由于肿瘤是多基因改变的疾病,封闭或下调单一基因难以产生持久的效果。

2. 抑癌基因的治疗　抑癌基因的失活和/或癌基因的激活在肿瘤的发生、发展中起到重要作用。抑癌基因的治疗原理就是通过野生型抑癌基因的转染来恢复机体抑制肿瘤的功能。常用于基因治疗的抑癌基因有 $p53$、$p16$、$p21$、APC 等。

3. 自杀基因治疗(suicide gene therapy)　自杀基因实际上是一种前体药物转化酶基因,这些基因不存在于哺乳动物细胞中。肿瘤细胞转染此前体药物酶基因后,在肿瘤细胞内表达,将原来无毒的化疗前体药物代谢转化成细胞毒性产物而达到杀伤宿主细胞的目的,因而称为自杀基因。自杀基因作用机制除了直接杀伤细胞外,还包括旁观者效应和诱导机体免疫两方面。对于散在分布的多发转移患者,同样存在自杀基因转导困难、效应受限等问题。

4. 基因修饰的 DC　运用基因转染手段,用肿瘤抗原编码基因或 mRNA 修饰 DC、细胞因子修饰 DC 等方法增强 DC 的抗原呈递与激活 T 细胞的能力,也是近来肿瘤免疫治疗研究的热点。

5. 基因修饰的肿瘤疫苗　其原理是将一些外源基因(通常是一些细胞因子)导入肿瘤细胞中,从而改变细胞的致瘤性和增强免疫原性,有利于被机体的 T 淋巴细胞识别并激发特异性细胞毒性反应。常用的细胞因子有 IL-2、IL-4，TNF、IFN-γ,粒细胞-巨噬细胞集落刺激因子(GM-CSF)等。

6. 溶瘤病毒　溶瘤病毒(oncolytic virus, OV)是对经筛选的病毒进行基因改造,选择性感染肿瘤细胞并在其内大量复制,在不影响正常细胞的情况下裂解肿瘤细胞,释放肿瘤抗原,激发免疫反应继续杀灭残余癌细胞,因而也被认为是一种肿瘤免疫疗法。一般采用瘤内注射的方法,具有肿瘤病灶局部药物浓度高、靶向性好、副作用小等特点。

OV 包括天然病毒和转基因病毒,而大多数 OV 都经过基因修饰,以增加病毒对肿瘤细胞的靶向性、提高病毒的选择性复制和裂解潜能、增强宿主的抗肿瘤免疫应答。现代 OV 毒株包括腺病毒、疱疹病毒、麻疹病毒、柯萨奇病毒、脊髓灰质炎病毒、牛痘病毒和新城疫病毒等,其中研究最多的是腺病毒。

由于具备选择性杀灭肿瘤细胞并激活免疫的优势,OV 是一种前景广阔的肿瘤治疗方法,备受关注。迄今已报告多项临床试验并已有药物上市。2005 年,中国上市的第一款 OV Oncorine(H101)被批准用于治疗头颈部鳞状细胞癌。Oncorine 是一种基因修饰的 5 型人类腺病毒(HAdV-C5),其中 E1B-55KD 和 E3 区域缺失,以诱导其在 p53 缺陷细胞中的选择性复制。2015 年 10 月,FDA 批准 T-VEC 作为美国首个 OV 治疗恶性黑色素瘤。T-VEC 是一种改良型单纯疱疹病毒 1 型(HSV-1),其中特定基因的缺失导致其在癌细胞内选择性复制,并将 GM-CSF 插入 HSV-1 基因组以增强免疫应答。2021 年 11 月,第三代 OV HSV-1 产品 Delytact(Teserpaturev/G47△)正式在日本上市,用于治疗恶性胶质瘤患者,这是全球第一款获批用于脑胶质瘤治疗的 OV 产品。在一项单臂 II 期临床试验中,Delytact 治疗 19 例经放疗和替莫唑胺治疗后残留或复发的成年脑胶质瘤患者,中期报告 1 年生存率高达 92.3%;最终结果发表在国际顶级期刊 *Nature Medicine*,1 年生存率为 84.2%,中位 OS 为 20.2 个月,明显高于以往治疗方法的数据,且观察到肿瘤组织中 T 细胞的激活。目前,多项临床研究正在如火如荼地进行。OV 单独治疗已经显示出一定的疗效,但存在有待攻克的障碍与难题:局部瘤内注射给药时,OV 的扩散与传播受到周围物理屏障的限制;而全身给药面临免疫过滤系统的挑战,在 OV 到达远处肿瘤病灶的传递过程中,预先存在的中和性抗病毒抗体与抗病毒细胞因子是主要障碍。OV 与其他疗法如免疫治疗(ICI、细胞免疫治疗)、分子靶向药物及放化疗等的联合可能克服各自的局限性,进一步提高疗效,并已在临床前模型和临床试验中进行探索,这也是未来的发展方向。

第三节　靶 向 治 疗

近年来,随着科学家对肿瘤分子生物学的理解和基因组测序技术的进步,恶性肿瘤的靶向治疗(targeted therapy)得到了突飞猛进的发展。作为一种革命性的治疗模式,靶向治疗极大地改变了传统的肿瘤内科治疗,并有望最终实现基于患者个体化的临床、病理和肿瘤基因特点的精准治疗。

以往,恶性肿瘤的内科治疗主要是指常规化疗。化疗的原理是采用细胞毒性药物对快速分裂的细胞包括肿瘤细胞进行杀伤。由于这种杀伤作用并不具有选择性,通常会对正常组织同样造成伤害,由此产生的毒性作用会影响造血、消化、免疫等多个生理系统。与传统化疗不同,靶向治疗的原理是作用于一些特异性的分子,而这些分子在肿瘤细胞的生长、分裂和转移过程中起着至关重要的作用。与传统化疗相比,靶向治疗产生的毒性作用相对轻微,这是由于其对正常组织的伤害较小。最理想的治疗靶点是针对的分子仅存在于肿瘤细胞中,这将使靶向治疗具有高度选择性。然而由于肿瘤细胞起源于正常细胞,这样的分子一般很难被发现。因此,目前针对的靶点分子大多在肿瘤细胞和正常细胞中均存在,但由于在肿瘤细胞中表达较高使得靶向治疗对于正常细胞的影响较小。靶向治疗的另一种方式是,即便某种靶向药物对肿瘤和正常细胞具有同样的杀伤作用,但由于人体能够有效地替换正常细胞,从而对治疗足以耐受。

（一）靶向药物

迄今为止，靶向治疗药物主要包括小分子（small molecule）和单克隆抗体（monoclonal antibody）两部分，分别具有独特的分子生物学特性和临床应用原理。

1. 小分子靶向药物　目前已经上市或在研的靶向治疗药物中大部分是小分子药物。其优点在于，一旦进入体内，它可以轻松地进行再分布，甚至穿透细胞膜进入细胞内。这一特性使得小分子药物对细胞内外的分子或蛋白均能产生作用，进而影响肿瘤细胞依赖的酶活性并阻断其与其他相关分子的联系。伊马替尼（imatinib）是首个在临床应用的小分子靶向药物，其可以抑制多种不同的蛋白，特别是 ABL 和 C-KIT。CML 患者由于染色体 t(q;22) 易位，形成 bcr/abl 融合基因，产生 BCR/ABL 融合蛋白。这一蛋白通常处于过表达的状态，通过激活某些信号通路来刺激肿瘤细胞生长。伊马替尼通过有效地抑制 BCR/ABL，达到阻断肿瘤细胞生长的目的。临床数据表明，无论是血液学还是细胞遗传学，缓解率均超过 90%。

2. 单克隆抗体靶向药物　肿瘤细胞表面通常存在一些受体（receptor），其一旦与信号分子（signaling molecule）相结合，即可激活细胞内的信号转导通路（signal transduction pathway），引起细胞增殖。单克隆抗体药物主要通过以下 3 种方式发挥其抗肿瘤作用：①抗体能够在细胞外干扰信号分子和受体的结合，达到阻断信号转导通路的目的；②抗体能够作为载体释放某些放射性物质或毒素来杀伤肿瘤细胞；③抗体与细胞受体结合后，能够激发免疫应答来杀伤肿瘤细胞，通常的免疫作用包括抗体依赖的细胞介导的细胞毒作用和补体依赖的细胞毒作用。曲妥珠单抗（trastuzumab）是一种主要针对 HER2 的单克隆抗体。大约 20% 的乳腺癌患者具有 HER2 的过度表达，同时往往预示着肿瘤的侵袭性更强。曲妥珠单抗通过有效阻断细胞表面 HER2 与其配体的相互作用，达到抑制信号转导通路及肿瘤细胞生长的目的。临床研究结果表明，曲妥珠单抗对于早期和晚期乳腺癌均有重要的治疗价值，其与细胞毒性药物结合的新型抗体偶联药物也在积极研发之中。

抗体药物偶联物（ADC）是一种近年得到的快速发展的复杂的工程治疗药物，由靶向肿瘤相关抗原的单克隆抗体使用连接子连接高效细胞毒性药物组成。这种靶向药物递送策略将抗体靶向部分的精确性与有效载荷的杀伤细胞活性相结合。有效载荷通常本身毒性太大而无法全身给药，通过直接靶向递送和旁观效应等主要机制，在肿瘤组织中发挥更强的抗肿瘤效应。目前已经有多种 ADC 药物获批用于临床治疗，如维布妥昔单抗用于治疗表达 CD30 分子的霍奇金淋巴瘤和 T 细胞淋巴瘤，T-DM1 和 DS-8201 用于治疗 HER2 过表达或扩增的乳腺癌。戈沙妥珠单抗用于治疗表达 Trop-2 的肿瘤，对三阴性乳腺癌显示出良好的活性。

（二）治疗靶点

细胞正常的生理现象包括增殖、凋亡、分化等，其过程依赖于相应信号分子或信号转导通路。在正常细胞中，存在很多起到监视或调节作用的"卫兵"，它们确保过程顺利进行；而肿瘤细胞通过多种途径来逃避机体的免疫监视，从而不受限制地大量扩增。这些机制包括增强细胞生长信号（growth signaling）、逃避细胞凋亡（apoptosis）、增加血管新生(angiogenesis)、对周围组织浸润及远处转移。目前靶向治疗主要针对上述机制的前三项进行探究。

1. 生长信号　正常的细胞分裂和分化处于一种有序、可调节的状态。无论是生长促进还是抑制因子,大多通过与细胞表面的受体相结合产生相互作用,从而达到完全激活的状态。一旦发生激活,受体能够上调由一系列关联蛋白组成的胞内信号通路,最终将信号传递至细胞核内的 DNA。信号通路中蛋白的激活称为磷酸化(phosphorylation),而执行磷酸化的受体或蛋白称为激酶(kinase)。

不同于正常细胞,肿瘤细胞中抑制因子的作用微乎其微,生长不受控制。肿瘤细胞的生长方式主要分为以下 4 种。

(1) 自分泌(autocrine):肿瘤细胞可自己产生长因子并分泌到细胞外,可以结合细胞表面的生长因子受体激活信号通路。这一途径的靶细胞就是该细胞本身。

(2) 过表达(overexpression):肿瘤细胞具有比正常细胞更多的生长因子受体,即为过表达。由于这些过表达的受体存在,即便生长因子的水平较低,也能使其与受体有效结合。

(3) 由于存在突变基因的生长因子受体,使受体处于持续激活的非正常状态。在这种情况下,即便没有生长因子参与,受体也能够上调信号通路。

(4) 免疫逃逸:某些肿瘤细胞可以逃避受体的正常调节,直接支配胞内信号转导。由于基因突变(gene mutation)致其编码蛋白发生过度表达,使这些蛋白无视其上游信号通路,可以单独进行信号转导。

靶向药物通过直接阻断受体结合及抑制关键酶两种作用机制达到阻断肿瘤细胞信号转导的目的。由于生长因子受体在信号转导中的关键作用,主要通过单克隆抗体与受体进行结合,进而阻断信号的转导。这种阻断性的结合有两层含义:①阻断受体与生长因子的结合;②将受体控制在灭活状态。由于 EGFR 在多种恶性肿瘤中均有过表达,因此 EGFR 成为令人关注的治疗靶点。西妥昔单抗(cetuximab)是一种特异性阻断 EGFR 的单克隆抗体,目前已在转移性结直肠癌和头颈部鳞癌中获批适应证。然而,对于 K-ras 基因突变的转移性结直肠癌,西妥昔单抗疗效欠佳,原因在于无论细胞外受体是否受到阻断,这一突变基因编码的 k-ras 蛋白能够独立进行信号转导。另一种作用机制是采用小分子药物抑制细胞内的某些关键蛋白,如伊马替尼。近年来,EGFR 的小分子抑制剂,如吉非替尼(gefitinib)、厄洛替尼(erlotinib)和奥希替尼(osimertinib)在非小细胞肺癌(NSCLC)的治疗中取得了突破性疗效,归其原因是药物与基因突变导致的 EGFR 细胞内结合域具有高度特异的结合能力,从而能够有效地阻断信号转导。间变性淋巴瘤激酶(anaplastic lymphoma kinase,ALK)阳性约占 NSCLC 的 5%,亦称为"钻石突变",靶向药物治疗生存周期长、生活质量高、预后佳。代表药物有克唑替尼(crizotinib)、阿来替尼(alectinib)、塞瑞替尼(ceritinib)、布格替尼(brigatinib)、恩沙替尼(ensartinib)、洛拉替尼(lorlatinib)。原癌基因酪氨酸蛋白激酶(ROS1)融合代表药物有克唑替尼、恩曲替尼(entrectinib)。BRAF V600 突变在 NSCLC 中相对少见,占 1%~3%,属于罕见突变,目前达拉非尼(dabrafenib)联合曲美替尼(trametinib)是该类患者的首选方案。同属于罕见突变,MET 14 外显子跳变在 NSCLC 中发病率为 $1\% \sim 3\%$,赛沃替尼(savolitinib)、卡马替尼(capmatinib)、特泊替尼(tepotinib)的获批为 *MET* 基因突变的肺癌患者带来了更好的疗效和更优的生存质量。作为人表皮生长因子受体家族的一员,*HER2* 基因的大多数体细胞突变已被证实可激活和驱动肿瘤的发生、发展,且在体外和体内均具备转化能力,包括乳腺癌、肺癌、结直肠癌、膀胱癌和宫颈癌等。荟萃研究表明,*HER2* 在乳腺癌患者中突变率约为 2.7%,且与 *HER2* 扩增独立发生。在 NSCLC 中,*HER2* 突变率约为 4%,均位于胞内激酶结构域。目前,EGFR/HER2 双靶点抑制剂或者泛 HER 抑制剂对伴 *HER2* 突变的乳腺癌患者有不错的疗效。临床上常见的 HER2 靶向药物为曲妥珠单抗,其有效改善了 *HER2* 扩增乳腺癌患者的生存获益。针对难治型 *HER2* 扩增或突变患者,ADC 药物如 T-DM1、DS8201 等将会使更多携带 *HER2* 突变、扩增或过表达的患者受益。

原肌球蛋白相关激酶(tropomyosin-related kinase,TRK)是一类神经生长因子受体,属于酪氨酸激酶。TRK 家族共包含 3 个高度同源的蛋白——TRKA、TRKB、TRKC,分别由 *NTRK1*、*NTRK2* 和 *NTRK3* 基因编码。*NTRK* 融合在多种肿瘤中都有发现,包括肺癌和结直肠癌等,尽管发病率低,但该通路在各癌种致病中共享,并且其可以发生在身体的任何部位。*NTRK* 基因的融合是最明确的致癌驱动因素,激活下游多种信号通路包括 MAPK 通路、PI3K-AKT 通路及 PLCγ 通路,最终参与细胞的增殖、分化和存活等生物学过程。恩曲替尼和拉罗替尼(larotrectinib)获批用于治疗伴有 NTRK 融合的肿瘤,应答率达到 50% 以上。另一原癌基因 *RET* 融合或者突变亦见于多种瘤种,当被激活时,可能会编码表达异常的蛋白质,而异常的 *RET* 基因会传递异常信号,并造成对细胞生长、生存、侵袭、转移等多方面的影响,RET 抑制剂赛普替尼(selpercatinib)、普拉替尼(pralsetinib)在多个瘤种中显示出突出的临床价值。

2. 细胞凋亡　除了前述的生长因子调节系统以外,另一种控制细胞生长的方式叫细胞凋亡,也叫细胞程序性死亡(programmed cell death)。在正常成年人中,身体内的细胞总数维持在相对稳定水平。一旦细胞发生功能缺陷或者不可逆伤害,可被细胞凋亡机制清除至体外,并立即被健康细胞所替代。任何细胞均存在促细胞生存(cell survival)和促细胞凋亡 2 条信号通路,两者的平衡决定细胞是否发生凋亡。细胞凋亡的启动信号既可来自胞外,也可来自胞内。肿瘤坏死因子相关的凋亡诱导配体(TNF related apoptosis-inducing ligand,TRAIL)是重要的细胞外促凋亡诱导因子,其与死亡受体(death receptor)的结合会导致细胞发生凋亡,该过程可以在相关蛋白的监视下,在细胞内自发进行。一旦细胞内发生不可逆的紊乱,如不可修复的 DNA 断裂,细胞凋亡随即启动,并尽量减少炎症反应,避免影响周围细胞。

在肿瘤细胞中,调节细胞凋亡的监视蛋白通常处于"歇业"状态,导致肿瘤细胞无限生长。蛋白功能缺失的原因是基因突变或者表达水平过低。*p53* 基因是一个重要的肿瘤监视基因,其突变可以发生在很多恶性肿瘤中,导致细胞凋亡系统的缺陷。某些肿瘤细胞通过产生大量抗凋亡蛋白(anti-apoptotic protein)来逃避细胞凋亡。在抗凋亡蛋白家族中,Bcl-2 是一个重要的成员,其在多种肿瘤中均有过度表达。目前,已有针对 Bcl-2

的抑制剂维奈克拉(venetoclax)成功用于治疗急性髓系白血病和慢性淋巴细胞白血病，并在其他多种血液肿瘤中显示出活性。

针对细胞凋亡的靶向治疗目前仍处于研究阶段，其治疗策略包括以下3个方面：①激活促凋亡通路直接杀伤肿瘤细胞；②中和肿瘤细胞中过度表达的抗凋亡相关蛋白；③改善肿瘤细胞对化疗的敏感性，因为细胞凋亡同样是细胞毒性药物的重要作用机制之一。

其他前沿靶点：目前处于临床研究中的作用于 Bcl-XL 和 MDM2-p53 抑制剂还有待验证其临床抗肿瘤活性。

3. 血管新生　肿瘤瘤体一旦超过 $1\ mm^3$，就需要新生血管的支持才能继续生长。许多肿瘤细胞通过释放较高水平的分子如血管内皮生长因子(VEGF)来激活周围的血管内皮细胞，从而导致血管生成。此外，肿瘤细胞本身也可以产生基质金属蛋白酶(matrix metalloproteinase，MMP)来促进新生血管的形成。

由于血管新生在肿瘤生长中占据重要地位，抑制新生血管的形成成为较为理想的靶向治疗策略。目前，抗血管生成靶向药物主要包括单克隆抗体和小分子药物两大类。前者主要通过阻断血管内皮生长因子和/或受体(VEGF receptor，VEGFR)的功能发挥作用；后者还可以抑制包括血小板衍生生长因子受体(platelet-derived growth factor receptor，PDGFR)和 MMP 在内的多种蛋白。贝伐珠单抗(bevacizumab)是抗血管生成单克隆抗体的代表性药物，作为最成功的靶向药物，目前贝伐珠单抗已经在转移性结直肠癌、NSCLC 等多种肿瘤中取得相应适应证。除了直接对新生血管的抑制作用外，贝伐珠单抗还能够使原本紊乱的肿瘤血管正常化，增加化疗药物在肿瘤中的灌注浓度，从而提高疗效。大分子 VEGFR 单克隆抗体雷莫芦单抗(ramucirumab)，小分子多靶点抗血管生成抑制剂如安罗替尼(anlotinib)、舒尼替尼(sunitinib)、索拉非尼(sorafenib)、阿昔替尼(axitinib)、阿帕替尼(apatinib)等都有很好的临床抗肿瘤疗效。

4. 靶向肿瘤微环境的治疗　肿瘤微环境(TME)由肿瘤细胞与基质细胞、免疫细胞及其分泌因子、血管内皮细胞和细胞外基质(ECM)等共同构成。TME 在肿瘤恶性进展、免疫逃逸和治疗抵抗中发挥重要作用。近年来，TME 中的免疫细胞和其他细胞或因子的相互作用逐渐被人们所认识，其中包括 $CD8^+$ 和细胞毒性 T 淋巴细胞。

表观遗传学修饰与 TME 中的 T 细胞密切相关，其主要通过 DNA 甲基化、组蛋白修饰、非编码 RNA 调控和染色质重构等方式对基因功能和表达水平进行调控，从而影响肿瘤的进展。研究显示，表观遗传学治疗能诱导活化的效应 T 细胞的聚集，而长期应用则可以诱导衰竭的 T 细胞表型的改变，形成高效的效应 T 细胞。目前针对表观遗传学的药物正在逐步被开发并用于肿瘤的治疗，主要包括：DNA 甲基转移酶(DNA methyltransferase，DNMT)抑制剂、组蛋白去乙酰化酶抑制剂(histone deacetylase inhibitor，HDACi)和联合用药。

肿瘤干细胞具有自我更新和可塑性潜能，能够维持肿瘤生长和异质性，是肿瘤生成、转移、耐药和复发的根源。作为 TME 的一部分，肿瘤干细胞的微环境不仅深受其影响，同样肩负着维持肿瘤干细胞的重任。lncRNA 在多个生理和病理过程中发挥重要作用，已成为肿瘤干细胞研究的一大热点。

　　总而言之,TME 是肿瘤细胞赖以生存和发展的复杂环境,TME 内的免疫细胞及其调节方式对肿瘤的发生和发展起着重要作用。如今,分子靶向治疗开启了肿瘤治疗的新潮流,选择恰当的靶向治疗已成为新的挑战。

（郭伟剑　王佳蕾　陶　荣）

推荐阅读

汤钊猷. 现代肿瘤学[M]. 上海:复旦大学出版社,2014.

参考文献

[1] ANDTBACKA R H, KAUFMAN H L, COLLICHIO F, et al. Talimogene laherparepvec improves durable response rate in patients with advanced melanoma[J]. J Clin Oncol, 2015, 33(25):2780-2788.

[2] BRISSE M, VRBA S M, KIRK N, et al. Emerging concepts and technologies in vaccine development[J]. Front Immunol, 2020, 11:583077.

[3] CHAKRABORTY C, SHARMA A R, BHATTACHARYA M, et al. From COVID-19 to cancer mRNA vaccines: moving from bench to clinic in the vaccine landscape[J]. Front Immunol, 2021, 12:679344.

[4] CHEEVER M A, HIGANO C S. PROVENGE (Sipuleucel-T) in prostate cancer: the first FDA-approved therapeutic cancer vaccine[J]. Clin Cancer Res, 2011, 17(11):3520-3526.

[5] CIBULA D, ROB L, MALLMANN P, et al. Dendritic cell-based immunotherapy (DCVAC/OvCa) combined with second-line chemotherapy in platinum-sensitive ovarian cancer (SOV02): A randomized, open-label, phase 2 trial[J]. Gynecol Oncol, 2021, 162(3):652-660.

[6] GORADEL N H, BAKER A T, ARASHKIA A, et al. Oncolytic virotherapy: challenges and solutions[J]. Curr Probl Cancer, 2021, 45(1): 100639.

[7] HE Q, GAO H, TAN D, et al. mRNA cancer vaccines: advances, trends and challenges[J]. Acta Pharm Sin B, 2022, 12(7):2969-2989.

[8] LIU W, TANG H, LI L, et al. Peptide-based therapeutic cancer vaccine: current trends in clinical application[J]. Cell Prolif, 2021, 54(5):e13025.

[9] MONDAL M, GUO J, HE P, et al. Recent advances of oncolytic virus in cancer therapy[J]. Hum Vaccin Immunother, 2020, 16(10):2389-2402.

[10] NELDE A, RAMMENSEE H G, WALZ J S. The peptide vaccine of the future [J]. Mol Cell Proteomics, 2021, 20:100022.

[11] PASTON S J, BRENTVILLE V A, SYMONDS P, et al. Cancer vaccines,

adjuvants, and delivery systems[J]. Front Immunol, 2021, 12:627932.

[12] TODO T, ITO H, INO Y, et al. Intratumoral oncolytic herpes virus G47△ for residual or recurrent glioblastoma: a phase 2 trial[J]. Nat Med, 2022, 28(8): 1630 - 1639.

[13] XIA Z J, CHANG J H, ZHANG L, et al. Phase III randomized clinical trial of intratmoral injection of E1B gene-deleted adenovirus (H101) combined with cisplatin-based chemotherapy in treating squamous cell cancer of head and neck or esophagus[J]. Chinese J Cancer, 2004, 23(12):1666 - 1670.

[14] YU J, SUN H, CAO W, et al. Research progress on dendritic cell vaccines in cancer immunotherapy[J]. Exp Hematol Oncol, 2022, 11(1):3.

第十三章　肿瘤的多学科综合治疗

█ 第一节　概　　论

一、术语及定义

恶性肿瘤是人类迄今为止最复杂的疾病之一,由于其发病机制的复杂性,特别是在肿瘤中晚期,病变可累及多个器官,治疗涉及多种手段,诊疗方案不同,疗效亦有差异。随着现代医学的发展,生物—心理—社会医学模式下肿瘤的综合防治策略和观念发生了很大的变化。

多学科综合治疗(multiple disciplinary team,MDT)已成为肿瘤诊断和治疗的重要组织形式,是指围绕某种疾病、器官或系统,组织一个由肿瘤外科医师、放疗科医师、内科医师、影像学医师、病理医师、有关实验室专家、专科护士及若干名 MDT 协调员或秘书组成的团队,以患者为中心,定时、定点、定人开展病例讨论,结合目前已有的诊断和治疗手段,以及转化性基础研究成果,提出特异性、有指南依据、最适宜的临床诊疗决策,并对患者进行规律的随访。在提高肿瘤治愈率的同时,并非单纯地追求延长患者的生存时间,而是尽可能地还原患者的社会属性。

二、成立肿瘤 MDT 的必要性

1. 肿瘤诊断和治疗的需要　全球癌症的发病率和死亡率呈持续上升趋势,由于环境改变、人口老龄化进程加快、不健康的生活方式等因素影响,世界卫生组织(WHO)下属的国际癌症研究机构(IARC)的最新评估显示,2020 年全球有新发癌症病例 1 929 万例和死亡病例 996 万例。预计到 2050 年,癌症新增病例和死亡病例将达到 2 700 万和 1 750 万。恶性肿瘤带来的巨大的经济和社会负担预计仍会持续增加。从临床实践来看,单一的诊断和治疗手段已难以解决临床实际遇到的复杂问题,因为肿瘤并非由单一病因引起,而是涉及外部的致癌环境,更重要的是宿主因素,包括遗传易感性、机体免疫水平和对肿瘤的监视等。同时,肿瘤的种类不同、生长部位不同,会有不同的生物学行为,每一类肿瘤都有各自的诊断和治疗特点。因此,按照肿瘤的类型划分,有利于研究这类肿瘤的共性,结合不同患者的个性化的科学合理的综合治疗方案更有利于患者的诊疗及提高肿瘤治愈率。2018 年,国家卫生健康委员会在《进一步改善医疗服务行动计划(2018—2020 年)》中将"以患者为中心,推广多学科诊疗模式"列入创新医疗服务模式,这就对 MDT 的组建提出了迫切需求。

2. 肿瘤学科发展的需要　随着医疗技术的飞速发展,肿瘤诊疗过程中不仅影像学检查手段多、肿瘤标志物检查种类多,治疗手段更是随着计算机技术的发展、新材料的应用而不断更新,包括分子靶向药物的研制、生物治疗技术的发展等,对肿瘤的研究已非常广泛和深入。但医师和研究人员精力和能力有限,不可能阅读和掌握有关肿瘤的全部文献和资料。因此,按照肿瘤分类,一个或几个医师和研究人员专注于某一类肿瘤的研究,为他们对这类肿瘤的研究达到顶点或更高的水平提供了更多可能性。信息时代的社会竞争已不再取决于个人知识的积累速度,而是取决于资源整合的水平和能力,肿瘤 MDT 就是一种医疗资源整合的社会活动。多学科医师的联合讨论使得对患者病情了解更加深入,可以最大限度地发挥各学科专长、加强学科之间协作,从而对肿瘤患者的个体化治疗发挥不可替代的作用。

肿瘤专科医院有大量患者,医师临床经验更丰富,同时具备庞大的肿瘤医师和研究人员团队及综合不同学科和治疗的技术,客观上有形成 MDT 的条件和基础,因此按肿瘤类型划分的多学科综合治疗团队的诊疗模式应运而生。

三、MDT 的任务

1. 影像学诊断　这是肿瘤治疗的基础。影像学诊断主要有常规的 X 线、CT、MRI,核医学的 SPECT、PET 和放射性核素全身骨扫描、超声检查等。

2. 组织学和细胞学诊断　这是进行肿瘤治疗的依据。诊断包括肿瘤来源、类型,肿瘤细胞的分化程度,肿瘤周围浸润的程度,淋巴管及血管受侵袭情况等。

3. 分期　包括临床分期和病理分期。正确的分期能指导正确的治疗,综合治疗团队要制订进行临床分期的基本检查要求,基于这些检查结果进行临床分期。检查项目越多,检查的技术越先进,能够获得的肿瘤相关信息就越多,使更多的肿瘤浸润、淋巴结转移和远处转移可被发现。病理分期需要肿瘤外科医师和病理科医师共同讨论才能获得正确的结论,显微镜下的病理改变应结合外科手术时的大体肿瘤所见。

4. 治疗方案的制订　以影像学诊断、病理学诊断和分期为基础,临床的各学科医师做出综合治疗计划,包括:①治疗原则,即根治性或姑息性。②选择的治疗手段。③各种治疗方法的次序,以手术为中心,划分为术前、术中和术后;也可以放疗为中心,分为放疗前和放疗后;或同步进行的化疗。④有关治疗方法使用的强度,如放疗和化疗的剂量、手术切除的范围等。⑤患者对综合治疗的耐受性和接受度,治疗的毒性作用。

5. 治疗后的康复　包括治疗后毒性作用的消除,手术引起正常脏器和组织功能损伤的恢复,外科切除正常组织和器官后造成缺损的修补和正常结构重建。更重要的是患者心理的安慰和精神支持,使其在生理功能改善的同时,精神和心理创伤也得以抚平,能重返社会。

6. 随访　制订治疗后的随访计划也是 MDT 的任务,包括随访频率和内容。随访应包括生存情况、肿瘤状态、治疗的后遗症和长期并发症、患者的生活质量,以及注意新的或更多原发性肿瘤发生的可能性。

第二节　MDT 的发展历史

一、国外发展历史

肿瘤 MDT 模式最早可见于 20 世纪 60 年代的美国,随着对肿瘤生物学研究的不断深入,20 世纪 70 年代逐渐开始了病例讨论模式,最初旨在让医师能够及时了解和分享与肿瘤治疗有关的新进展,解决医师治疗及管理过程中遇到的问题。随着整合医疗理念的兴起,MDT 模式得到快速发展,之后这种模式逐渐被各国肿瘤领域医师认可。20 世纪 90 年代以后,许多发达国家(如加拿大、澳大利亚等)的医疗机构逐渐引入 MDT 模式。1995 年,英国英格兰和威尔士地区的首席医学专家发布了 Calman-Hine 报告,指出在提供癌症诊断和治疗的机构中,多学科诊疗和管理是必要的,癌症的诊疗必须以患者为中心。此报告发布后引起了英国医学界及社会的关注。此后,苏格兰、北爱尔兰和威尔士地区也对癌症的诊疗服务进行了详细论证,有效促进了 MDT 在英国各地的实施。

目前,肿瘤 MDT 已经在全世界得到广泛建立与发展,特别是在英国癌症服务的各大医疗中心。在英国,强制要求所有初诊癌症患者都必须要经过每周一次的病例讨论会,在会议上对所有临床疾病相关的、患者基础情况等信息进行分享和讨论,并且对后续治疗形成一致意见。2000 年,英联邦政府在"国家癌症计划"中着重强调了癌症患者诊治过程中采用 MDT 的重要性,并指出参加 MDT 的各成员间密切合作可提高患者的生存率。欧洲一组多中心研究也表明,MDT 的有效率为 55%~100%,平均为 86.3%。2006 年,美国临床肿瘤学会(ASCO)与欧洲肿瘤内科学会(ESMO)将 MDT 作为癌症诊治流程中的必要组成写入专家共识。由此,MDT 不断被列入美国及欧洲不同的癌症诊治指南中,逐渐成为肿瘤标准化诊治流程的关键环节。自此,MDT 成为肿瘤诊疗的标准模式。

二、国内发展历史

中国肿瘤领域顺应发展趋势,一直坚持开展和完善 MDT 模式,致力于形成有自我特色的诊疗体系。早在 20 世纪 70 年代我国就已经有医疗机构成立了肿瘤多学科协作组。1970 年左右,北京协和医院在曾宪九教授的倡导下成立了由基本外科、消化科、放射科和病理科组成的胰腺疾病协作组,并建立了联合会诊胰腺疑难病例的制度。1981 年,四川大学华西医院率先在国内建立了结直肠肿瘤 MDT 团队;20 世纪 90 年代以后,肿瘤 MDT 的理念逐渐拓展到卵巢癌、食管癌、脑胶质瘤、神经鞘瘤、肝癌等肿瘤的诊疗中。北京大学肿瘤医院从 2002 年起在全院范围内推动肿瘤多学科治疗,形成了 7 个多学科协作组;复旦大学附属肿瘤医院泌尿男性生殖系统肿瘤多学科协作诊治中心成立于 2005 年,是国内最早应用多学科综合诊治模式治疗泌尿男性生殖系统肿瘤的单位。2010 年 11 月 4 日,卫生部印发《结直肠癌诊疗规范(2010 年版)》,多次强调多学科协作理念,国内的多学科诊疗模式在一些大型的诊疗中心逐渐形成并得到迅速发展,如北京、上海、广州、四川、天津等地的大型医院已陆续展开肿瘤 MDT 的实践探索。

近几年来，国家卫生健康委员会和中国医师协会为 MDT 的全国推广实施了很多举措。2015 年 3 月，"全国大肠癌多学科综合治疗技术推广试点工程"项目在北京正式启动；2016 年，原国家卫生和计划生育委员会印发的《关于加强肿瘤规范化诊疗管理工作的通知》指出，针对病情复杂的患者，三级医院和肿瘤专科医院要积极推行"单病种、多学科"诊疗模式，制订科学、适宜的诊疗方案。2017 年，国家卫生健康委员会在《进一步改善医疗服务行动计划（2018—2020 年）》中开辟专门章节，要求"以患者为中心，推广多学科诊疗模式"。2018 年 8 月正式发布《关于开展肿瘤多学科诊疗试点工作的通知》，决定于 2018—2020 年在全国范围内开展肿瘤 MDT 的试点工作，试点工作方案同时发布。该方案从政策上给予 MDT 更大的支持，要求试点医院重点要将个体化医学、精准医学、快速康复理念融入肿瘤的诊疗，通过建立 MDT 标准化操作流程，加强对医务人员和患者的宣教，提高肿瘤诊疗水平和效率。

这些医院在对疑难病症的多学科交叉综合治疗方面均取得了一定的诊疗效果，肿瘤的多学科综合治疗理念逐渐深入人心。但总体来说，我国对 MDT 的推广和研究尚处于探索阶段，各地的发展水平不一。在缺乏统一标准的情况下，其组织模式和管理运作仍有待进一步规范和完善。

第三节　MDT 的基本形式

一、MDT 组织管理

1. 服务方式　医院的 MDT 服务方式包括：门诊 MDT、住院 MDT、远程 MDT 等。医院根据自身学科特色及患者需求，开展相应的多学科诊疗服务。医院应按主管部门要求报备所开诊的 MDT 种类及数量，并提供符合 MDT 基本服务流程的 MDT 诊疗服务。

2. 组织架构　医院应成立由院长或分管院长负责的 MDT 管理架构，下设管理工作小组、专家委员会、医疗行政职能部门和相关临床医技科室。

3. 管理工作小组　由院长或分管院长领导，由相关医疗职能部门和临床科室负责人组成。制定 MDT 规章制度、流程；分析某一时间段内 MDT 成效；听取相关部门汇报，设置增减相关 MDT 服务；定期对 MDT 服务进行考核评估。

4. 专家委员会　由相关领域专家组成专家委员会，应定期或不定期审定和监督 MDT 诊疗服务的开展情况。定期抽取 MDT 服务病史进行质控评价。

5. 行政部门　根据 MDT 的不同组织模式，归由相关行政职能部门管理。如门诊 MDT 可由门诊办公室负责管理，远程 MDT 可由远程医学中心负责管理，住院 MDT 可由医务处负责管理等。

6. 临床医技科室　各临床医技科室负责安排、培养相应专科、亚专科的医师、护士、技师及其他相关人员，根据自身职能，参与医院的 MDT 诊疗活动，为患者提供临床、护理、康复等诊疗服务。

二、MDT 组织模式

1. 门诊 MDT 组织模式　分为以下两种。

(1) 依托优势专科的"三固定"方式(门诊主要形式)：各医院依托自身优势专科,开设相应的 MDT 门诊或建立多学科诊疗中心,以固定应诊专科、固定会诊室、固定时间的"三固定"方式,提供多学科诊疗服务。MDT 门诊采取现场分诊或预约方式,每周固定时间开设,使用固定会诊室开展协作诊疗。

(2) 以主诊科室为中心的召集模式(住院主要形式)：由主诊科室首诊,对不能及时明确诊断的病例,应由主诊科室召集相关专科预约 MDT,进行多学科诊疗。此种 MDT 的时间不固定,可由主诊科室接诊医师根据患者需要,临时召集相关专科组成 MDT。

2. 住院 MDT 组织模式　分为以下两种。

(1) 由 MDT 门诊收治住院的患者在住院阶段的延续诊疗：对于在 MDT 门诊确定诊疗方案的患者,在住院阶段根据既定的多学科诊疗方案开展诊疗活动。由主诊科室安排病房,相关科室参与手术和相关诊疗活动,并由主诊科室安排相关科室医师定期联合查房。

(2) 以主诊科室为中心的院内会诊模式：对于住院后发现病情较为复杂、需要其他科室协助诊疗的患者,可由主诊科室申请,由相应行政职能部门召集相关科室进行会诊,重新确定治疗方案。

3. 远程 MDT 组织模式　医院在具备开设远程诊疗服务的条件下,可开设远程 MDT 诊疗服务。开设 MDT 服务的三级医院与其所在医联体内的各医疗机构及对口支援医院签订协同救治协议,建立分工协作机制。通过远程医疗中心平台,按照门诊 MDT 的组织模式,为患者进行远程诊疗服务。原则上远程 MDT 由医疗卫生机构申请,不得以个人名义申请远程 MDT。

三、MDT 的设置

1. 人员配备　MDT 需要有明确的 MDT 负责人和 MDT 会诊主持,视情况设置 MDT 会诊协调员。MDT 负责人和 MDT 会诊主持可由不同的人担任或同一人兼任。

(1) MDT 负责人：其职责要求如下。①负责 MDT 团队管理；②负责帮助 MDT 团队的所有成员了解 MDT 在疾病诊疗中的重要性；③与行政部门沟通,申请相关支持以确保 MDT 工作的有效进行；④关注影响 MDT 诊疗决策安全性的问题等。

(2) MDT 会诊主持：主要负责 MDT 会诊的组织和运行。担任会诊主持的人员宜满足以下要求：①学术能力,在 MDT 诊疗专业上具有一定的权威性,通常由 MDT 小组中职称和业务水平最高者担任,建议有副高级职称以上；②领导能力：具有独立领导团队的能力,有过一定的团队领导经验；③组织能力：具有会诊的组织能力。

(3) MDT 会诊协调员：是 MDT 高效规律运行的必要条件,建议由护士担任。会诊协调员具有以下几个方面的职责：①安排会诊；②收集患者资料并整理后及时反馈给专家；③记录患者诊断治疗的决议；④协调、沟通 MDT 成员之间的关系；⑤准备必要的设备设施;⑥确保在 MDT 会诊上讨论下一个病例之前就完成当前患者诊疗建议;⑦确保 MDT 讨论决策能够被总结和记录,并能负责将讨论决策及时反馈给患者和所在临床医师团队;⑧在会诊后,明确 MDT 诊疗决策,落实人员安排,并将此记录在案。

2. 功能区域设置　门诊 MDT 诊疗区域可按功能分别设置综合服务区、检查室、会诊室等区域,医院也可以根据自身条件合理布局满足门诊 MDT 诊疗需求。住院 MDT 诊疗区域可安排在病房进行。

四、MDT 适应证

1. MDT 诊疗服务的适应证　患者出现以下适应证可申请 MDT 诊疗服务(包括但不限于):

(1) 特定疾病,诊断、治疗存在困难,需要其他专科协助。

(2) 存在多种疗效接近的治疗方案,或需要多学科综合治疗的疾病。

(3) 门诊疑难病例,3 次就诊仍无法明确诊断或确定治疗方案,需要多学科讨论。

(4) 患 2 种或 2 种以上在诊断或治疗方案上相互关联的疾病。

2. MDT 诊疗服务的适应证不应包括　具有以下适应证的几类患者不应纳入 MDT 诊疗服务对象:

(1) 只涉及单个科室,或治疗指南意见明确,无须多学科讨论。

(2) 因非医疗因素发生纠纷的病例。

(3) 完全没有前期诊疗过程的初诊患者。

五、MDT 服务流程

MDT 服务流程主要包括门诊诊疗、MDT 前预检筛查并预约、MDT 会诊、MDT 治疗、MDT 后随访等环节。对于不符合 MDT 要求的病例,后续应补充相关资料或转入相应专科门诊。

1. 门诊诊疗　由门诊主诊医师负责,对患者进行诊断及判断是否符合 MDT 诊疗服务的适应证。对 3 次无法明确诊断或治疗上存在疑问的患者,建议 MDT 诊疗。

2. MDT 前预检并预约　由 MDT 综合服务区的 MDT 协调员预检,判断是否符合 MDT 诊疗服务适应证,是否准备好相关资料,协助符合要求的患者预约 MDT,或指导不符合要求的患者后续应补充的相关资料或转入相应专科门诊。

3. MDT 会诊　就诊当日,MDT 会诊协调员收集病史资料并制作病情简介。MDT 专家组讨论病情,确定诊疗方案。由主诊科室向患者说明方案。最终 MDT 会诊协调员制作 MDT 会诊报告交给患者。

4. MDT 诊疗

(1) 不需要住院的患者的 MDT 诊疗流程:确定治疗方案后,可根据患者需要,安排其在医院相关科室门诊继续诊疗。

(2) 入院治疗患者的 MDT 诊疗流程:对于需要手术或其他治疗手段的入院治疗患者,可由主诊或相关科室安排病房和手术,安排相关科室医师参与诊疗和联合查房等。

5. MDT 后续随访 MDT 会诊协调员落实具体治疗意见,一人一表,填写随访表,并在 MDT 完成后向患者发放满意度调查表。

第四节 MDT 质量控制

一、MDT 诊疗规范性评估指标

医院宜对医疗专家在 MDT 诊疗服务过程中的诊疗活动进行监控及规范化评估,主要可评估以下内容:①诊断是否规范,达到 MDT 需求;②影像、病理专业是否规范,达到 MDT 需求;③药物治疗是否规范,达到 MDT 需求;④手术和其他局部治疗手段的选择是否规范,达到 MDT 需求。

二、MDT 运行情况评估指标

医院宜定期或不定期对医院 MDT 的总体运行情况进行评估和调整,主要可评估以下指标:①MDT 病例年总数量,MDT 病例数占比,如 MDT 肿瘤患者病例数占全院年肿瘤患者比例等;②一次 MDT 即明确诊断/明确诊疗方案的患者比例;③MDT 意见执行情况评估:完全执行、部分执行、未执行,并提供部分/未执行原因;④MDT 病例数据库收集情况。

三、MDT 病例质量效果评估指标

医院宜对于接受 MDT 服务的患者诊疗质量进行评估,主要可评估以下指标:①MDT 病例治疗效果达到 MDT 意见的预期比例:完全达到、部分达到、未达到,给出具体部分达到和未达到的说明;②MDT 病例不同分期情况所占比例:早期、局部晚期和晚期;③MDT 病例手术根治切除率和术后复发率;④MDT 病例接受多种治疗手段比例;⑤MDT 病例预后情况评估:生存情况、术后复发情况。

四、MDT 病例经济学评估指标

医院宜对患者 MDT 费用进行评估以保证其经济性,主要可评估以下指标:①MDT 病例次均住院费用;②MDT 病例围手术期治疗总费用。

第五节 MDT 考 核

一、基本情况

医院宜定期对医院的 MDT 团队构成、工作模式、团队成员的培训和教育情况及医

疗工作量(如年 MDT 讨论病例总数、MDT 讨论病例占比、MDT 门诊人数、MDT 综合治疗床位收治的临床研究入组患者数、MDT 综合治疗床位收治的患者数等)、MDT 讨论执行情况及质量效果评估等进行考核。

二、MDT 讨论病例的随访情况及数据库情况

主要考核医院是否对 MDT 讨论的病例进行随访、随访方式及是否建立了 MDT 讨论病例数据库。

三、临床科研产出和影响力

医院宜定期对 MDT 发起的临床研究项目数、MDT 成员主持/参与的单病种诊疗规范数(其中国际、国内各几项)、MDT 成果在国内外重大学术会议中的展示情况、MDT 成果的获奖情况、MDT 申请的专利情况、MDT 申请成果改变国内外单病种诊疗指南/规范的情况等进行考核。

四、新技术开展情况

主要考核 MDT 申请的医疗新技术项目数(包括首创的医疗新技术数、限制类医疗新技术数)。

五、患者全程管理情况

主要考核医院是否实现单病种患者全程管理,以及具体管理模式等情况。

六、社会效益

主要考核医院每个 MDT 团队开展健康教育的情况、预防筛查情况、院际 MDT 交流情况。

第六节　MDT 实例

一、乳腺外科 MDT 实例

2002 年,复旦大学附属肿瘤医院乳腺肿瘤多学科诊疗团队成立,是集肿瘤外科、内科、放疗科、病理科、介入科、影像诊断科和核医学科等多个学科为一体的乳腺癌医疗与科研团队。

乳腺肿瘤多学科诊疗团队规模不断扩大的同时,也注重"质"与"量"齐飞。从成立之初,就密切开展各专业跨学科联合,加强学科综合能级,为乳腺癌患者制定"一站式"精准诊疗方案。从 2005 年起,已为逾 3 000 名疑难病例提供了个性化的精准诊疗服务。近年来,由邵志敏教授领衔的乳腺癌多学科门诊和由吴炅教授领衔的乳房重建多学科门诊在

全国率先开诊,以实体化形式将乳腺癌多学科诊治模式端口前置,进一步提升了乳腺癌多学科综合诊治水平。

根据该中心发布的数据,20 年来,超过 70 000 名乳腺癌患者在这里接受各类治疗。2003—2017 年,每 3 年为 1 阶段,5 个阶段的初诊乳腺癌患者的 5 年生存率分别达到 85.8%、92%、92.1%、92.9% 和 93.6%,10 年生存率达到 83%。可以看出,15 年间该中心初诊乳腺癌患者的 5 年生存率呈现明显增长趋势,总体疗效早已齐肩国际先进水平。

在不断提升临床研究质量的同时,更注重基础与转化研究体系的建立。历经数年的不断摸索,逐渐走出了一条独具特色的三阴性乳腺癌基础与转化研究之路。2019 年,中心历时 5 年攻关,邵志敏教授带领团队成功绘制出目前世界上样本量最大的三阴性乳腺癌患者基因图谱,并总结了这类乳腺癌的分子特征,在病理科等多学科的合作下,最终首次提出能够应用于临床诊疗的三阴性乳腺癌"复旦分型"和精准诊疗策略,真正实现了"临床→基础→临床"的全链条式研究,"复旦方案"已逐渐开始屹立世界乳腺癌研究的"潮头",向世界展示"中国声音"。

另外,随着诊断手段的发展和治疗水平的提高,乳腺癌已经成为一种可防可治的"慢性病"。然而,庞大的乳腺癌高危、新发人群和大量处于康复随访期的乳腺癌患者仍然面临诸多难题,如乳腺癌如何预防、乳腺癌诊治方案如何选择、乳腺癌康复期如何管理等。更好地控制乳腺癌,让更多乳腺癌患者不因患病而影响生活质量,能够在治疗后以良好姿态回归社会,也成了团队关注的重点。除了开设专科门诊满足乳腺癌患者术后随访、配药、换药等多种需求,中心将"全程管理"理念与"互联网+"技术融合,撬动乳腺癌慢病管理的过程改革。早在 2015 年,邵志敏教授团队便充分运用互联网技术,设计了全国首个乳腺癌全程诊疗平台——"妍康 e 随访",建立个体化的随访档案,开通线上、线下康复随访绿色通道,在诊疗、康复、随访等各个阶段汇集个体咨询、诊疗及康复讲座等多种形式和内容的科学指导,打造"线上+线下"的"乳腺癌全程管理"模式。乳腺癌患者可以通过微信公众号找到专家,帮助解读随访检查报告,完成配药等程序,免去了来回奔波医院之苦,实现了引导患者科学合理就医的目标,降低了时间和经济成本,提高了诊疗效率和质量。自平台上线以来,已经有逾 90 000 注册量,超百万阅读量,数万名乳腺癌患者从该平台受益。

该中心成立 20 年来,第一个 10 年成功与国际接轨,学习国际先进的多学科综合治疗理念和科研思维;第二个 10 年开创了具有中国特色的乳腺癌诊疗之路,并逐渐引领国内乳腺癌水平的提升;在下一个 10 年中,该中心将以建设全球顶尖的乳腺癌综合性癌症中心为目标,立足华东、辐射亚太,建立一支专业过硬、学术严谨、结构合理的多学科乳腺肿瘤诊疗团队,给予乳腺癌患者一站式优质诊疗及全周期疾病管理服务。

二、泌尿外科 MDT 实例

复旦大学附属肿瘤医院在国内最早开展肿瘤多学科 MDT 诊疗模式,常规开设泌尿肿瘤 MDT 门诊及会诊,并以多学科为基础开展临床基础研究,通过学习班等形式与国内同行交流 MDT 组织与实施经验;组织编撰及更新《泌尿男生殖系统肿瘤多学科团队诊治组织与实施规范中国专家共识》,在理论高度上推动本单位及全国泌尿肿瘤界 MDT 的实践。主要工作如下。

(1) 制订与发布包括远程医疗在内的泌尿肿瘤多学科组织与实施规范共识,从制度上在全国范围指导推广泌尿肿瘤多学科诊疗服务及运营模式,推动智慧医院建设。

(2) 构建以患者为中心、从临床实践出发、由权威医务人员主导,依托先进的"互联网+""人工智能"技术的跨区域的互联网多学科协作平台,以"中国泌尿肿瘤 MDT 平台"推广多学科诊疗模式,建设智慧医院,通过各种形式的活动吸纳国际、国内顶级泌尿肿瘤专家团队入驻,扶持国内适宜医疗机构构建泌尿肿瘤多学科团队,开展多学科业务,并加入国际、国内多学科服务互联互通。

(3) 通过媒体及产业协作,使"中国泌尿肿瘤 MDT 平台"的构建和运营成为"健康中国"规划及医疗产业的重要一环,扩大平台影响,从而对推广多学科诊疗模式、建设智慧医院、保障远程医疗制度起到积极的循环推动作用。

泌尿肿瘤多学科团队通过线上线下多种形式和模式的推广和开展,获得了显著成效。

首先,在《泌尿男生殖系统肿瘤多学科团队诊治组织与实施规范中国专家共识》指导下,"中国泌尿肿瘤 MDT 平台"成立了四大区域中心作为国内泌尿肿瘤 MDT 组织与实施示范单位,包括北方中心——北京大学第一医院,南方中心——中山大学肿瘤防治中心,东部中心——复旦大学附属肿瘤医院,西部中心——四川大学附属华西医院;并辐射到 147 家城市中心,授牌"中国泌尿肿瘤 MDT 100 佳"单位,几乎覆盖全国所有省份(自治区、直辖市),并与全国 383 家医疗机构有业务往来,已注册 5 950 名专业用户,其中 2 520 名为活跃泌尿肿瘤专家,常规参与平台活动,是当前全国范围内专业化程度最高、同行认可度最高、社会知名度最广、智能程度最高的泌尿肿瘤 MDT 互联网平台。连续两年以"中国泌尿肿瘤 MDT 平台"为工作基础,中国抗癌协会根据国内泌尿肿瘤 MDT 学科建设和业务开展情况,建设了 27 家"中国泌尿肿瘤 MDT 卓越中心",对行业起到了先锋模范作用。

其次,基于"中国泌尿肿瘤 MDT 平台"MDT 服务的"中国泌尿肿瘤 MDT 会诊地图"上线,各地泌尿肿瘤患者在当地就能接受快捷、高水平的 MDT 服务,既提升了疾病诊治质量,又减少了舟车劳顿。参与 MDT 服务的专家则通过平台使先进的诊治理念得以突破时间和空间的限制,在远程落地,大幅度减少专家奔走两地花费的时间和精力。对于各个挂靠平台的泌尿肿瘤 MDT 团队来说,通过与国内高水平兄弟团队的切磋,实现了团队建设在"互联网+"时代的提升,借助平台的推广,在全国范围内展现了各自团队的风采,并促进了智慧医院的建设。在此基础上,中国泌尿肿瘤诊治水平逐渐获得全国性的提高,区域间的差异逐渐缩小,依靠"互联网+"理念和技术的力量,最终使"人人可以获得的 MDT,让天下没有难做的 MDT"这一愿景得以实现。

最后,"中国泌尿肿瘤 MDT 平台"广泛参与产业合作,联合国内多家肿瘤领域互联网媒体平台同步推广和转播。平台自建立以来,直播活动 627 场,直播在线观看总人次达 1 823 116 人,覆盖非专业观众 500 余万。平台虽然是以泌尿肿瘤专业作为发起点及推广试验原型,但是无论是设计理念、平台的服务模型、同行的推广模式及日常运营生态,在全部肿瘤专科领域都具备较强的可复制性。本平台在泌尿肿瘤专科领域的成功推广,也为其他肿瘤专科的推广提供了宝贵的经验。"中国泌尿肿瘤 MDT 平台"也荣获2017 年复旦大学十大优秀医疗服务品牌。

(吴　旻　盛伟琪)

参考文献

[1] 陈利坚,郭航远. 医院行政多科室合作管理模式的探索与思考[J]. 中国医院,2017,21(20):60 - 61.

[2] 陈露,徐道亮,居益君,等. 门诊多学科协作诊疗信息平台构建与应用[J]. 中国数字医学,2017,12(07):53 - 55.

[3] 陈旻洁,张继东,闻大翔,等. 基于医师视角的肿瘤多学科诊疗模式现状和对策研究[J]. 中国医院,2016,20(08):39 - 42.

[4] 崔铭,廖泉,赵玉沛. 胰腺肿瘤的多学科诊疗模式[J]. 中华内分泌外科杂志,2017,11(06):441 - 443.

[5] 范仲珍,何辅成,汪昕. 某三级综合医院多专科协作诊疗门诊的运作模式分析[J]. 中国医院管理,2015,35(4):39 - 40.

[6] 高解春. 开展多学科综合诊治协作提供 MDT 服务[J]. 医院院长论坛,2014,11(01):14 - 16.

[7] 何辅成,范仲珍,汪昕. 我国医院门诊多专科协作诊疗模式现状分析[J]. 中国医院管理,2014,34(8):30 - 31.

[8] 姜立,文政伟,高国栋,等. 公立医院实施多学科诊疗模式的 SWOT 分析[J]. 中国医院管理,2017,37(08):30 - 31.

[9] 李少杰,李晖,孔霞. 公立医院多学科整合门诊服务模式的实践探索[J]. 中国医院管理,2017,37(2):39 - 41.

[10] 汪晓东,李立. 结直肠肿瘤多学科协作诊治模式下人员构架的探索与实践[J]. 中国普外基础与临床杂志,2007,14(2):235 - 238.

[11] 汪晓东,李立. 结直肠肿瘤多学科协作诊治模式下整体构建理念及基本组织构架[J]. 中国普外基础与临床杂志,2007,14(3):339.

[12] 王家祥,苟建军,赵菁. 综合医院多学科协作在疾病诊治中的实践与作用[J]. 医学与哲学,2015,36(18):1 - 4.

[13] 张银娟,杨国士,陈珏,等. 综合性医院多学科联合门诊探索[J]. 解放军医院管理杂志,2014,21(8):715 - 716.

[14] 周凌明,汪春晖,杨国斌,等. 综合性医院专病化门诊管理探讨[J]. 医学研究生学报,2011,24(10):77 - 79.

[15] 朱华,俞卓伟,郑松柏,等. 公立医院实施多学科协作诊疗整合门诊服务模式探讨

[J]. 中国医院,2016,20(7):14-16.

[16] BRAY F, FERLAY J, SOERJOMATARAM I, et al. Global cancer statistics 2018: GLOBOCAN estimates of incidence and mortality worldwide for 36 cancers in 185 countries [J]. CA Cancer J Clin, 2018,68(6):394-424.

[17] Expert Advisory Group on Cancer. A policy framework for commissioning cancer services: a report to the chief medical officers of England and Wales [R]. London: Department of Health, 1995.

[18] FRIEDMAN E L, CHAWLA N, MORRIS P T, et al. Assessing the development of multidisciplinary care: experience of the national cancer institute community cancer centers program [J]. J Oncol pract, 2015,11(1):e36-43.

[19] GUILLEM P, BOLLA M, COURBY S, et al. Multidisciplinary team meetings in cancerology: Setting priorities for improvement [J]. Bull Cancer, 2011, 98 (9):989-998.

[20] HAWARD R A. The Calman-Hine report: a personal retrospective on the UK's first comprehensive policy on cancer services [J]. Lancet Oncol, 2006, 7 (4): 336-346.

[21] WHELAN J M, GRIFFITH C D M, ARCHER T. Breast cancer multi-disciplinary teams in England: much achieved but still more to be done [J]. Breast, 2006,15(1):119-122.

第十四章　肿瘤的终末期医护

尽管医学的研究和发展取得了长足进步,但疾病特别是恶性肿瘤的发生和发展始终会和死亡有一定关联。到目前为止,对肿瘤的预防、诊断和治疗尚无特效的方法和手段,有的患者在诊断时就已经是晚期,有的经过一系列治疗后也会发展到晚期。不同的肿瘤会有一定的差异,在肿瘤专科的患者中,晚期或终末期患者占10%~30%,个别的甚至有更高的比例。因此,如何进行晚期肿瘤患者的医护是临床肿瘤学一个很重要的学科分支,而且每个国家都在研究这方面的内容,使之趋于完善。

人迟早要面对死亡,但死亡的过程应该是自然而庄重、有尊严而无遗憾的。然而,实际临床中因为种种原因,一些人承受着肉体上的痛苦,精神上的恐惧、悲观和焦虑,会带着遗憾走完人生。这不仅给患者,同样也给家属及周围的人蒙上一层阴影,这就需要临床上对于晚期患者除了一定的医疗照护外还要给予必要的人文关怀,即"临终关怀"。

临终关怀在我国起步较晚,虽然1988年天津医学院成立了我国第一个临终关怀研究中心,直到1994年卫生部才设置了临终关怀科。研究这门学科的目的是安抚终末期患者,让其生命的最后阶段尽可能安详、满意地走到终点,这是对濒死者尊严的维护,也是对活着的人的安慰。

2016年底,全国政协考虑到我国传统文化和生死观对"临终"这个词汇的避讳,决定采用"安宁疗护"一词逐步取代"临终关怀",并在2017年国家卫生和计划生育委员会颁布的《安宁疗护实践指南(试行)》中向全国推行。安宁疗护的定义为以终末期患者和家属为中心,以多学科协作模式进行实践,主要内容包括疼痛及其他症状控制、舒适照护、心理、精神及社会支持等。

因为肿瘤专科的专属性,也为了医学院校教育的通俗直观性,本章依然沿用"终末期医护"这个提法。

终末期医护探讨的问题范围十分广泛,涉及临床肿瘤学、护理学、药理学、心理学、社会学、伦理学等方面,这些既是自然科学也是社会科学,同时受到经济、政治、文化、法律、宗教等诸多因素的影响和制约,是人类社会发展中不可回避的现实问题。

重视终末期患者的医护不仅仅是对患者本人的重视,更是对社会的重视。尽管从时间上分析,濒死的过程是短暂的,但需要医疗关怀的时间远不止于此。对于家属、亲友等来说,心理上的影响或许是更久远的。所谓"某人永远活在我们心中",其临终的印象会在周围人的心中占有很大的位置,谁都无法逃避死亡,终末期患者医护处理得好与坏,会对社会和谐产生很大的反馈力量。"如果你工作的这部分做不好,患者和家属永远不会原谅你;做好了,他们永远不会忘记你"。

从世界各国对晚期肿瘤患者医护的内容、性质、方法来看,包括对症支持治疗、心理治疗、临终关怀等均属于肿瘤的姑息性治疗范畴,所以 WHO 把它作为全球癌症预防和控制策略,是继肿瘤预防、早期诊断、综合治疗后的第四大战略目标,可见其地位的重要性。

姑息性治疗(也称缓和医疗,palliative care)是在临终关怀基础上发展起来的更现代、更科学的医学分支。虽然其大部分内容与临终关怀相同,但也有与后者明显的不同。临终关怀侧重终末期患者的护理,而姑息性治疗贯穿整个疾病的治疗过程,在肿瘤晚期为缓解症状可考虑一些适当姑息性的抗肿瘤治疗等,能够提高生活质量,并且尊重了生命,合理分配和利用医疗资源,体现了社会公平原则。

第一节　终末期患者的特点和医护的重要性

一、终末期患者的定义

恶性肿瘤的发展有其自然的过程。有未经过治疗的恶性肿瘤从早期发展到中期,最后至终末期;有虽经过治疗,但以后又恶化而进入终末期;也有一发现就是终末期的患者。一般应符合两个条件:①病情已到晚期,且会继续恶化;②常规的抗肿瘤方法如手术、放疗或者化疗等不适宜使用,且对于这些治疗患者得到的疗效不好或效价不高,弊大于利。广义的终末期患者泛指任何疾病发展到濒死期阶段的患者。

终末期的时间判断较难把握,目前在实践中通常考虑定义为患者死亡前 6 个月的时间。此时,不适和恐惧等很可能困扰着患者,进行适当的医院内或社区卫生服务中心或居家的医疗和护理,使患者在余下的时间里获得尽可能好的生活质量是终末期患者医护的主要目标。只是对终末期的时间和预后的估计有时不可能很精确,这是需要有经验的医护工作者来判断的,往往由两个经验丰富的医师共同做出结论较好。有时,在没有充分准备的情况下过早地将患者纳入终末期医护范围,会使患者情绪低落,有被抛弃的感觉,并且也有可能会失去一些有效的治疗机会。反之,忽视了能使患者减轻痛苦并感到满意的终末期医护和支持,使得患者经受更多的、较长时间的痛苦和无效或过度的治疗也是不恰当的。

好在姑息性治疗的概念有了进一步发展,使之涵盖了终末期患者的几乎所有的治疗与照护理念,并使医护人员能够把握临床晚期患者的疾病转归和治疗原则。

二、姑息性治疗的定义

姑息性治疗是一门临床学科,通过早期识别、积极评估、控制疼痛和治疗其他痛苦症状,包括躯体、社会心理和心灵的困扰,来预防和缓解身心痛苦,改善因面临疾病而遭受生命威胁的患者及其家属的生命质量。

结合晚期患者的具体情况,帮助和应对终末期患者进行相应处置:①提供疼痛控制与其他痛苦症状的临床医疗服务,使患者尽可能舒适。②维护和尊重生命,把死亡看作一个正常的过程。不提倡放弃治疗和安乐死,也反对过度治疗。既不刻意加速死亡,也不刻意延缓死亡。③整合患者的精神心理和心灵为一体进行姑息照护。④提供支持系统,以帮助患者尽可能以积极的态度生活直到死亡。同时帮助患者家属正确对待患者的疾病过程及其居丧。运用团队工作满足患者及其亲人的整体需求,包括居丧服务与咨询。⑤同样适用于疾病过程的早、中期,主要目的仍然是减轻患者身心痛苦,提高生活质量。

三、终末期患者的医护内容

终末期患者医护不仅仅是针对生命最后几天的事情,而是贯穿整个疾病过程,并与其他专业团队有较好配合的一门关怀和支持的交叉学科。终末期患者医护不追求猛烈的、可能给患者增添痛苦的或无意义的治疗,但要求医务人员以娴熟的业务和良好的服务来控制患者的症状,提供医疗、护理及其他相关综合服务。

对于晚期或终末期的患者,以缓解躯体和心理症状为主要目标的对症支持治疗可能是此时患者唯一可以耐受并可能获益的最佳治疗。主要任务应包括对症治疗、营养支持、家庭护理、缓解症状及控制疼痛,从而减轻或消除患者及家属的心理负担和消极情绪。所以,终末期患者医护常由医师、护士、患者家属及营养学和心理学、社会学工作者等多方面群体共同参与。

终末期患者医护相对于其他治疗措施,有以下几个方面的内容:①让患者舒适:改善和提高生存质量是终末期患者医护最基本的目的。只有需要了解引起症状的原因和判断预后时,医疗性诊断措施才显得重要和必需。通常的诊疗技术采取无创或微创手段。尽可能地调整患者的舒适度直至基本满意。②制订医护方案兼顾家庭成员,因为患者和家属均可能面临着一定的身心痛苦。③医护方案综合性和连续性:医护方案应注意照顾患者和家属在身体,心灵、情绪和精神方面的需求。它涉及恐惧、愤怒和疼痛等内容,并且认识到躯体痛苦与情绪之间的联系。任何个性化和能使患者舒适的简单处理措施都像合适的药物治疗一样会显得颇为有效。终末期患者医护方案应把照顾患者的需求贯穿从照护开始直至死亡的全过程。④医护方案的评估与再评估:一个处于疾病晚期的患者病情可能变化得非常快,一种今天有效的治疗方法明天也许就不十分恰当了。在治疗前后对患者进行评估,在实施治疗和治疗后的评价也应该经常而有规律地进行。观察患者的营养状况和生命体征的变化与脏器功能的状态,可以掌握各种治疗的细节,及时缓解病痛,并预期(估)生命可能发生的变化和死亡。

四、终末期患者的特点

终末期患者和早、中期患者在许多方面不尽相同,很大程度上有其特殊性。

(一) 心理特点

心理变化是晚期患者最明显的临床特征。一般认为,从晚期到濒死的患者,其心理体验通常会经历以下几个过程。

1. 否定　患者面临死亡威胁时,如发现癌症有了转移、复发或重要脏器受到侵犯,首先的反应便是否定。此时的情景和患者初诊时相似,总希望是诊断错了,希望另请有名望的医师或去水平更高的医院就诊。这是一种"部分否定",可视为正常的心理防御,此时不要揭穿患者的防卫,也不要对他撒谎,可视患者的接受能力告知其诊断结果,适当讲解预后,避免突然或直截了当地告诉他全部真实情况。有些患者要有一段时间的适应和矛盾缓解过程,在此期间不要急于转变患者的态度,要允许患者自己寻求帮助,这对减少其极端行为是有帮助的。应注意的是,有时候患者会持完全否定的态度,根本不相信医师的诊断,回避医师并拒绝检查治疗等,这就需要耐心细致地给予沟通和关心。

2. 愤怒　随着病情的发展,患者对死亡的否定将无法坚持下去,取而代之的是妒忌、愤怒。患者会想:"其他人怎么都好了,而我却倒霉?"他会以各种形式表达其愤怒,如莫名其妙地发脾气,对探望者报以冷漠的态度,不能容忍别人高兴。这些行为是患者内心世界与死亡抗争的外在表现,也是一种正常的适应性反应,具有一定的心理学意义。不要把患者的攻击、脾气简单视为针对自己的发泄,不能用你的愤怒或回避去反击他,不要斥责患者:"不应该这样做""不应该那样说",而应该适时地做些疏导工作。尽量多花时间陪着患者,倾听其发泄,慢慢引导其对结果的认可,避免让患者感觉更加孤独。家属和医务人员对患者的愤怒及其表现若理解不够,就有可能会恶化和患者的关系。

3. 讨价还价　在此阶段,患者的主要愿望是减轻痛苦、延长生命。在临床实践中,常可以听到患者说:"要是能让我有几天不痛就好了""让我多活几年,那时我的孩子上了大学,结了婚,我就无所牵挂了。"一些身为科学工作者的患者,也会竭尽全力要给自己的研究画上一个句号。患者的这些要求对生命有重要意义,因为他正在用合作和友好的态度来配合治疗,推迟死亡命运。对患者合理的要求应尽量满足,但需注意分寸,不要许诺患者一些达不到的期望,只要表达你的认同即可。

4. 忧郁　此时患者躯体表现为更加虚弱和痛苦,其主导情绪是失望、沮丧,其深刻地意识到自己将不久于人世。如果仅仅安慰患者:"别把事情看得太坏,你的病会治好的,不要急"等,其实都是无济于事的,因为此时患者非常重要的一件事就是向他人宣泄悲痛、绝望的情绪。无视其感情,一味地鼓励他振作起来,无疑是强人所难,徒增患者的愤怒和焦虑。恰当的做法是允许患者悲伤、痛哭和诉说他的伤痛,鼓励他表达自己的情感。应注意男性不像女性那样易于表现出悲伤和哀痛;有的人表面强颜欢笑不代表内心没有忧郁。

5. 接受死亡　在此阶段,患者感觉死亡不可避免,会表现出超脱现实的宁静,希望悄悄地离开世界。因此常不欢迎探视者,甚至以各种方式拒绝治疗。一般而言,老年人、有宗教信仰的人相对容易接受死亡,病前比较富有、比较受人尊重、惯于发号施令者较难接受死亡。此时支持的策略是允许患者宁静、安详,与他人短暂的分开,减少不必要的交谈。但亲属或挚友的陪伴还是有一定支持作用的。

对终末期患者的支持是临终关怀的重要内容之一,操作也并不困难,支持(治疗)者的主要任务就是真诚地倾听,视患者情况决定谈话时间,患者不愿再谈时就应立即中止,特别是在患者感到疼痛和不舒服时。要尽量警觉而机灵地辨别患者的体力,能做些什么,患者什么时候需要帮助,什么时候能给他一些独立性。尽量让患者自行控制的时间越长越好,具体操作时要采取保持患者自尊心和尊严的方式,帮助患者维持形象。当患者体力丧失时,多用语言和触觉来和他交谈。此外,医师、护士、心理学工作者、社会服务人员应以镇静从容的态度,尽可能让患者暴露自己的内心世界,适时地与患者及家属讨论有关死亡的问题。当患者还能履行一些职责时,可以与其讨论财产、子女等后事。如果患者知晓他所挂念的事情都已得到落实,内心会得到极大的安慰。但对感情脆弱的患者,谈论死亡可能会难以接受,需要有时间、有技巧地渐次沟通。

还应指出,肿瘤患者在面对死亡时普遍的反应是自暴自弃,他们往往只求助于医师的帮助,而放弃了利用自己身体的防御机制来对疾病产生积极的影响。实践中可以观察到,主观愿望对死亡发生的时间存在影响,如果患者期待某件重要的事情来临,可能会延长生命,且延长时间与所期待的事件对于他的意义有关。对于社会和家庭,临终患者仍然能有所贡献,其安详地走完人生的最后一程,至少可以给家属些许安慰。调查发现,能理智地面对现实、妥善安排好后事、平静地面对死亡的患者,日后其家属的心理震荡要小得多,不良情绪也明显减少。

因此,姑息性治疗特别是安宁疗护中的一部分任务是对家属进行教育、安慰和支持性辅导,使得他们在与患者接触时能够起到医护人员起不到的亲情支持作用;也能在患者离世后减少家属的心理阴影及不良情绪和负担。

(二) 疾病特点

终末期肿瘤患者有以下特点:①症状多样化,错综复杂且多变,往往严重而难忍。常见的症状如疼痛、厌食、发热、乏力等相当普遍,使患者难以忍受,严重影响正常生活。因此,对症状的治疗在晚期患者身上显得尤为重要。因此,晚期肿瘤的症状治疗已成为肿瘤学中的一个重要部分,也是姑息性治疗中占主要地位的症状控制学。②患者一般体力衰竭,生存期短,有明显恶病质,生活质量差,因此突出了支持治疗的重要性,良好的支持才可能会有良好的生活质量。③情绪低落,严重的会出现自杀企图。癌症的死亡教育也成为肿瘤学中一个应该得到重视的组成部分。医护人员及家属必须密切注意患者的情绪变化,要加倍重视和关心他们,强调精神支持的重要性。以上这些问题,在终末期癌症患者中往往广泛存在,处理的效果直接影响患者的生存质量。

终末期患者由于以上特殊性,还常产生一些特殊的社会和经济问题:①因劳动能力丧失,以及肿瘤治疗的巨额费用,给家属、患者及单位带来一系列经济上的问题,往往有相当一部分患者因经济困难而得不到及时、适当的治疗,加速了死亡。②家属的特殊心理、精神负担和压力,包括经济、精神、体力等各方面的沉重负面影响。另外,死亡的阴影时刻笼罩在每个人的心头。③患者护理的需要,影响了家属正常的工作、学习和生活。④多数终末期患者由于各种原因不能住院,在家中死亡或等待死亡,会给亲人和邻里造成一定的影响。⑤对子女经济、婚姻等带来的影响。因此,终末期患者除了治疗上有其特殊性外,还有大量的非医护性工作。这样更需要通过各种治疗团队和社会力量来共同探讨和解决一些力所能及的问题,尽可能地让晚期患者和家属有较舒适的生活质量。

对于肿瘤患者,尤其是晚期肿瘤患者,治愈是偶然的。医护人员要做到的是尽量缓解他们的痛苦,时刻谨记尽可能让他们在治疗过程中感到舒适。

第二节　终末期患者的处理原则

一、建立专职照护终末期患者的机构

晚期患者照护在各个国家和地区的基本模式包括：①专业居家病床姑息照护；②专科临床会诊（居家病床会诊，住院病房会诊和医院间会诊）；③专科门诊服务；④日托关怀服务；⑤住院姑息照护；⑥互联网诊疗；⑦居丧支持和善终服务；⑧教育培训；⑨临床研究。

目前我国的情况是多数患者在家中，从长远的角度看可逐渐形成如下模式：①建立独立的机构，诸如专科医院，专门收治以姑息安宁照护为对象的晚期患者，并作相应的研究；②在综合性医院或肿瘤专科医院中设立一个姑息与安宁治疗专科；③以社区为中心，使终末期治疗成为家庭保健网的组成部分，开设家庭病床，提供姑息安宁照护。在借鉴国内外成功经验的情况下，如今有的地方已经开始了试点。

二、治疗的目的

终末期肿瘤患者治疗的目的不同于早、中期患者。早、中期患者的治疗以治愈为目的，而终末期患者的治疗目的则有以下几点。

1. 对症支持处理　以减轻症状为主，终末期患者症状众多且严重，常使患者痛苦不堪，严重地影响了患者的食欲、睡眠等。因此，应强调各种对症处理，尽可能减轻患者的痛苦，接近或恢复正常生活。或者至少减轻一部分症状。

2. 提高生存质量　终末期患者因癌肿的发展，症状加剧，消耗极大，而摄入减少，因而常常出现恶病质，卧床不起，生存质量极差。因此，想方设法提高生存质量，尽可能使患者恢复或接近正常的生活状态是很重要的。

3. 适当延长生存期　终末期患者处于肿瘤继续发展，对肿瘤又无有效治疗措施的情况，全身健康状况越来越差。通过改善生存质量，如改善电解质紊乱或低蛋白血症，对一些晚期患者起到支持作用，会间接地影响其生命周期。

4. 加强精神鼓舞　终末期患者由于精神和肉体上的折磨，往往情绪非常低落，缺少积极与疾病斗争的信心和乐观态度，因此精神鼓舞使之具有开朗、乐观的性格甚为重要，能帮助患者摆脱对疾病和死亡的恐惧与消极心理。

三、治疗原则

1. 对症治疗的原则　对症治疗应该采取积极的而非消极、敷衍的态度，尽可能地使症状在短时间内缓解。要摸清楚症状出现的原因和规律，合理安排用药。如终末期患者常见的发热、疼痛等，一般在症状出现前 0.5～1 小时用药，常可控制症状不出现，可视情况由小剂量开始，以减少药物的不良反应，达到积极的对症治疗目的，使患者获得较舒适

的生活状态。

2. 合适的环境　以安静、舒适、干净为宜。避免不必要的干扰。

3. 护理的重要性　对终末期患者来说，有大量的医疗性和非医疗性的护理工作需要去做，在整个治疗过程中占有极重要的地位。越是晚期的患者，其护理工作会越繁重。

第三节　晚期患者的权益

终末期患者的权利和普通患者的权利是一致的，当然也有其特殊性。

（1）享有适宜的医疗权利。包括获得姑息性治疗、安宁照护服务及精神支持等权利；获得尊重患者意愿的权利；获得有尊严的临终关怀服务的权利；有权自主选择医疗服务方式；有权出院、转诊到其他医疗机构治疗；有权拒绝任何指定药物、检查、处理和治疗；有权知道相应的后果或预后。

（2）享有知情同意权。包括对疾病信息与治疗的知情，同意或拒绝接受某种治疗及临床研究的权利。

（3）享有隐私权和保密权。包括患者身体方面、个人信息和自我决策等隐私和保密需求。

（4）在接受服务时享有人格尊严、民族风俗习惯得到尊重的权利。

（5）在接受服务时享有宗教信仰得到尊重的权利。

（6）享有获得有关患者权益保护方面知识的权利。

实现和维护终末期患者的权益主要依靠社会的经济基础和文明程度；其次，建立和完善医学伦理道德法规体系是行使终末期患者权利保障的社会基础；良好的医患关系是行使终末期患者权益的现实基础。

第四节　终末期患者的医护

对于肿瘤终末期患者而言，除一般护理外，还有两项重要内容：①心理护理，即需花大量的时间与患者相处，以倾听为主的沟通、理解和支持；②生活护理，即帮助患者解决基本生活方面的料理，使患者尽可能恢复正常生活（包括饮食起居等）。

以下是有关终末期患者医护的几个需要注意的问题。

一、树立临终关怀(安宁疗护)的意识

从事终末期肿瘤患者医护的医务人员除了需要专业知识及业务技术，也需要其他各方面的知识和一定的思想觉悟。晚期患者症状较多，身体和精神上都需要比普通患者更多的关注，无疑会给医护人员增加更多的负担。诚然努力的结果往往仍是死亡，但这是

每个医护人员的神圣职责，要让患者感到告别人世和来到人世一样隆重和享有照顾。面对临终患者，我们应该想到每个人都会走到人生的尽头，作为医护人员，有义务和责任让每个人身心舒缓地走完生命的最后一程。

二、保证终末期患者有安排后事的机会

晚期患者安排后事是至关重要的，多以遗嘱的方式最后一次履行其对社会及家庭的职责，对家庭的嘱托常包括对亲人的希望、财产的分配、子女的安排、债务的处理等。后事没有安排好常会造成死者和家属的终身遗憾。例如，有的科学家匆匆离去，造成科研课题半途而废，一生经验没有传给后人，重要的科研成果来不及交代，给社会带来巨大的损失。造成失去安排后事机会的原因常来自两个方面：①病情的突然恶化，医务人员没能事先预料，例如肿瘤的脑转移、肝性脑病、失血性休克等，患者迅速陷入昏迷；②家属片面强调对患者保密病情，怕患者过于悲痛，结果等到要进行后事安排了，一切都来不及了。从维护患者权益出发，终末期患者有权力知道自己的病情及治疗方案，并且处理好遗嘱。但是把"不久于人世"的坏消息什么时候、以什么方式告诉患者是个复杂的问题，通常是根据患者的个人情况由家属来决定，但医务人员的意见有重要的参考价值。姑息性治疗的意见是在条件许可的情况下有计划地告诉患者"真相"，同时要避免患者绝望，不发生心理危机，这样的工作做好会解决许多家庭和社会问题。目前，国内部分地区正在推广"生前预嘱"理念。

三、家属是终末期患者医护的重要组织者

终末期患者的医护难以全部由社会承担，家属是这一工作的重要组织者和决策者，但是家属并非都懂终末期患者的医护，决策也不是都切合实际。家属的愿望常从心理上走向两个极端：①要求"安乐死"：这一工作受技术、法律、宗教等诸多因素的限制，不可能轻易实现；②竭尽全力抢救到最后一分钟：要求医师想方设法延长终末期患者的生存时间，而忽略最后的生存质量。有人是从感情出发，有人是因思想带有儒家色彩，子女要把"孝心"尽到老人生命最后一刻，谁都不肯首先向医师提出停止抢救的建议，宁可看着自己的亲人频繁输液、静脉切开、气管切开、心脏注射等，殊不知这种临终抢救极少有效，即使有极短暂的生命延长也会同时带来巨大的痛苦，而濒死者"有口难言"。所以，应当加强社会教育及医护人员对家属的宣教，使家属懂得临终阶段无意义地延长时间只会增加患者的痛苦，因为晚期患者生命的质量比生命的长度更重要。

四、尽量满足终末期患者的要求

人在生命垂危阶段仍然是人，照样享有人的权益，他们会提出某些要求，也许是一生最后一次的要求，只要合理和可能，应该尽量满足。例如，一位独身老人死亡时要求一个人安静地离去，于是在临终时看护人员都要到门外，自己悄然地告别了人世；一位晚期食管癌患者临终阶段要求回顾一生最美好的时刻，就是哼着一首爱情歌曲与情人漫步在街头，于是亲友在他耳边用口哨吹奏这首俄罗斯爱情歌曲，他安然地闭上了眼睛；还有一位

老人丧偶再娶，有两房儿女，担心对遗产分配发生争议，于是他要求把公证处干部、单位领导和家人都请到病房，顺利地把家产分配完毕，无牵无挂地与世长辞了。这些工作还需要社会工作者和志愿者的大力协助。

五、对患者的生活质量进行评估

对于晚期患者的动态和静态评估是必要的。主要目的是以最快的速度，科学、有效地解决患者的疾苦。

(一) 生活质量定义

WHO 对生活质量的定义是：不同文化和价值体系中个体对其目标、期望和所关心事情的相关生活状况的体验。通常也称为生存质量。其核心内容包括：①躯体感觉，与疾病、治疗有关的体征、症状；②生理功能，体力、精力、生活自理能力等；③日常生活能力；④精神、心理状态；⑤社会适应能力，如家庭关系、与亲友或同事的交往及疾病对工作、学习和社会活动的影响；⑥职业承受能力；⑦健康自我认识。在医护工作中，对临床疗效评估时同时评估生活质量可以全面、准确地评价整个治疗方案是否给患者带来了实质性益处。

(二) 生活质量评估

生活质量评估通常使用评估量表来量化。最常用的是卡诺夫斯凯计分（KPS），评估癌症患者的生活自理能力和身体活动能力状况。该量表简便易行，但未包括患者主观感受。另外还有 QLQ-C30 生活质量调查表，包含 30 项指标自评生活质量，其中 5 个功能量表（躯体、角色、认知、情绪和社会功能）和 4 个症状子量表（乏力、疼痛、恶心和呕吐）。两种量表参照使用可以较精确地反映患者的实际状态。

晚期患者的评估内容涉及面广泛，病情的评估是一个有计划、系统收集评估对象的病情资料并对资料价值进行整理、判断的过程，不仅包括主观资料，还要获得客观资料并加以量化，如基本体能（坐立行走、进食、营养状况、生活自理），内脏功能（内脏状况、水肿、意识状态、尿量），生命体征（体温、呼吸、血压、心率），疾病症状（疼痛、乏力、呕吐、便秘）等。生命终末期病情评估预后水平取决于医学科学技术的发展和提高，也和服务团队的理念和水平有关，不仅表现在如何科学地掌握评估工具，也需要专业人员有丰富的临床经验。因为终末期患者症状多而复杂，且变化快，可以同时存在多种症状表现，虽然患者的病情有共性部分，但很大部分有个体的差异，需要区别对待。

六、终末期患者心理症状照护的技术要点

(一) 抑郁

1. 临床特点

(1) 抑郁是患者情绪低落，对生活或生命失去兴趣的情绪表现。

(2) 抑郁在终末期患者中是常见的症状，也是比较难以确诊的症状，需仔细鉴别。

(3) 抑郁会对患者的生命质量产生负面影响。

2. 临床表现　情绪低落，对所有的事丧失失兴趣，睡眠障碍，乏力，注意力无法集中，

无价值感或有负罪感,有时有自杀意念等。

3. 照护要点

(1) 及时判断患者的抑郁现象,区分"假笑"与实际内心想法。

(2) 针对患者所需的照护、舒适和陪护要求来恢复其情绪。

(3) 不轻言"放弃"是缓解终末期患者沮丧和绝望心境可能有效的举措之一。

(4) 精神心理支持可以帮助患者设立在生存期内可获得的有意义的目标,即所谓的"心病心医"。承认尊严和抱有希望的干预可对患者的抑郁有一定缓解作用,但不可盲目承诺。

(5) 针对病理因素引起的症状进行控制,对严重的抑郁可以使用药物及其他手段控制。

(6) 获得社会支持和沟通交流。

(二) 焦虑

1. 临床特点

(1) 焦虑是一种恐惧或不安的不愉快情绪状态。这种消极的状态伴随着躯体的多样变化。

(2) 由于终末期患者遭受疾病的折磨,社会角色和生活环境发生变化,担心家庭、经济和事业,往往处于渴望生存与面临死亡的矛盾中,这类患者或多或少有焦虑现象。

2. 临床表现　头痛、心慌、气短、咽干、注意力不集中,坐立不安,食欲不振、失眠、恶心、汗出,四肢发抖等,多数伴有消化和睡眠障碍等。

3. 照护要点

(1) 评估焦虑程度(轻度、中度、重度、极重度)。

(2) 多一些时间和患者待在一起,通过缓和的谈话等方式转达对其的同理安慰。

(3) 消除不必要的刺激,保持环境安静,减少噪声等,使用柔和色调的场景等。

(4) 指导患者做些放松、松弛练习和深呼吸动作等。

(三) 恐惧

1. 临床特点

(1) 恐惧是人在确实感受到外来威胁后产生的一种惊吓、惧怕的情绪反应。

(2) 终末期患者除了面对死亡的来临,还要面对疾病的痛苦,孤独无助、生活价值降低、自我尊严的丧失,以及与亲人诀别的恐惧。

2. 临床表现　失眠、口干、眩晕、浑身不适或疼痛、心跳加快、血压升高、汗出、腹泻、尿频、说话颤抖、易激动、肌肉紧张等。

3. 照护要点

(1) 探寻造成恐惧的因素并进行评估,如疼痛是否控制、患者家人是否在其身边、患者自理能力丧失与否、患者是否需要帮助等。

(2) 去除影响因子,如减少疼痛、调整环境、避免黑暗和嘈杂、播放轻松音乐等。

(3) 保持与患者的联系沟通,倾听其诉说并给予反馈,必要时陪伴其坐一段时间,给予心理上的支持、慰藉等。

（四）愤怒

1. 临床特点

（1）愤怒是患者由于各种原因导致目标不能实现而产生的一种挫折感比较强烈的、紧张的情绪反馈体验。

（2）愤怒、训斥、粗暴、无礼的行为是终末期患者恐惧与绝望的心理发展到极端的表现，部分患者行为反常，采取报复态度，无端发泄心中的怨恨与不满，谩骂家属和医护人员，拒绝检查和治疗，不配合诊治等是心理补偿手段的表现。

2. 临床表现　表情严峻、兴奋、激动、说话和动作具有敌意和威胁性。

3. 照护要点

（1）真诚地与患者进行沟通交流，倾听患者的倾诉，表示同情理解。

（2）耐心仔细地照顾患者，疏导患者的强烈情绪，安抚患者一时的冲动。

（3）有时要采取必要的安全措施，防止患者自伤和伤人。工作人员和照护者也要有自我保护意识。

（4）对于暴力倾向严重的患者，必要时使用药物镇静。

（五）悲伤

1. 临床特点

（1）悲伤是对失去自己心爱的人和重要的人（包括患者本人）与物而造成"自我"丧失产生的心理反应。

（2）终末期患者由于治愈无望，身体日益衰弱，预感生命即将终结，而家庭、事业等许多问题尚未解决，为即将离开这个美好世界而产生郁闷、悲观、沮丧、厌世等情绪。

2. 临床表现　焦虑、孤独、疲乏、无助感、无法接受死亡现实、失眠、厌食、动作迟缓等。

3. 照护要点

（1）照护者主动热情地与患者交谈，给予关心和安慰，倾听患者并表示理解和同情。

（2）适时引导患者说出内心的痛苦和悲伤，找到症结，对症下药。

（3）协助处理一些实际事情，鼓励家属多花一些时间来陪伴患者，动员亲朋好友给予关爱，提供支持和帮助。

（4）注意环境安全及患者是否有自杀企图和条件。

总之，终末期心理护理关怀的基础是基础护理，娴熟的护理技术和热情负责的护理态度是取得疗效的必备条件。

终末期患者的医护问题牵连着千家万户，也是世界各国普遍关注的问题。中国有自己的传统文化，终末期患者的医护必然会带有中国自己的特色，要使大众从感情上能接受，事实上能通过，还有一个艰苦的探索过程。要积极宣传、讨论和实施关爱生命的行动，跟上时代的脚步，才能找到符合中国国情的方式。

第五节 终末期患者常见症状的处理

终末期患者的症状控制是整个医护的核心环节,特别是一些难以忍受的症状,更是其治疗的重点,这些症状大大降低了患者的生活质量。症状可能是肿瘤引起的,也可能是诊断、治疗和(或)其他原因引起的。有的患者耐受性好,有的患者耐受性不佳。晚期患者的症状更是繁杂,而且也不会是某个症状单独出现,往往同时出现并发症等,比较难以处理,需根据每个患者的不同情况制定不同的治疗方案,以达到个体化精准处理的目的。

因此,在症状控制之前需要对患者进行评估,包括患者的文化背景、生活的人文环境、本人的性格、兴趣等,以便具体治疗。

一、疼痛

癌症患者无论是早期还是晚期都有可能发生疼痛,疼痛是癌症患者最常见和最难以忍受的症状之一,有时患者会因疼痛感受到比癌症引起的死亡更大的恐惧。晚期患者中疼痛占比达到 70%～90%,其中一半以上都是中度至重度疼痛,这些疼痛在生理、心理、精神和社会等诸多方面对患者的生存质量造成了破坏性的负面影响,也给患者及其家属带来了极大的痛苦和烦恼。因此,减轻疼痛是癌症患者生活质量提高的先决条件。

(一) 疼痛的定义

2018 年,国际疼痛学会(International Association for the Study of Pain,IASP)把疼痛定义为"由现有的或潜在组织损伤引起或与损伤有关的感觉和情绪上不愉快的体验"。疼痛的强度依组织受伤的程度、疾病的严重程度或对情绪的影响程度而有所差异,疼痛是一种主观感受。

(二) 疼痛的原因

癌症患者的疼痛可能是单一因素或多因素造成的。

1. 肿瘤引起的疼痛 ①肿瘤压迫和侵犯至邻近器官、组织、神经、骨骼或血管,或转移造成;②肿瘤诱导物质(如白细胞介素、激肽)造成的炎症反应等。

2. 治疗引起的疼痛 ①手术后疼痛综合征(如开胸术后,乳房切除术后,截肢术后,手术瘢痕,神经损伤);②化疗后疼痛(如多发性神经病变,栓塞性静脉炎,黏膜炎);③放射治疗后疼痛(如局部损伤,神经纤维化,髓质病变,骨骼坏死,黏膜炎)。

3. 与癌症相关的疼痛 由于一些症状造成的疼痛,如便秘、压疮、肌痉挛等,以及创伤性诊断引起的疼痛,如穿刺。有时还夹杂一些心理性因素。

4. 非癌性疼痛 与肿瘤无关的疼痛,如肌筋膜,肌肉骨骼或老年性退化等问题。

(三) 疼痛的类型

从临床实用的角度而言,疼痛可根据发作时间的长短分为急性(短暂性)和慢性(持续 3 个月以上)疼痛,或依病理机制和特性分为伤害感受性疼痛和神经病理性疼痛。

（四）疼痛的评估

1. 癌症疼痛多方位评估　癌症疼痛多方位评估首先要考虑以下因素：①病因（肿瘤本身疾病，与肿瘤相关的诊断、治疗，与肿瘤不相关的疾病）；②严重程度；③患者是否有嗜酒和药物成瘾；④心理因素（躯体化现象）；⑤认知功能；⑥疼痛机制（神经性，非神经性）；⑦疼痛特征（持续性，突发性或钝痛，刺痛）；⑧其他与疼痛相关的症状。

2. 疼痛社会学及心理因素评估　完整的社会学、心理问题的评估可以加强对疼痛的评价。社会心理问题包括：自主能力丧失、家庭问题、经济问题、与社会孤立及对死亡的恐惧，通过这些评估可以了解患者症状表现的整体意义。只注重药物对疼痛治疗的评估方式可能过于简单化，有时会造成剂量不可控使用。完整的评估可以提供最优化的方案。

3. 疼痛程度与疗效评价　对于疼痛的分级有很多种，国际上多采用数字分级法，以便统一诊断。根据临床实用度介绍以下两种疼痛分级法以供参考。

（1）数字分级评分法（numerical rating scale，NRS）。将疼痛程度分为 0～10，用 0～10 的数字代表不同程度的疼痛，0 为无痛，10 为最剧烈疼痛，让患者自己说出一个最能代表其当时疼痛程度的数字。一般其中还可以分成三段，即轻度（含数字 3 以下），中度（4～6），重度（7～10），如果通过治疗能够逐级降低疼痛程度并能控制在 3 或 3 以下，即为疗效显著，疼痛控制合理。

（2）语言分级评分法（verbal rating scale，VRS）。0 级：无痛；Ⅰ级：轻度，疼痛可耐受，不影响睡眠，可正常生活；Ⅱ级：中度，疼痛明显，不能耐受，睡眠受干扰，要求服用镇痛药；Ⅲ级：重度，疼痛剧烈，不能耐受，睡眠严重受干扰，需用镇痛药物，可伴有植物神经紊乱或被动体位。对于疗效的评价可分为：完全缓解（CR）：治疗后无痛；部分缓解（PR）：疼痛较给药前明显减轻，睡眠基本上不受干扰，能正常生活；轻度缓解（MR）：疼痛较给药前减轻，但仍感到明显疼痛，睡眠仍受干扰；无效（NR）：与治疗前比较疼痛无减轻。目前多数学者认为，疼痛程度能控制在患者耐受的范围内即为有效。

（五）疼痛的处理

有许多方法可用来处理癌症的疼痛，特别是多元化的综合治疗，包括：抗肿瘤治疗（手术，化学治疗，放射治疗等），药物治疗，麻醉，物理疗法，行为和心理治疗，外科神经阻断等治疗方法，但药物治疗仍占主导地位。

（六）癌症疼痛治疗指南

1. 三阶梯治疗　WHO 三阶梯癌痛治疗方案是为全世界广泛接受的癌痛药物治疗方法，只要很好地遵循其原则，大部分疼痛会得到有效控制。所谓癌痛三阶梯治疗，就是在对疼痛的性质和原因做出正确的评估后，根据患者疼痛程度适当选择相应的镇痛药。对于轻度疼痛的患者，主要选用非阿片类镇痛药±辅助药物；对于中度疼痛的患者，主要选用弱阿片类药物±非阿片类镇痛药±辅助药物；对于重度疼痛患者，选用强阿片类药物±非阿片类镇痛药±辅助药物。

（1）基本原则。①按阶梯用药：镇痛药物的选用应根据患者疼痛程度由轻到重，按顺序选择不同强度的镇痛药物，即由弱到强或由一级过渡到三级。除非是重度疼痛，可以直接从第三级强阿片类药物开始,使疼痛快速减轻,缓解症状。另外,对一些有神经疼痛或精神心理症状的患者,可以适当加用辅助药物以增加疗效。②按时用药:指镇痛药有规律地按规定间隔时间给予,在稳态下大多使用控释剂型。每种镇痛药必须先对患者疼痛的控制有滴定剂量,由小到大调整至患者满意。这样对于血药浓度的控制、药物剂量的计算和疼痛持续性缓解有益。如果患者在使用镇痛药的同时有突发性剧痛,可以在原来的用药剂量上及时给予相应剂量缓解,并在以后用药时重新滴定患者的总体剂量。③口服或无创用药:提倡无创用药,以口服给药为主。方法简便,且不易产生药物依赖。在不能口服或口服反应过大的情况下,可选用其他的给药方法。④个体化用药:药物的使用需因人而异。⑤注意具体细节:对用镇痛药的患者要注意监护,密切观察其疼痛的缓解程度和身体的反应,并及时采取必要的措施,目的是使患者获得最佳疗效且副作用最小。并且随着疼痛控制,症状缓解,有的患者还可以逐步减少用药剂量而达到最优化治疗。

(2)常用镇痛药物:药物治疗仍然是癌症疼痛治疗的主流。针对疼痛的发生及其他因素,药物治疗可以简单分为非麻醉镇痛药治疗及麻醉镇痛药治疗。麻醉镇痛药又可分为弱麻醉镇痛药和强麻醉镇痛药。非麻醉镇痛药有非甾体抗炎药、抗抑郁药、抗痉挛药、抗癫痫药、抗惊厥药、类固醇类药物、局部镇痛药、苯二氮䓬类药物、精神类药物、双膦酸盐类药物等。

(3)给药方式。①口服给药:口服麻醉镇痛药是最常用的方法,但某些情况如吞咽困难、谵妄、愚钝、肠梗阻等,则要用其他方式;②经由直肠给药:安全、便宜、有效,但不适合用于肛门直肠有病变的患者,吸收率因人而异;③经由皮肤给药:简便,但需较长时间来调整剂量,最适合用于不宜口服、固定疼痛患者;④经由黏膜给药:口腔、鼻腔或舌下黏膜可直接吸收药物进入循环系统,起效快;⑤经由注射给药:静脉或皮下注射均有效,容易在更换药物时进行剂量换算;⑥经由神经周围给药:某些情况下需由硬脑膜外或髓鞘内给药,特别是用于治疗难治性的神经源性和混合性疼痛症状;⑦患者自我控制给药:由患者自我控制镇痛药的剂量,常用于镇痛泵。

2. 麻醉镇痛药的副作用及处理　麻醉镇痛药会有一定的副作用,因此在临床应用中应注意几个方面:①总体上阿片类药物对于癌性疼痛是安全有效的,但需要高剂量麻醉镇痛药或长期使用麻醉镇痛药的患者,有时可能会发生如便秘、镇静、尿潴留等症状;其他可能有毒性的代谢产物蓄积而产生中毒现象,症状包括:难治性恶心、嗜睡、瘙痒;神经性中毒症状包括:幻觉、谵妄、肌颤和感觉异常;严重的症状可以为呼吸抑制;②治疗和预防这些副作用的方式包括给予足够的水分及改变麻醉镇痛药的种类,还要停止使用其他会增加副作用的药物,对于可能预期会发生的副作用,事先应进行预防性处理;对于已经出现的症状做相应的对症处理,并可使用解毒拮抗剂;③谨慎对待脏器功能不全的患者,尤其是肝、肾功能不全的患者,麻醉镇痛药的剂量要减低,避免可能发生的代谢产物蓄积造成对机体的伤害。

3. 麻醉镇痛药的耐药性和依赖性　为了给癌症患者提供合理的镇痛治疗,临床工作者应了解麻醉镇痛药的基本原理并区分耐药性、生理依赖性和心理依赖性(成瘾性)的不同概念。①麻醉镇痛药的耐药性：一方面，癌症患者因疾病的进展造成疼痛的加重而必须增加麻醉镇痛药的剂量；另一方面，可能因患者产生耐药性而需要增加先前镇痛药的剂量以达到相同的止痛效果。此种正常的生理现象机制可能是麻醉镇痛药受体水平改变或代谢产物改变。②生理依赖性：对于长期使用麻醉镇痛药的患者，生理上的依赖是常见的正常药理反应。因身体已习惯了某种药物，若突然中断麻醉镇痛药或突然减低剂量，或应用麻醉镇痛药的拮抗剂，患者可能会产生戒断现象（如焦躁不安、颤抖、发热、出汗、瞳孔放大、心跳加快、肌肉和腹部痉挛）。若需要减少或停止麻醉镇痛药，必须以每天减少 10%～20% 的速度缓慢递减。③心理依赖性（成瘾性）：是一种使用某种物质后产生的心理强迫症，结果造成使用者生理、心理和社会学方面的伤害，而且即使伤害发生，使用者仍会强迫性地持续使用。实际上，无酒精或药物依赖病史的癌症患者若合理地使用适当的麻醉镇痛药，很少会发生心理上成瘾的危险。

二、感染

感染是晚期肿瘤患者较常见的并发症。由于肿瘤的病变和各种抗肿瘤治疗，使机体的防御功能受到损伤，容易受到致病因素的侵害而发生感染。通常，营养不良和脱水，机体解剖结构和防御屏障的破坏，粒细胞减少和功能缺陷，细胞免疫和体液免疫功能低下，激素使用时间过长等都是感染的诱因。感染可以由细菌、真菌或病毒引发，可以是一种或多种致病源同时发生感染，可能对患者造成很大的影响，甚至有些患者因败血症而死亡。

晚期肿瘤患者感染的症状往往不会是典型的，有时同其他症状混杂在一起不易分辨，给诊断带来一定的困难。应多注意观察患者的症状和体征变化，有时发热会是一个主要征象，结合体格检查，必要时进行实验室检查及做细菌培养和药敏试验以明确感染，对症处理。

细菌性感染使用常规抗生素治疗，对于晚期肿瘤患者虽然不一定能控制全部感染，但可以减少部分因感染造成的死亡，或减轻患者的症状，特别是对于呼吸系统的感染。在使用抗生素时，需遵循当感染源未定，细菌培养和药敏报告未出来之前，如果需要治疗，以常规广谱抗生素，大多两种以上联合使用，同时根据患者脏器功能情况进行选择，以免对已经脆弱的肝、肾功能造成不利影响。如果有真菌感染，还要加用广谱抗真菌药物。

三、压疮

压疮主要是由于身体局部组织受到压迫，血液循环发生障碍，皮肤和皮下组织毛细血管灌流受阻，组织缺氧，营养缺失而造成坏死和溃烂。皮肤的摩擦、牵拉、压迫，以及汗液、尿液、血液及渗出液和分泌物都会促使压疮发生。另外，年龄大、营养不良、贫血、低蛋白血症、脱水、周围血管病变、虚弱、水肿、昏迷、瘫痪、长期卧床等往往容易形成压疮。而这些又是终末期患者容易出现的症状和并发症。

对于压疮的处理主要以预防为主，为容易产生压疮的患者经常翻身，促进其活动，减缓压力，保持皮肤清洁、完整，尽可能避免尿液、粪便的污染，让患者的衣服保持干燥、柔软,减少不必要的摩擦。分散或减轻局部压力是最有效的治疗压疮的方法,如采用气垫圈改善局部组织灌流。对全身营养不足、水分不够的患者应改进营养状态,补足水分,纠正电解质紊乱和高危因素。对已经形成创面的患者,去除刺激和局部坏死组织,保持创面无菌、湿润,控制感染,改善微循环是愈合的关键,有时可以使用压疮膏和长皮膏促进愈合。

四、疲乏

对于大多数人而言,疲乏或因劳作引起的生理或心理上的倦怠只是暂时性的,然而对于晚期肿瘤患者来说,疲乏是一种很常见的严重症状,会使患者心理和生理承受能力降低,也会使患者丧失正常的生活能力,造成体力不足、倦怠不适、嗜睡、智力减退,这些症状严重影响患者的生活质量。患者可能在病程的早期就有疲乏现象,也可能因肿瘤相关治疗而加重其症状。实际上,几乎所有的晚期患者都有疲乏现象,特别是病情进展至终末期。疲乏也可能使患者的其他症状如疼痛、抑郁、睡眠障碍等变得更加严重。

疲乏多数因营养不良,恶病质,药物和放射治疗,疼痛,情绪和睡眠障碍,水、电解质紊乱(如低血钾、低血钠,脱水等),缺氧,代谢障碍(如肿瘤消耗,血糖变化,酸中毒),血象过低(如贫血),心、肝、肾衰竭,内分泌紊乱,肿瘤毒素刺激,感染等引起。一般治疗先针对病因(如镇痛,抗感染,保护心、肝、肾功能),纠正不足(如水、电解质、血糖、红细胞、白细胞、血小板,血氧),支持治疗中可考虑加用一些药物如肾上腺皮质激素(地塞米松)或孕激素(甲地孕酮、甲羟孕酮),也可佐以精神兴奋剂如哌甲酯。另外,中药人参、黄芪等补益制剂对提高患者的生活质量、缓解疲乏及虚弱症状有一定的效果。

五、昏迷

昏迷是脑功能严重障碍的一种临床表现,其生命体征尚存而持续性意识丧失,在终末期患者尤其是生命时间无多的患者中多见。根据对疼痛有无退缩反应、瞳孔反射与角膜反射是否存在等,可将昏迷程度分为浅昏迷和深昏迷。浅昏迷时,患者意识大部分丧失,无自主活动,受强刺激时,可出现痛苦表情和肢体退缩反应,受到疼痛刺激时可出现防御反射。角膜反射、眼球运动和吞咽反射尚存在。常有病理反射,可发生尿失禁或尿潴留。深昏迷时,患者意识完全消失,所有深浅反射均消失,四肢松弛性瘫痪,仅维持呼吸循环功能。

肿瘤患者出现昏迷的常见原因为颅脑占位性病变,恶性肿瘤中枢神经系统受侵犯,高热,感染,代谢障碍,电解质紊乱,脑出血等。

癌症患者出现昏迷多数预示病情已晚,预后极差,治疗宜适度。①病因治疗:颅脑占位性病变,恶性肿瘤中枢神经系统受侵犯以脱水、激素等治疗;②支持治疗:保证糖分和营养适度,维持静脉通路,纠正酸碱失衡,维护水和电解质的平衡;③加强护理:让患者头部偏向一侧,注意保暖,留置导尿管,保持皮肤干燥、清洁,注意防治压疮。另外,保持呼吸道通畅,缺氧或呼吸困难可给予氧气,有感染选用相应抗生素,必要时可酌情使用醒脑静等药物。但深昏迷时,患者已无多大痛苦,若家属同意或有要求,可不进行过度处理。

六、厌食

终末期患者常发生厌食和营养不良,又可称为厌食-恶病质综合征,主要是因肿瘤导致机体代谢功能的紊乱,包括细胞因子分泌异常,胰岛素、肾上腺皮质激素代谢紊乱,免疫功能抑制,脂肪和蛋白质分解增加等,也有肿瘤治疗的影响,或心理因素。临床表现:体重明显减轻、肌肉萎缩、厌食、乏力、味觉异常、贫血及低蛋白血症、水肿、压疮、精神萎靡等。治疗原则主要考虑纠正代谢异常,适当营养支持,加强心理支持和护理。在具体临床实施中要掌握既不能给予太多的营养成分和量,特别是老年和脏器功能有障碍的患者,也不能过少而达不到营养支持的目的。根据实验室检查指标和出入量给予一定的营养物质和能量,建议以肠内营养为主,为纠正水电解质异常或肠内营养不足可适当进行静脉营养。此外,如固醇类皮质激素、孕激素(甲地孕酮、甲羟孕酮)、刺激胃动力药物可适当作为辅助治疗。还可以运用中医的食疗方法改善饮食和烹饪,增加疗效。

第六节　死亡教育

由于人类从出生到死亡是一个必然的过程,每个人都将面临这个现实的问题,与其讨论"长生不老"的方法或"安乐死"的问题,不如在人生道路上实实在在地进行死亡教育更有实际意义。

对于死亡机制和规律的研究,以及研究对死亡过程进行调节的途径,通过治疗和护理来减轻或消除临终患者躯体和精神上的痛苦,使其安宁地、有尊严地走完人生,达到善终的目的,这也是人类长期以来的美好愿望,20世纪后受到了广泛关注和重视。它以患者或每个人为中心,不单纯以疾病为焦点,而是关心症状的舒缓,不主张明知治愈无望而不惜代价的治疗;而是让人们接受死亡教育,直面死亡事实,最终提升生命品质。

一、死亡教育的概念

死亡教育就是对人进行如何认识和对待死亡的教育,是将有关死亡、濒死及其与生活有关的知识传递给人们及社会的教育过程。它是一种预防教育,可以从幼教开始,也可以从青壮年开始,更需要在老年人中开展,尤其是罹患不可治愈疾病的患者,而不仅仅是生命快要结束时才开始。死亡教育应当贯穿于人生教育的全过程,核心是确立一个科学的世界观、人生观和生死观,同时也包括与生死有关的医学、哲学、心理、伦理、文化、社会等多方面的教育,形成客观、科学的认识死亡和对待死亡的观点和态度。

二、死亡教育的目的

(1) 主旨在于使人正确地认识和对待人人都不可能回避的生死问题。

(2) 根本目的是改变目前的社会文化造成的生死观,实现人人"优死"的理想状态。

(3) 引导人们科学、现实地认识死亡,改变传统观念中的缺憾构成,发现和体验生命的价值和意义,使人们对死亡由无知迷茫到有知境界。

(4) 为终末期患者提供帮助,获得健康、科学的死亡知识,提高生命及人际关系的品质,提高社会整体素质。

三、死亡教育的意义

科学的死亡教育有利于树立正确的生命观,不仅强调生命是神圣的,也重视生命的质量论和价值论相统一;有利于促进社会文明的进步,必然会提升整个社会质量;有利于人们珍惜生命和生活,让人们意识到时间的宝贵,从而有计划、有节奏地安排自己的生活,最终以有意义的人生迎接死亡的到来;有利于缓解人们对死亡的恐惧,可以使临终患者较坦然地面对死亡现实,舒适安宁地走完人生;有利于缓和人们对死亡的悲伤,通过死亡教育可以使家属较快地接受亲人死亡的现实,缩短悲伤阶段,尽快度过居丧期,恢复正常的生活状态;有利于患者及其家属权益,为临终患者准备有尊严的死亡;有利于医学科学的发展,更新观念,促进医学教育。使患者即使进入了终末期阶段,也能坦然处置各方面的事情。

四、死亡教育的作用

在我国,全社会普及死亡教育可以打破死亡话题的社会禁忌,用科学、文明、进步取代迷信、愚昧、落后的观念。实施和接受死亡教育,可以让临终患者意识到所剩时间的宝贵,做好死亡前的必要准备,让生命发挥应有的效价。通过死亡教育,能够帮助人们减轻或消除对死亡的恐惧、焦虑等不良心理反应,建立适宜的心理适应机制。同时,死亡教育能够减轻死者家属的精神痛苦,减小心理损害。良好的死亡教育也可以有效地减少和防止自杀,促进对灾害性事件的应对能力,提升社会精神文明程度、提高人口素质。最终,死亡教育可以帮助人们树立科学的生死观,使得人们对待"优死"如同"优生""优活"一般重视。

五、死亡教育的内容

死亡教育是多学科互相整合的综合结果,涵盖的领域广泛,主要有 3 个方面:①对死亡本质的教育,包括哲学和宗教对死亡的观点和理论,也有死亡相关的医学与法律的观点内容;②对死亡态度的教育;③对死亡来临的调适处理教育,包括与终末期亲人的沟通和照护。有的国家和地区还有死亡教育的实施评估和培训,以达到真正有效的教育预期结果。

(成文武)

推荐阅读

[1] 成文武. 舒缓治疗与症状控制手册[M]. 上海:上海科学技术文献出版社,2005.

[2] 李金祥, TWYCROSS R G, DAVIS M P. 姑息医学[M]. 北京:人民卫生出版社,2005.

[3] 施永兴. 临终关怀学概论[M]. 上海:复旦大学出版社,2015.

[4] 成文武. 慢性癌痛诊疗技术[M]. 北京:科学技术文献出版社,2021.

第十五章　循证医学和肿瘤学

一、循证医学的概念

循证医学(evidence-based medicine，EBM)即遵循证据的临床医学。其核心思想是医务人员应该认真、明智、深思熟虑地运用在临床研究中得到的最新、最有力的科学研究信息来诊治患者。循证医学强调将医师个人的临床经验与技能和外部能得到的最好的临床证据结合起来，关注患者的需求和价值观，从而做出最有利于患者的决策。

循证的思维方式起源于古希腊希波克拉底的著述。我国早在 1061 年成书的《本草图经》中已有对照试验评价人参的效果。循证医学的哲学和科学在 18 世纪得到了明显的巩固。1992 年，《美国医学会杂志》上首次出现"evidence-based medicine"这个术语。进入 21 世纪后，循证医学发展迅速，将医学研究结果用于临床实践的做法已经被广大医务人员和患者及家属广泛接受。

由于循证医学理念和方法的先进性，循证医学已经渗透到医疗卫生的各个行业，从最初的临床医学扩展到其他领域，形成了众多分支，包括循证医疗、循证诊断、循证护理、循证内科学、循证外科学等。随着这些分支学科的成立，循证医学在临床医疗、护理预防、卫生经济、健康促进等领域扮演着越来越重要的角色。

实践循证医学的步骤包括：①确定一个需要回答的问题；②寻找最佳证据；③评价证据；④在患者身上应用高质量证据；⑤对证据的效果做出评价。

二、循证医学证据来源和分级

目前全世界每年发表医学文献约 250 万篇，临床医师不可能有机会看到所有相关专业的杂志、专著，也没有时间阅读完本领域所有新发表的文章，因此需要依靠严格的科学评价体系从浩瀚的医学文献海洋中提炼出最佳证据。下面介绍循证医学资源来源。

1. 计算机决策支持系统(decision support system)　可以通过电子病历将特定患者情况自动链接至所有重要的相关实证研究，从而提供最佳的决策。此类代表有 Best Practice 和 UpToDate。

2. 证据总结(evidence summary)　包括循证医学临床实践指南和循证医学教科书。例如 DynaMed 和 ACP Smart Medicine。

3. 系统评价摘要(synopses of syntheses)　是针对某一具体临床问题的所有研究证据的总结，往往从一些循证医学期刊中获得。例如 ACP Journal Club 和 Database of Abstracts of Reviews of Effectiveness (DARE).

4. 系统评价(syntheses)　系统评价也被称为系统综述，是针对某一具体临床问题，系统、全面地检索全世界所有已发表或者未发表的文章,用统一的纳入标准,筛选出符合标准的临床研究文献并对其质量进行评价,用统计方法进行定量综合(荟萃分析),或用定性的方法进行描述性综合,得到综合的结论。

文献综述包括2种类型,分别是传统的文献综述和系统综述。系统综述与传统综述都是综述,均为回顾性、观察性研究。可存在系统偏倚、随机误差。两者主要的不同在于传统综述着重于某一专题的全貌(例如某一疾病的过去、现在和展望),而系统综述则集中于某一专题的某一方面(例如某种药物对某种疾病的治疗)。系统综述是论著,重复性好,并根据不断出现的新证据进行更新。系统综述与传统综述的区别见表15-1。

表15-1　传统综述与系统综述的区别

特征	传统综述	系统综述
研究的问题	涉及范畴较广泛	常集中于某一临床问题
原始文献来源	常未说明、不全面	明确、常为多渠道
检索方法	常未说明	有明确的检索策略
原始文献的选择	常未说明、有潜在偏倚	有明确的选择标准
原始文献的评价	评价方法不统一	有严格的评价方法
结果的合成	多采用定性方法	多采用定量方法
结论的推断	有时遵循研究依据	多遵循研究依据
结果的更新	未定期更新	定期根据新试验进行更新

资料来源:王家良.循证医学[M].北京:人民卫生出版社,2010.

5. 原始研究摘要(synopses of studies)　提供了简要但非常详细的高质量研究总结,可以为临床实践提供参考。如 *ACP Journal Club* 和 BMJ 集团出版的 *Evidence-Based Medicine*。

6. 原始研究(studies)　如果在经过评估的资源中都没有发现想要的内容,就需要查找原始研究。包括数据库(互联网在线数据库)、光盘(数据库、电子版、多媒体)、杂志、专著等。我国医学领域使用频率最高的是 MEDLINE、PubMed、EMBASE(荷兰医学文摘)、SinoMed(中国生物医学文献服务系统)等。

(1) MEDLINE 和 PubMed:MEDLINE 数据库由美国国家医学图书馆(National Library of Medicine,NLM)创建,其收录的内容几乎涵盖了医学各领域,收录自1966年以来相关学科的40多种语言的4000余种期刊。

PubMed 由美国国家生物技术信息中心(National Center for Biotechnology Information,NCBI)提供 MEDLINE 检索,数据库收录范围更广、数据更新快,检出文献可直接链接至原文和其他相关资料。

(2) EMBASE:始于1974年,内容包括整个临床医学和生命科学,涵盖70多个国家/地区出版的5000多种刊物,其中包括1800种 MEDLINE 以外的特有期刊,特别是收录了大量欧洲和亚洲的医学刊物。

（3）SinoMed：收录 1978 年以来的 1 800 多种中国生物医学期刊，以及汇编、会议论文和文献题录，年数据增长量约 50 万条。学科范围涉及基础医学、临床医学、预防医学、药学、中医学等各个领域。

在了解循证医学证据来源后，在实际应用中，我们应该对这些证据进行评价，做出科学的鉴别。根据设计是否合理、执行是否可靠、数据是否完整、采用的统计方法是否正确及样本数大小，从证据性质和证据水平两方面进行评价，从而选择能获得的最高等级的证据来为患者提供最佳决策。

根据证据性质分为 4 个等级：A 级，设计良好的随机试验；B 级，设计较好的队列研究或病例对照试验；C 级，病例报告或有缺点的临床试验；D 级，个人临床经验。根据证据水平分为 5 级，详见表 15 - 2。

表 15 - 2　循证医学证据分级水平及依据

推荐分级	证据水平	治疗、预防、病因的证据
A	1a	随机对照试验的系统综述
	1b	单项随机对照试验（95% CI 较窄）
	1c	全或无，即必须满足下列要求：①用传统方法治疗，全部患者残废或治疗失败；而用新的疗法后，有部分患者存活或治愈（如结核病、脑膜炎的化学治疗或心室颤动的除颤治疗）；或②应用传统方法治疗，许多患者死亡或治疗失败，而用新疗法无一死亡或治疗失败（如青霉素治疗肺炎链球菌感染）
B	2a	队列研究的系统综述
	2b	单项队列研究（包括质量较差的随机对照试验）（如随访率<80%）
	2c	结局研究
	3a	病例对照研究的系统综述
	3b	单项病例对照研究
C	4	系统病例分析及质量较差的病例对照研究
D	5	没有分析评价的专家意见

资料来源：王吉耀. 循证医学与临床实践［M］. 北京：科学出版社，2023.

三、临床案例实践

在门诊有这样一个案例：某老年男性因腹痛来就诊。查腹部 CT：胰头占位，疑为胰头癌，肿瘤累及肝总动脉，未累及腹腔干，腹腔内可见 2 枚胰周淋巴结肿大。CA19-9 为 1 088 U/mL，CA125 为 48.4 U/mL。在医院行超声内镜引导下细针穿刺（EUS-FNA），病理活检诊断为导管腺癌。从 CT 影像学诊断判定其为交界性可切除胰腺癌。

此时面临的现实问题是直接手术还是行新辅助化疗使肿瘤降期降级再手术。胰腺癌外科手术技术的诸多进步并未显著提高患者远期生存率，单一手术治疗对预后的改善空间接近"天花板"，围绕外科手术的综合治疗成为突破胰腺癌疗效瓶颈的重要手段。随着循证医学证据的积累，术前新辅助治疗在部分胰腺癌治疗中的价值得到公认，已成为治疗交界性可切除胰腺癌的标准方案。

根据 2022 年 2 月最新胰腺癌 NCCN 临床实践指南,交界性可切除胰腺癌可考虑行新辅助治疗。目前高质量新辅助化疗研究不多,各个胰腺肿瘤中心都有自己的治疗倾向。比较推荐的方案包括:①FOLFIRINOX(奥沙利铂+伊立替康+氟尿嘧啶+亚叶酸钙);② AG 方案(吉西他滨 + 白蛋白结合型紫杉醇)。在实际临床实践中,FOLFIRINOX 经常被用于身体状况较好、ECOG 评分为 0~1 分的患者,而 AG 方案对体力评分的要求更加宽松。那么这位患者应该用哪种方案呢?

让我们再来查询国际上关于交界性可切除胰腺癌新辅助治疗的高质量的临床研究。

(1) ESPAC-5F 研究。国际多中心Ⅱ期,设计了 4 臂,12 个月 OS 与直接手术组相比,新辅助治疗组 77% vs 42%($P<0.001$);3 种不同方案的新辅助治疗亚组分析中,4 周期 FOLFIRINOX 组、2 周期 GEMCAP(吉西他滨+卡培他滨)、卡培他滨同步放化疗(50.4 Gy 放疗)分别为 84%、79%与 64%。

(2) SWOG S1505 研究。至少经过 3 个新辅助疗程后,与 AG 方案相比,FOLFIRINOX 治疗者的部分缓解和随后的胰腺癌手术切除率更高,两种方案的 OS 相似。

(3) PREOPANC 研究。国际Ⅲ期,中位随访 27 个月后吉西他滨新辅助放化疗较直接手术无 OS 获益(16.0 个月 vs 14.3 个月,$P=0.096$);2022 年 1 月,PREOPANC 研究长期随访数据发表,在随访 59 个月时,新辅助放化疗组 5 年 OS 优势明显(20.5% vs 6.5%,$P=0.025$),尽管中位 OS 仅相差 1.4 个月(15.7 个月 vs 14.3 个月);同时,所有关键亚组分析均倾向于新辅助放化疗组获益。

(4) 2022 年 $JAMA\ Oncol$ 发表了一项多中心Ⅱ期临床试验,共纳入了 126 名交界性可切除胰腺癌患者,接受新辅助化疗 mFOLFIRINOX、新辅助化疗后接受胰腺切除术与新辅助化疗联合放疗的患者 18 个月 OS 分别为 66.7%、87.5%、47.3%。

以上高质量研究都表明,新辅助化疗在交界性可切除胰腺癌中展现出了生存获益。具体到方案选择上,本案例为老年男性,身体状况较差,ECOG 评分为 2 分,可能不耐受 FOLFIRINOX 方案,所以多学科讨论后给这位患者采用了 AG 方案。行 AG 方案化疗 4 个疗程评估腹部 CT/MRI、胸部 CT、CA19-9 等后发现肿瘤明显缩小,肿瘤与肝动脉之间已有清晰的脂肪线,CA19-9 显著下降至 200 U/mL,疗效评估为部分缓解,已属于可切除状态,患者终于有手术机会了。

再次收治入院后,患者行胰十二指肠切除术,术中病理提示:肿瘤大小 1.2 cm× 0.8 cm×0.3 cm,组织学类型为导管腺癌,组织学分级为中,胰腺周围组织侵犯(+),浸润临近十二指肠肌层,脉管内癌栓(+),神经侵犯(+),淋巴结转移(2/16)。手术非常顺利,此时明确患者 TNM 分期为 ypT$_1$N$_1$M$_0$,分期为ⅡB 期。术后继续使用 AG 方案进行辅助化疗,并定期随访。

(虞先濬)

参考文献

王吉耀. 循证医学与临床实践[M]. 北京:科学出版社,2019.

图书在版编目(CIP)数据

临床肿瘤学概论/邵志敏,郭小毛主编. —3 版. —上海:复旦大学出版社,2024.1
(博学. 临床医学系列)
ISBN 978-7-309-17048-1

Ⅰ.①临… Ⅱ.①邵… ②郭… Ⅲ.①肿瘤学-医学院校-教材 Ⅳ.①R73

中国国家版本馆 CIP 数据核字(2023)第 215433 号

临床肿瘤学概论(第三版)
邵志敏 郭小毛 主编
责任编辑/江黎涵

复旦大学出版社有限公司出版发行
上海市国权路 579 号 邮编:200433
网址:fupnet@ fudanpress. com http://www.fudanpress.com
门市零售:86-21-65102580 团体订购:86-21-65104505
出版部电话:86-21-65642845
上海丽佳制版印刷有限公司

开本 787 毫米×1092 毫米 1/16 印张 17.75 字数 389 千字
2024 年 1 月第 3 版第 1 次印刷

ISBN 978-7-309-17048-1/R·2057
定价:78.00 元